weishengzhishi

青少年卫生知识读物丛书

青少年生理卫生知识

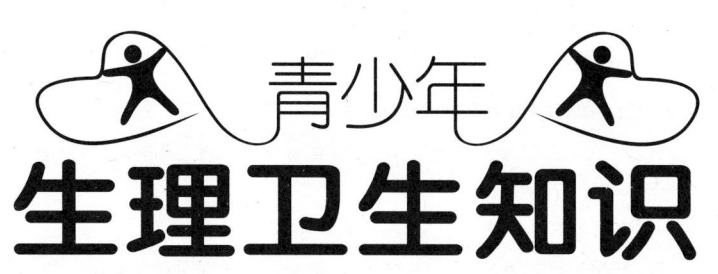

QINGSHAONIAN SHENGLI WEISHENGZHISHI

主 编：左国庆 廖 于
副主编：付晓娟 周 静

编 者：

左国庆 廖 于 任梦军 付晓娟
李龙辉 杨 晓 宋家虎 周 静

图书在版编目(CIP)数据

青少年生理卫生知识/左国庆,廖于主编.—重庆:西南师范大学出版社,2013.1(2020.9重印)
(青少年卫生知识读物)
ISBN 978-7-5621-6134-9

Ⅰ.①青… Ⅱ.①左…②廖… Ⅲ.①生理卫生—青年读物②生理卫生—少年读物 Ⅳ.①R16-49

中国版本图书馆CIP数据核字(2012)第311207号

青少年生理卫生知识
主编 左国庆 廖 于

策　划：	刘春卉　杨景罡
责任编辑：	张渝佳　罗 勇
特邀编辑：	李樟花
插图设计：	张 昆　胡晓霞
装帧设计：	曾易成
出版发行：	西南师范大学出版社
	地址：重庆市北碚区天生路2号
	邮编：400715　市场营销部电话：023-68868624
	http://www.xscbs.com
经　销：	新华书店
印　刷：	重庆紫石东南印务有限公司
幅面尺寸：	142mm×210mm
印　张：	8.875
字　数：	160千字
版　次：	2015年3月　第1版
印　次：	2020年9月　第6次印刷
书　号：	ISBN 978-7-5621-6134-9

定　价：25.00元

衷心感谢被收入本书的图文资料的原作者,由于条件限制,暂时无法和部分作者取得联系。恳请这些原作者与我们联系,以便付酬并奉送样书。

若有印装质量问题,请联系出版社调换

版权所有　翻印必究

序 言

　　青少年是国家的希望、民族的未来,是未来社会的建设者、精神文化的传承者。做好青少年的教育和培养,让他们健康成长,是每一代教育工作者、每一位父母责无旁贷的使命,也是全社会的责任。青少年时期是人一生中生理、心智发育的重要时期:生命力旺盛,对未知事物充满好奇和渴求,需要物质和精神的双重营养。而今天的互联网体系日益发达,网络资讯铺天盖地,良莠不齐。在如此情况下,我们应引导青少年汲取成长的正能量,促进青少年学生德、智、体、美、劳等全面发展。本套丛书以提高青少年的"体"为中心,辐射"德、智、美、劳"的发展,对于青少年的成长关键期具有举足轻重的作用。

　　正是为了充实青少年的课余生活,拓展青少年的视野,优化其知识结构,培养全面发展的新一代人才,本着"丰富知识、发展技能、提高素质"的使命精神,西南师范大学出版社组织相关领域的中青年专家,编写打造了这套旨在提高青少年综合素质的独具特色的青少年卫生知识丛书。本丛书共分5册,包括"青少年学习卫生知识""青少年生活卫生知识""青少年生理卫生知识""青少年食品卫生知识"和"青少年运动卫生知识",从不同角度、不同侧面介绍了青少年健康成长过程中不可或缺的相关知识。

　　本丛书有三大亮点:

　　1.每一个知识点均以与青少年紧密结合的案例为切入点,让读者置身于各种场景,有很强的现场感;辅以专家引路、知识加油站、小贴士、禁忌行为等版块引导读者进行案例思考、互动讨论,有很强的参与感；对于相对专业的知识点，编者不以说教和知识的介绍为唯一目的，而重在通过各种版块，强调对青少年技能的培养和综合素质的提升。这种编写体例和方式生动活泼、独具匠心，是本丛书编写的最大亮点。

2.本书的案例部分专门搭配有手绘风格的插画，以图文并茂的方式将一个个鲜活的例子呈现在青少年的眼前，增强了本书的可读性，切合了青少年的阅读特点，使本书更容易被青少年接受，青少年更加喜闻乐见。

3.对知识点的阐释力求科学性、追求趣味性，尽量避免晦涩的专业术语，语言通俗易懂、清新朴实，图文并茂，这是本丛书的第三大亮点。

因此，本丛书非常适合作为以中小学生为主的青少年的课外读物，也可供中小学教师和学生家长进行课堂教学和家庭教育。

本套丛书各分册编写相对独立，编写者众多。虽然我们力求丛书编写体例、语言风格的统一，但各分册也会根据其特点进行必要的调整而难以完全一致。各分册之间引入事件虽尽量避免重复，但难以避免知识点在一定程度上的交叉，即便如此，各分册对同一事件的解读也会因角度或者侧重点的不同而有自己的特色。

在编写过程中，虽然各位编者都本着对读者高度负责的精神，力求阐释的准确和科学，但限于编写水平有限以及时间仓促，书中一定存在一些纰漏甚或错误之处，望广大读者朋友批评指正。

徐晓阳

前　言

亲爱的同学们：

　　正处于青春期的你们，每天活蹦乱跳、朝气蓬勃，你们应该是健康的，但你们的身体真的都处于健康状态吗？你们的日常行为有没有不健康的行为方式呢？活泼好动的你们在遇到突发状况，如大出血、火灾、中暑时，能自救吗？你献过血吗？知道献多少血才不会影响身体健康吗？你有不规律饮食的习惯吗？知道长期不规律饮食会带来什么后果吗？为什么我们体检时，总有些同学在色盲测试时所看到的图案和我们不同呢？知道"遗精""晨勃""月经"是怎么回事吗？牛仔裤会对我们的身体健康产生哪些危害，你知道吗？

　　随着年龄的增长，青春期的各种问题和困惑会接踵而至，这本书将深入浅出、言简意赅地针对你们可能出现的疑问或困惑，结合你们的生理和心理特点，以生动活泼的语言、寓教于乐的活动对你们的生理结构、心理特征和卫生保健等方面知识进行分析和讲解，结合图片和事例对你们进行必要的性知识教育，帮助你们了解两性知识。在欢乐、愉快的氛围中，平等、坦诚、快活地谈论、叙说、交换和了解自己在青春期的生理变化，懂得青春期有关的注意事项，更好地解决成长中的困惑和烦恼。相互之间无所顾忌，融为一体，达到生理健康和心理健康教育的目的，使你们能顺利度过这段人生中最美好的年华。

同学们,朝气蓬勃、活力四射的你们正值人生的黄金年华,你们应该思维活跃、精力旺盛、富有竞争精神和创造性,不应被成长过程中的问题和烦恼所困扰。希望通过阅读本书,能使你们直面成长中的各类生理卫生问题,健康、自信地享受青春,把握美好的青春年华,以坚定的青春步伐,迈向更加灿烂辉煌的明天!

编者

目录

第一篇 人体——揭露隐藏的秘密
一、你健康吗？为什么？……………………………………………3
二、你了解如何保持内环境稳态吗？………………………………14
三、大出血、水灾、中暑你会自救吗？……………………………18
四、为什么能望梅止渴，而不能画饼充饥？………………………35

第二篇 血液及循环——跟着血液一起环游
一、你认识自己的心脏吗？…………………………………………43
二、体检时的心电图，你是否正常？………………………………48
三、听说过静脉曲张吗，是怎么回事？……………………………52
四、关于血压，你了解多少？………………………………………57
五、当亲人需要输血时，你的血液是否是最佳的选择？…………63
六、适合你的献血量你知道吗？……………………………………68

第三篇 呼吸——再平凡不过的气体交换
一、你真的知道呼吸是什么吗？……………………………………77
二、男女呼吸有所不同你是否知道？………………………………82
三、跑步时为什么喘大气？…………………………………………86

四、关于咳嗽、打喷嚏你知道多少? ·················91

五、吸烟是怎样侵蚀身体的? ·····················95

第四篇 消化和吸收——食物在体内的遨游

一、吃进去的是食物,为什么拉出来却是粪便? ··········103

二、不规律饮食、长期不吃早饭是否真的会引发胃病? ······110

三、便秘是否干扰到你的日常生活? ················115

四、为什么有些人吃了很多,却不长胖? ·············120

第五篇 体温——"发烧"原来如此

一、有哪些方式可以测量体温?其正常体温分别是多少? ····127

二、走出"低烧"的误区 ························132

三、高温环境为什么要出汗? ····················135

四、寒冷时为什么要打寒战? ····················140

五、发热时应该怎么处理? ·····················143

第六篇 尿液的产生和排出——这里也有神奇之处

一、喝水与排尿的关系你是否真的了解? ·············151

二、突然变冷的时候,上厕所的人会增加? ············160

三、平日里一天尿几次,烈日军训时为什么会很少有尿意? ···164

四、饮水、排汗、尿结石是否有关联? ···············168

第七篇 感觉器官——没有它,我们将是木头人

一、眼睛为什么能看到东西? ····················175

二、我是怎么患上近视眼的? ····················180

三、色盲是怎么回事? ························185

四、耳朵为什么能听到声音？……………………………………189
五、感冒时耳鸣是怎么回事？……………………………………193

第八篇　神经系统——每个人的头脑都有开发的潜力

一、你听说过本能行为吗？………………………………………201
二、如何加强记忆力，快速记住这些知识？……………………206
三、锻炼左手开发右脑，锻炼右手开发左脑，是这样吗？……212
四、想戒烟，可为什么看到别人抽烟时却如此难以忍受？……217

第九篇　内分泌——认识这些幕后工作者

一、甲亢是不是因为没有吃够碘？………………………………227
二、青少年的我们还这么年轻，不会患糖尿病吧？……………233
三、雄激素并不属于男性的专利产品，女性体内也有，你是否知道？…238

第十篇　生殖系统——男女都有各自的困扰

一、遗精是怎么回事？……………………………………………245
二、手机、牛仔裤对男生的潜在危害，你是否了解？…………250
三、男生是否曾为"晨勃"感到惊慌？…………………………255
四、女生是否为月经的初次来潮感到不知所措？………………259
五、白带是怎么回事？……………………………………………264
六、应该如何选择卫生巾？………………………………………267

3

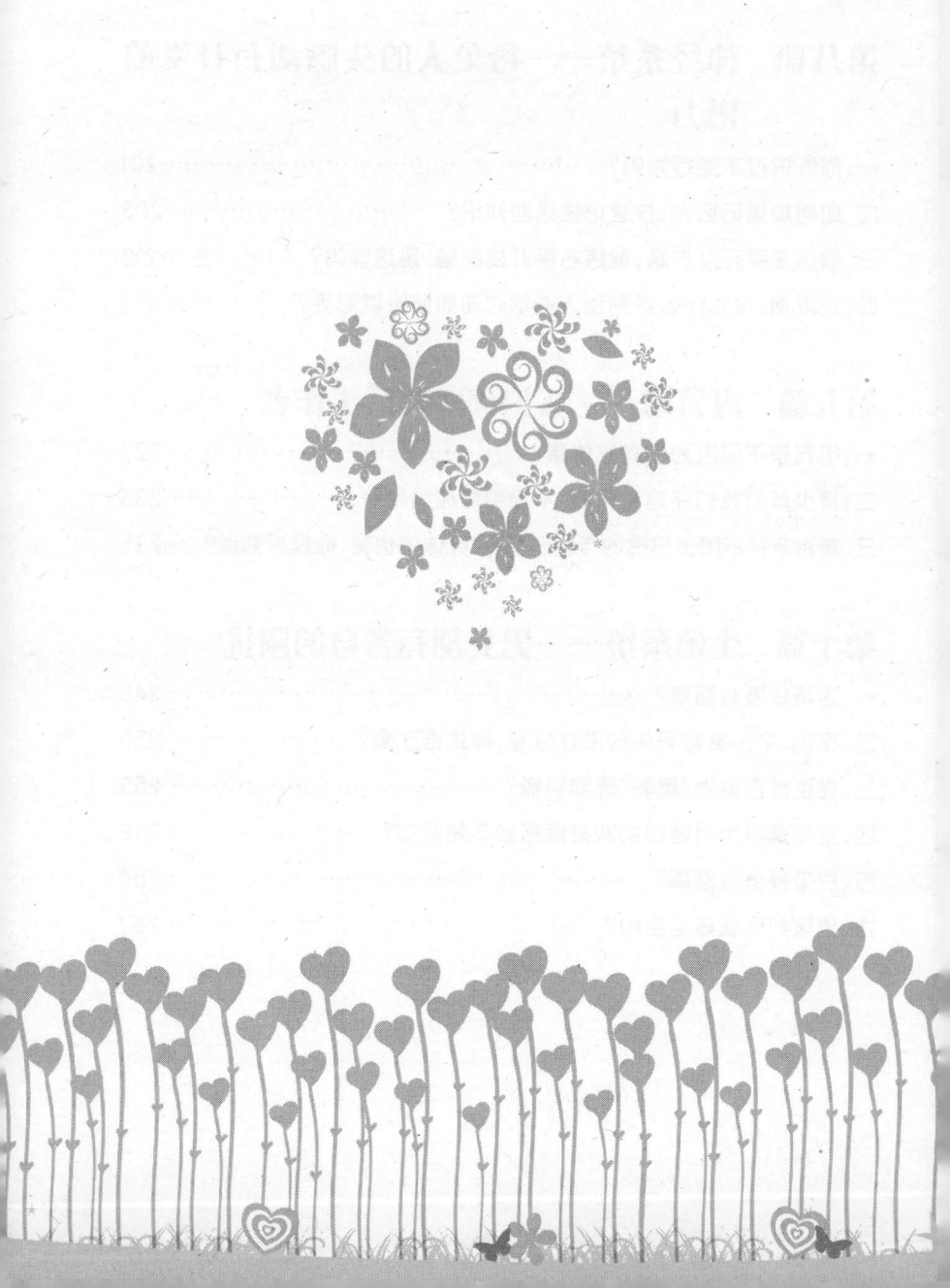

第一篇
人体——揭露隐藏的秘密

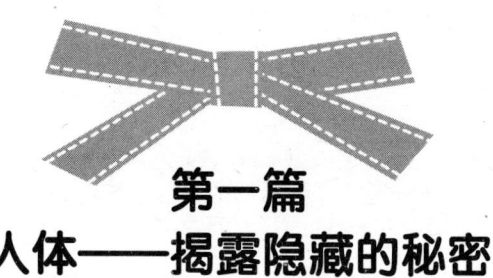

健康是人的基本权利,也是人生的第一财富。健康就像房子,人的有生之年都须记住,拥有健康,不等于"无病即健康",健康指的是一个人在身体、精神和社会等各方面均处于的良好状态,包括躯体健康、心理健康、道德健康、社会健康、智力健康等。亲爱的同学们,你健康吗?

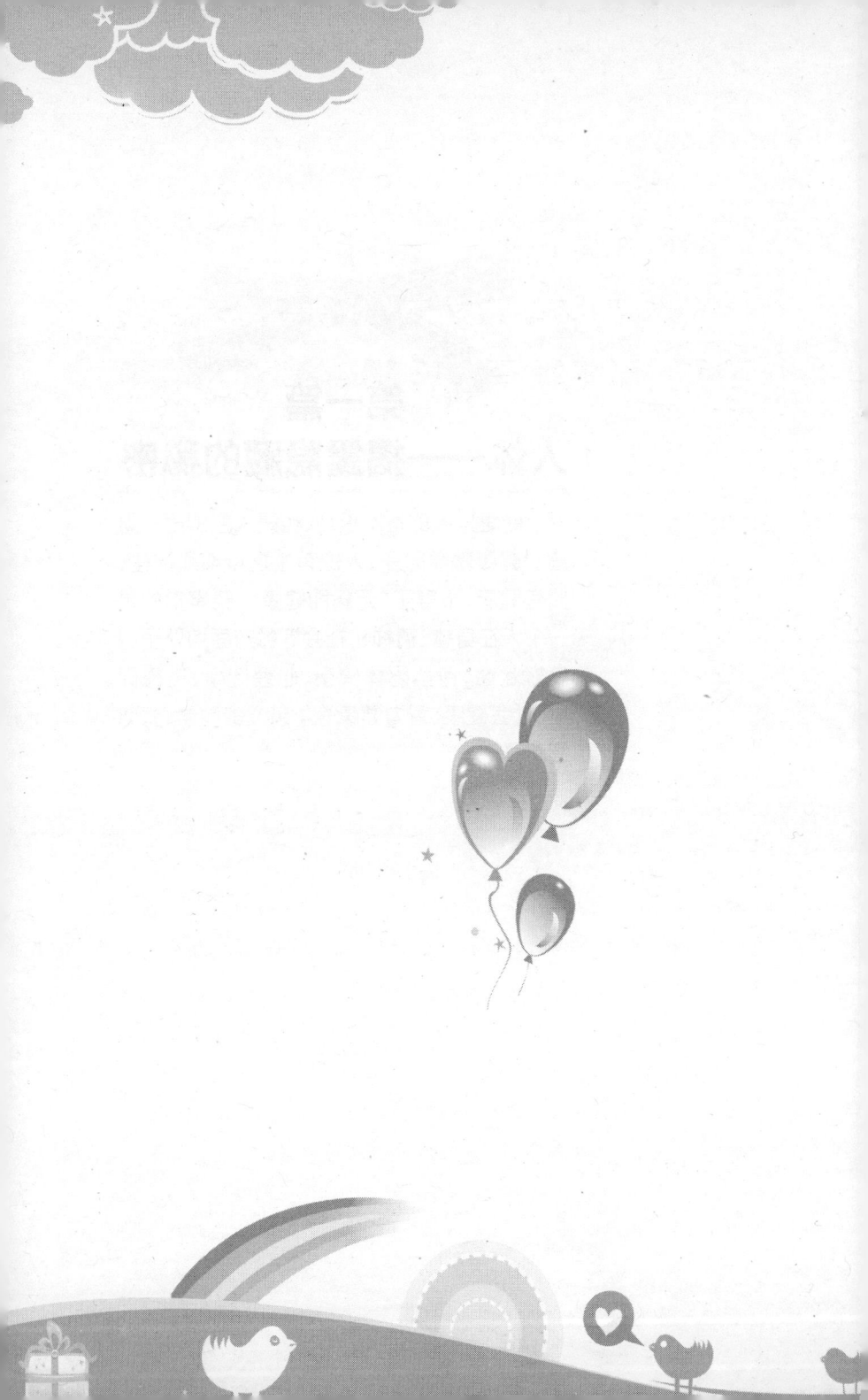

一、你健康吗？为什么？

在大多数人看来，身体没有疾病就是健康。尤其对于正处于青春期的青少年朋友来说，每天活蹦乱跳、朝气蓬勃，他们更是健康的。他们的身体真的都是处于健康状态吗？

根据"世界卫生组织"的解释：健康不单指一个人身体没有出现疾病或虚弱现象，还是整个身体、精神和社会生活的完好状态，是指一个人无论在生理、心理和社会上均具备的完好状态。关于心理上和社会上的健康在本丛书系列的其他书籍里有具体阐释，我们就单从生理上阐释健康。生理学上的健康须同时具备以下状态：①精神饱满，思维与运动反应敏捷；②身材匀称，体重适当；③四肢活动协调；④头发乌黑有光泽；⑤目明耳聪，牙齿整洁；⑥正常血压（收缩压 90~140mmHg，舒张压 69~90mmHg），心率 60~100 次/分；⑦心、肺、肝、脾、肾功能均正常；⑧正常的免疫功能。这些你是否都符合？

（一）喝水背后隐藏的健康问题

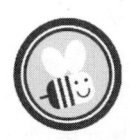

卫生故事

渴了喝水，不渴不喝水？

王明，今年 13 岁，一名初一的学生，身高 146cm，体重 44kg，看起来和班上的其他同学似乎没有什么特别之处。每天早上他在家里吃早饭，中午在学生食堂吃饭，晚上回家吃饭，饮食营养基本合理。他和他的许多同学还有一个共同点就是"喝水"，上学不带水杯。以下以王明周三的 24 小时喝水监测为例。早上起床后，急急忙忙地洗漱，收拾好东西后，喝了一杯妈妈为他准备的牛奶,吃了一个面包,然后就匆匆忙忙地赶往了学校,一上午就这样过去了,王明在繁忙的学习中,滴水未沾……就这样到了中午午餐时间,在食堂打了一荤一素,配了一小碗汤。午饭后,回到教室做了会儿作业,然后小睡了一会儿,很快地开始了下午的课程,两节课后,王明还是没有喝水。体育课后,汗流浃背的王明快速地冲向了学校小卖部,买了一瓶碳酸饮料,转瞬间喝了大半瓶,剩下的小半瓶在回教室的路上也很快喝完了。就这样,王明在学校的喝水记录到此结束。回到家后,直至睡觉前,王明也没有再喝一点水。

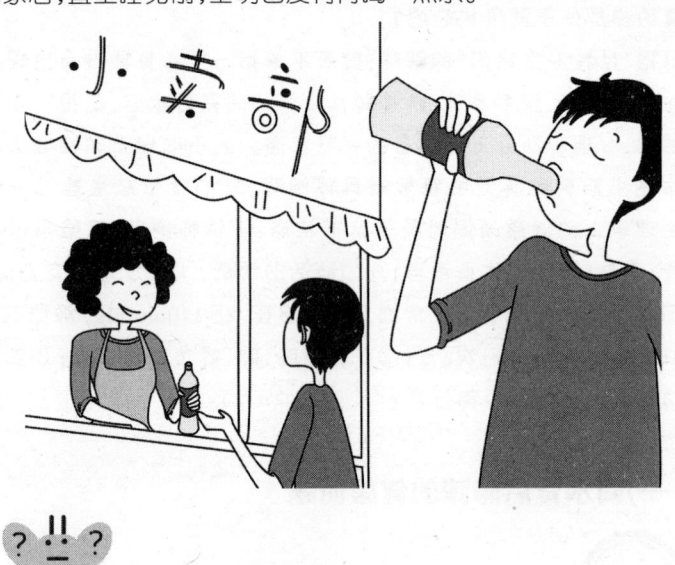

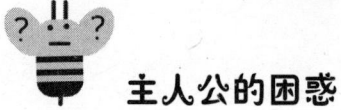

主人公的困惑

口渴了就喝,想喝就喝,不想喝就不喝,我们家一直都这样,似乎没有出现过什么问题啊,甚至是我的父母以及爷爷奶奶他们也都是这样过的,不也是好好地度过了一生吗?早上起床我就喝了一杯牛奶,既补充能量,又补充了水分。中午午饭的时候还喝了一小碗汤。另外,体育课后很口渴了,我还特意买了一瓶饮料。我觉得我已经喝了很多水了,而且这一天里我也没有特别口渴的感觉。要是平时没有体育课,我一般还不会单独买水喝的。平时不爱喝水,主要是我考虑到上课期间喝了水,就老想上厕所,要是不喝水,我就不用一下课就往厕所奔了。那天我看电视时,无意间看到了一则关于喝水少了会给人体带来很多健康问题的新闻,这让我困惑了很久……像我这样一天很少喝水,长期下去会不会带来什么健康隐患呢?

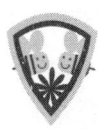

我们的应对

在日常生活中,我们多数人都像王明这样喝很少量的水,长此以往,我们的机体就会处于长期缺水的状态,会导致很多不良隐患。说到这里,可能会有很多人认为这似乎是夸大其词、危言耸听!事实上,在日常生活中,有不少人是属于不会喝水的。例如,在学校上课,我们很多人是一上午滴水不沾,到了中午吃饭的时候,可能会喝点汤,有的甚至连一碗汤都没有喝过,下午上课依然滴水不沾。时间一长,我们似乎对于水没有了那么强烈的要求,只是偶尔等到渴得不行的时候,才去买一瓶矿泉水或是饮料狂饮。其实,当我们感觉到口渴时,机体已经处于严重缺水状态,并开始利用内分泌调节系统进行水平衡调节了,此时早已不是饮水的最佳时机了。而且一次性喝大量的水,会加重肠胃负担,同时身体对水的吸收效果也不好。

医学证明,喝水不足易引发心脑血管疾病。人体自身对于体内水的平衡有一个调控系统,确保液体摄入量与丢失量处于一个动态平衡状态。当身体出现体液不足时,会产生口渴感,提醒人要喝水。如果机体缺水超过体重1%以上,而没有得到及时的补充,就会出现一些症状,例如,皮肤干燥、便秘、头痛、肾结石等。此外,长期饮水不足,会使高血压、中风、冠心病等疾病的危险性增加。对于正处于青春期、体内代偿能力好的青少年,似乎还不会出现这些症状,但到二十几岁时,机体细胞代偿能力稍微下降,这些症状就会明显突出,那时候就更加难以弥补了,尤其是女孩子的皮肤,长期缺水,皮肤干燥,特别容易老化,我想应该没有哪个女孩希望在自己二十几岁的时候就看到自己脸上有皱纹,这绝非是危言耸听!还特别提醒爱运动的男孩子,更是要注重喝水,大量地出汗,机体更加需要补充水,如果不及时、有效地补充水分,患肾结石的几率会增大很多倍!

各个击破

其实我们食用的食物中也含有水分,但那只有很少的一部分。从对王明一天24小时的喝水监测中可以看出:王明所饮用的水分除了牛奶+汤+碳酸饮料外,还应包括面包+午餐食物+晚餐食物这3部分的含水量。但即使是把这些全部相加,他一天的饮水量仍然与标准饮水量相差甚远!在温和气候条件下生活的从事轻度身体活动的成年人每日需水量为2000mL。因为水果、蔬菜、米饭等食物中含有部分水分,所以建议每天最少饮水1200mL。

《中国居民膳食指南》中指出,在温和气候条件下生活的从事轻度身体活动的成年人每天最少饮水1200mL,这个数据是专家经过大量科学研究计算出来的。喝水的原则是少量多次,每次200mL左右。一夜的睡眠会丢失不少水分,尽管在起床后没有口渴感,但体内仍然会因为缺水出现血液黏稠等情况。所以早晨起床后应该喝一杯凉开水,可以降低血液黏稠度,增加循环容血量。当我们活动量增大时,水分丢失量会增加,这个时候需要适当地增加饮水量。青少年朋友喝水时应首选白开水,尽量少喝含糖饮料,特别是超重或肥胖的青少年应尽量避免喝能量型饮料。对于运动后大量出汗的青少年朋友,可选择富含电解质的运动型饮料。

同学们一定不要为了避免上厕所的麻烦,就省去了喝水这一环节。有的同学上课期间不想把时间花费在去厕所来回的路上,或为了多睡一会觉,晚饭后完全滴水不沾等;也有同学会认为晚上喝水,第二天早上起床后眼睛会浮肿。其实,上课的时候喝水既可以清醒头脑,更可以给自身的健康多增加一份保障;去趟厕所还可以顺便舒展舒展筋骨;至于夜晚喝水眼睛浮肿的问题,只要不在睡觉前半小时内喝大量水就可以了。

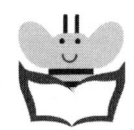

贴心话

民以食为天,食以水为先。喝水不是为了解渴,而是为了让其参与我们体内的新陈代谢。喝水绝非是小问题,希望广大青少年朋友一定要多关注自己的健康,从此以后重视喝水!

色斑——清晨一杯凉白开水;

感冒——要比平时喝更多的水;

胃疼——经常喝点粥;

便秘——大口大口地喝水;

恶心——用盐水催吐;

肥胖——餐前一碗汤,餐后半小时喝一些水;

烦躁——多多喝水;

心脏病——睡前一杯水。

谜语

大于号,小于号,全靠小心别去掉(打一字)。 ——打一种物质(水)

格言

健全自己的身体,保持合理的规律生活,这是自我修养的物质基础。

——周恩来

精神畅快,心气和平。饮食有节,寒暖当心。起居以时,劳逸均匀。

——梅兰芳

动动脑

1.关于健康的小问题

对照"世界卫生组织"的解释,观察一下你的父母,你觉得他们健康吗?

2.关于饮水的小问题

为了保持健康,我们每天需要饮用多少水?应采用怎样的饮用方式?

(二)青少年体重背后的健康状况

卫生故事

胖,健康还是不健康?

李立,男,今年13岁,初一学生,身高140cm,体重55kg,从小学6年级开始就一直保持这样的身高,父母感觉似乎有些不对劲,就将他带到了医院进行检查。经过医生的检查,他们发现李立体重指数严重超标,同时因为肥胖的原因,性激素水平也偏高;通过对骨龄的测定,发现他的骨龄远大于他的实际年龄,于是出现了身体不长的症状,父母听后非常着急。医生问李立的父母,他平时都吃些什么?有些什么生活习惯?是否喜欢运动?……李立的父母回答说,这孩子从小就不喜欢吃蔬菜,就爱吃肉,喜欢喝可乐,不爱喝白开水,觉得没味,特别喜欢吃肯德基、麦当劳类的快餐,如薯条、汉堡、炸鸡腿、炸鸡翅等;这孩子好静,也很听话,学习成绩也不错,没别的爱好,就喜欢玩电脑和看电视,每天回家做完作业以后就坐着玩电脑或看电视,连晚上让他出去走走、散步什么的都不愿意,他爷爷奶奶也很爱他,看他学习辛苦,也就惯着他,说只要孩子开心就好!医生听后,摇了摇头,说这孩子的身体都是被家长给惯坏的!再这样下去,很多疾病都会随之出现!

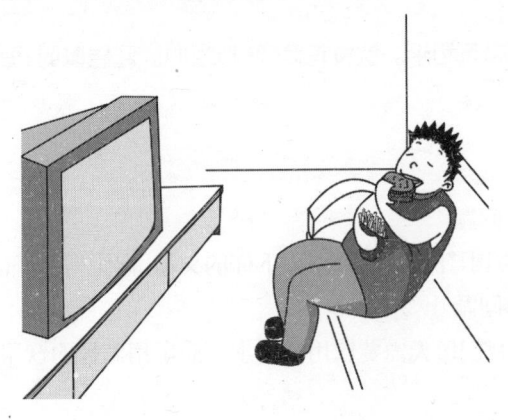

第一篇　人体——揭露隐藏的秘密

主人公的困惑

在平常生活中,大人们在看到谁长胖了后都会说:"你身体长好了!"对我,爸爸妈妈、爷爷奶奶也经常说:"小立,多吃点,长胖点身体才好,你学习那么辛苦,要长胖点身体才能吃得消!"他们所说的"好"不就是健康的意思吗?那为什么现在我胖了,医生却又说我这样的身体不健康呢?我现在能吃能睡,学习起来也没觉得费劲,只是每次的体育课上,我都跑得不快,还很累,除此之外,我自己不觉得有什么问题啊!说胖了以后会随之出现很多疾病,那到底肥胖会给我们带来哪些疾病呢?如果需要减肥,我应该怎么减肥呢?

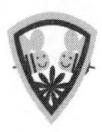

我们的应对

随着人们生活水平的提高和生活条件的改善,困扰我国多年的学生低体重与营养不良等学生健康问题开始逐渐消失,取而代之的是学生的肥胖和不当减肥等问题。儿童、少年时期发生的肥胖绝大多数属于单纯性肥胖,这主要是由于学生吃得多、运动少,体内脂肪堆积造成的。

根据测量标准体重的计算公式,实际体重超过标准体重的10%时,就可以称为超重;实际体重超过标准体重的20%,就可以称为肥胖。实际体重低于标准体重的90%为低体重,实际体重低于标准体重的80%为中度营养不良。以下给大家介绍两种计算体重指数的方法:

方法一

男性:身高(cm)−105=标准体重(kg)

女性:身高(cm)−100=标准体重(kg)

方法二

最近,军事科学院还推出一种计算中国人理想体重的方法:

北方人理想体重=(身高cm−150)×0.6+50(kg)

南方人理想体重=(身高cm−150)×0.6+48(kg)

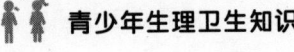

这一计算方法,似乎比较适合南北地区的中国人。

据调查,饮食习惯与肥胖密切相关,大量吃甜食、动物性脂肪和油腻食物的人和主食吃得过多、吃饭速度过快的人容易发生肥胖。这是因为短时间内吃进去的食物过多或食物所含热量过高,身体无法吸收完全时,如果又缺乏足够的运动来消耗多余的热量,那么这些热量就会转变成脂肪在体内蓄积,逐渐形成肥胖。

专家提醒广大的青少年朋友和家长,过于肥胖会给青少年的健康发展带来诸多危害。

1.对青少年本身活动不利

青少年如果身体过胖,会导致行动不方便,一活动就气喘吁吁,因而不愿参加体育锻炼,体育成绩往往不达标。极度肥胖的青少年,由于脂肪过多,限制了胸廓和膈肌的活动,还会出现肥胖通气不良综合征,影响正常的呼吸功能。

2.诱发多种身体疾病

医学研究证明,肥胖导致缺钙,易骨折;还会导致扁平足、骨骺愈合提前、身材矮小。如果长期肥胖可能诱发心血管病,容易患高血压、高血脂、冠心病以及糖尿病等病症,而且青少年时期的肥胖也是导致成年以后肥胖的主要原因之一,如不加控制往往发展为成人肥胖症。

3.不利于青少年的身体正常发育

例如,哈尔滨市在对本市十几万男性中小学生的健康普查中发现,少儿肥胖率高达21.4%,其中38%的肥胖男孩患有阴茎短小、睾丸发育不良以及其他各种先天性生殖器官疾病。研究证明,肥胖青少年由于摄入脂肪过多,致使体内雄性激素转化为雌性激素,抑制了雄性激素的分泌,导致男孩在青春期发育中第二性征发育迟缓,并出现女性化的现象。专家认为,如果延误治疗,可能直接影响男性成年后的生育能力。女孩子的主要表现是性早熟,但是这些孩子成年以后,绝大多数人的月经将不正常。

4.不利于青少年的心理健康发展

处于青春期的青少年由于自己体重超常容易产生自卑心理,往往孤僻不合群,这不利于对青少年进行群体意识和团队合作精神的培养。

那如何才能防止肥胖呢?

各个击破

要防止肥胖,青少年在日常生活中应注意以下几点:

1.调整膳食结构,合理安排饮食

专家认为,针对身体肥胖的青少年,每天提倡吃的食物应是瘦肉、海产品、蛋类、牛奶、蔬菜、水果,每天限制吃的食物为淀粉类、薯类,禁止吃的食物是油炸食品、糖、含糖饮料、果仁等。

青少年要纠正不良的饮食习惯,不偏食、过食,应限制能量摄入,不摄取高糖、高脂肪等高热量食物;食物宜采用蒸、煮或凉拌的方式烹调,少吃甜食和脂肪性食品,特别是肥肉;可适量增加优质蛋白质食物,如豆制品、瘦肉和鱼虾等,以及低热量、低脂肪饮食如蔬菜、水果、米饭。

另外,合理调整饮食,还要保证孩子生长发育和智力发展的营养供给。英国营养基金会的发言人指出,每天都吃早餐对青少年的学习、生长发育非常重要,而低血糖系数、高纤维的早餐是孩子的最佳选择。中国传统的早餐多是油条、油饼等热量较高的食物,不适合做胖孩子的早餐。而牛奶、鸡蛋等高蛋白食品和富含维生素的蔬菜、水果是早餐的必备。(图1-1)

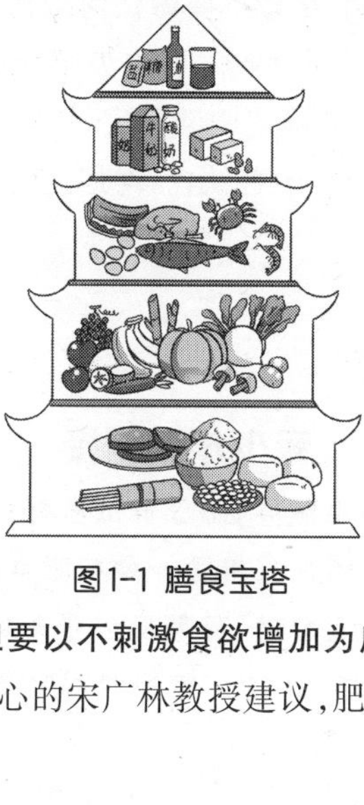

图1-1 膳食宝塔

2.加强体育锻炼,但要以不刺激食欲增加为度

中国青少年发展中心的宋广林教授建议,肥胖的青少年可以采用健步运动,就是走步,而不是散步,走的速度要快一点。要求一天走1小时,走大约6公里。走的时候步子要迈得大一点,然后摆臂、抬头挺胸,这是一种很好的有氧运动。其次是爬楼梯,爬楼梯不要求速度快,普通速度就可以,一天半个小时就够了。

3.切忌节食减肥

针对有些家长使用节食等手段避免小胖墩体重增加,保健专家特别指出,青少年肥胖是处于发育期的肥胖,极端的饮食限制不仅会给青少年造成心理上的压抑,也会引起对治疗的抵触。因此千万不要盲目给小胖墩减肥,否则将影响生长发育。

专家表示,减少主食摄入,可能会引起孩子维生素摄入的不足,而过量食用高纤维食物会影响身体对钙、镁、铁和锌等多种元素的吸收和利用,容易导致佝偻病。当孩子因节食而导致蛋白质供给不足时,容易出现贫血,严重时还可能出现体力、智力、记忆力、细胞免疫水平下降等症状;引起机体浮肿,特别是减肥过快时,可能引起肌肉萎缩。

4.切忌药物减肥

青少年发育需要多种营养素,而大部分减肥药都会抑制神经或者减缓机体对营养素的吸收,因而使用药物会影响身体的正常发育。另外,青少年正处于生长发育期,尽量不要做任何减肥手术。

孩子体重超过标准值的20%才可称为肥胖。如果家长发现孩子有肥胖问题,应先到医院检查确定肥胖程度,排除内分泌或新陈代谢等病因,然后经专家指导,以合理改善饮食、增加运动量来控制体重。

贴·心·话

青少年减肥操

生命在于运动,要防止肥胖,除了养成良好的饮食习惯之外,辅以运动的话,效果更佳。以下给大家推荐一种减肥操:

减肥操共8节,开始练习时,每节应尽量不停地连续重复4~6次,动作熟练后可逐渐增加到15~20次。练习时呼吸要自然,每天最适宜锻炼的时间为晚上6~8时。

第一节：腰部运动。仰卧于板床或地板上，双腿分开，双膝弯曲成直角，双臂平放在体侧，用双臂和双腿支撑身体，头肩顶在床上或墙上，将腰部慢慢抬高再放下。反复进行数次。

第二节：腹部运动。仰卧，双腿并齐，脚尖绷向前，双臂放在体侧地上或床上。将双腿伸直向头部方向高抬，同时下肢自下而上、自上而下做交叉运动，然后缓缓放至离床或墙1厘米处。反复练习数次。

第三节：腹部运动。座位，双手十指交叉放脑后，双腿伸直。脚尖绷向前，双腿抬高，做下肢交叉摆动。

第四节：腹部运动（即仰卧起坐运动）。仰卧，双臂双腿自然伸直。双腿伸直不动，上体抬起，双臂前伸后，身体再还原躺下。反复练习数次。

第五节：腹与腿运动。仰卧，双臂放在体侧，双腿抬高约45°，模仿蹬自行车的动作。反复进行数次。

第六节：背部运动（即俯卧撑运动）。俯卧位，双肘屈曲，手掌向下置于胸侧，双腿自然伸直。双肘伸直撑起上体，胸部尽量离开地面，挺胸仰头后还原。反复若干次。

第七节：背腰运动。俯卧位，双臂伸直于体侧。吸气时双臂双腿伸直并用力向后上抬起，同时，尽量抬头挺胸，做"燕式"平衡状，呼气时还原，反复进行数次。

第八节：腿部运动。双腿分开，与肩同宽，双手叉腰，做蹲腿运动，一站一蹲。反复数次。

谜语

不圆也不方，藏在口中央；桌上饭和菜，总让它先尝。

——打一人体器官（舌头）

格言

人的健全，不但靠饮食，尤靠运动　　——蔡元培《运动的需要》
生活就是运动，人的生活就是运动。　　——[俄]列夫·托尔斯泰

动动脑

请算算自己和家人的体重指数是多少？是否符合标准体重？

二、你了解如何保持内环境稳态吗？

我们的身体会随时变化吗？

看到这个问题，很多同学都会一致认为，我们的身体当然会发生变化，比如长胖、变瘦、长高、衰老等，但说我们的身体随时都在变化，这似乎有点不可思议！其实，我们的身体内部是处于一个不断变化的动态平衡状态的！

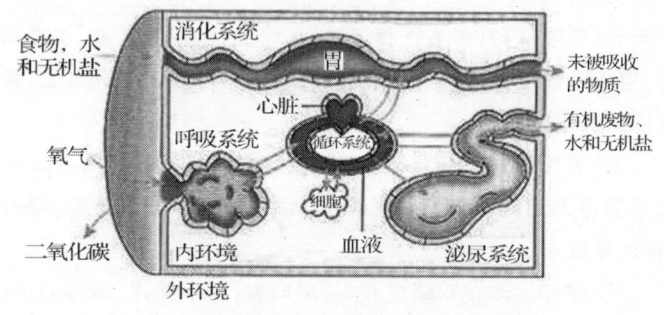

图 1-2 内环境稳态与器官的关系示意图

大家思考过为什么我们吃咸了会口渴，喝水喝多了尿会多，为什么腹泻要多喝水吗？你测量过自己的体温吗？你的体温在早晨、中午、晚上的时候是一模一样的吗？我们为什么会发烧？为什么有的人到了青藏高原或海拔较高的地方时会头痛、乏力、心跳加速甚至血压升高呢？……其实这些现象都可以通过内环境稳态的知识加以解答，内环境与身体内各系统之间存在着交叉渗透关系，并在不断的物质交换过程中，保持着动态的平衡（见上图1-2内环境稳态与器官的关系示意图）。一旦出现不平衡，就会产生努力保持这种平衡的行为，比如吃咸了，说明

第一篇 人体——揭露隐藏的秘密

细胞内环境的浓度偏高,高于细胞外部环境的浓度的情况下,水分就会向细胞内环境不断地渗透,使细胞内外部环境浓度尽量保持平衡,如果仍然达不到平衡,机体的神经系统就会发出补充水分的信号,因此我们会感觉到口渴,需要喝水!

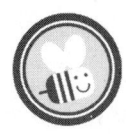

卫生故事

小华,15岁,暑假到了,爸爸妈妈看小华平时上学挺辛苦,于是提出去峨眉山旅游的建议,一方面旅游可以开拓小华的视野,另一方面也可以去峨眉山消消暑!小华开心地和爸爸妈妈一起来到了峨眉山,为了锻炼锻炼身体,大家约定一定要爬上金顶!刚开始的时候还好,大家积极性都特别高,但是走着走着,快到山顶的时候,妈妈的步伐越来越慢,以为是她累了,休息了一会儿后,接着往上爬没多久,妈妈就说她很难受,呼吸困难,头也很痛,心跳也是"咚咚"跳得特别快,到底怎么回事呢?小华觉得妈妈很健康啊,怎么会突然这么难受了呢?是不是累了啊?可刚才她已经休息一会儿了啊,难道是妈妈本来有什么隐藏的疾病,之前没发现?小华着急地看着妈妈,不知道该怎么办!还是爸爸有经验,他让妈妈坐下,多休息休息,喝点水,然后还体贴地给她按摩头部,半个多小时以后,妈妈的症状越来越轻,后来,慢慢地,也和小华、爸爸一起爬上了金顶。

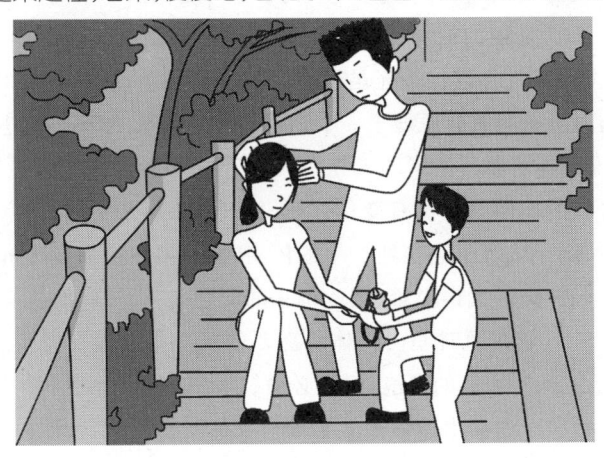

主人公的困惑

妈妈一直很健康，连感冒都很少，怎么会突然出现这么难受的状况呢？是不是真的有什么隐藏的疾病呢？但如果真的是什么疾病，为什么爸爸让妈妈好好休息后，在没吃药的情况下又好了呢，而且还和我们一起爬上了金顶？在爬山的路上，我也看到了好几个和妈妈症状差不多的人，他们有的在休息，有的就坐滑竿上山，好像也和妈妈一样，在休息和坐滑竿的情况下，他们的症状好像就在慢慢缓解，甚至消失了。到底他们和我妈妈为什么会出现这些症状呢？为什么多休息休息后，又好了呢？

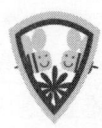

我们的应对

看到这里，我们可以看出，小华是一个孝顺的孩子，而且是一个非常细心、善于观察的孩子，他所观察的这个情况其实就和我们身体的内环境稳态知识密切相关！小华妈妈所出现的症状就是大家经常谈到的"高原反应"，那么什么是高原反应呢？

其实，高原反应是指人到达一定海拔高度后，身体为了适应因海拔高度而造成的气压差、含氧量少、空气干燥等变化而产生的一种自然的生理反应。这是因为机体所有器官的活动都需要氧气的参与，在平地上，空气中的氧气含量比较充足，器官活动所产生的废气（如 CO_2 气体）的压力与血液中的氧分压处于一个相对平衡的状态，能很好地进行气体交换，从而使器官获得新鲜的氧气，带走废气。但随着地势的不断增高，空气中含氧的比例虽然没有变化，但是氧气的浓度却会降低，氧分气压也会降低，低于或等于废气所产生的压力时，原本很容易发生的氧气与废气间的气体交换变得困难，因此带来的问题是：人体组织器官内的含氧量减少。但是在短时间内人体所需要的氧气量并没有发生变化，因此，为了适应低压缺氧的环境，机体必须靠增加呼吸频率、增加心脏搏动的频率和心脏血液输出量等方式来维持人体所需的氧量，所以，我们就会出现气促、心跳过快、心慌的情况。但即便如此，如果机体的相应器官仍然无法得到充足的氧气供应，就会出现机体各部位器官因为缺氧所造成的恶心、头晕、头痛、眩晕、倦怠、胸闷、血压异常、口唇紫绀等情况。

一般而言，当海拔高度达到2700米左右时，人就会出现高原反应，其症状一般表现为：头痛、气短、胸闷、厌食、微烧、头昏、乏力等。部分人会因含氧量少而出现嘴唇和指尖发紫、嗜睡、精神亢奋、睡不着觉等症状，部分人也会因空气干燥而出现皮肤粗糙、嘴唇干裂、鼻孔出血或积血块等。

各个击破

出现高原反应不必惊慌，它只是人体对自然环境变化的一种自然反应。轻微的高原反应建议通过自我调节来适应它，出现高原反应后，应多休息，少活动，坚持进食，可同时服用一些缓解高原反应的药品。

如果出现严重的高原反应，如呼吸十分困难、脸色发紫、身体僵硬、浮肿、肺水肿、重感冒等症状，就应当及时就诊。

刚进入高原，不可暴饮暴食，以免加重消化器官的负担。最好不要饮酒和吸烟。

要多食蔬菜、水果等富含维他命的物质，要大量饮水。

初到高原，不可急速行走，也不能跑步，更不能做体力劳动，最好能用半天时间完全静养休息。睡眠时尽量开窗，让空气流通，并尽量靠近窗户睡觉。

要防止干燥，特别是防晒用的唇膏、防晒霜等，每天坚持用，可以有效防止水分的流失，从而可以增加身体的抵抗力。

最后就是准备常用的预防高原反应的药物如优易、红景天、肌肝片、葡萄糖等，进高原前两天开始服用，路途中也坚持服用，可以有效防止高原反应。

贴心话

人的正常体温是多少？

人的体温一般是比较恒定的，即保持在37.0℃上下（大致介于36.2℃~37.3℃之间），口腔温度范围为36.7℃~37.7℃，腋窝温度范围为36.0℃~37.4℃，直肠温度范围为36.9℃~37.9℃。人类个体之间的体温有一定的差异，少数人的标准体温可能低于36.2℃，也可能高于37.3℃。即使同一人体温在一日内也不是完全一样的，昼夜间体温的波动可达1℃左右。

谜语

一个葫芦七个眼，听的听来喊的喊。　　——打一人体部位（头）

格言

身勤则强，逸则病。　　——蔡锷《序及按语》

常动则筋骨竦，气脉舒。　　——清·颜元《习斋言行录》

动动脑

1.人为什么口渴了需要喝水？

2.测测你的体温，看看每天早晨、中午、晚上的体温是否一样？为什么会出现这样的情况？

三、大出血、火灾、中暑你会自救吗？

（一）大出血后的自救

青春活泼的青少年会经常活跃在运动场上，然而，运动除了会给人带来健康和活力外，也会在不小心或不注意的情况下给自己或他人造成一定的伤害，甚至出现出血的情况。这些意外伤害很难避免，有时也难以预料，如果我们不及时处理或者操作处理不当的话，很可能会对自身或者他人的身体造成伤害,所以,掌握一些急救常识是非常必要的。

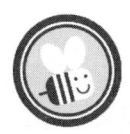

卫生故事

李明,15岁,一个活泼好动的大男孩,每天下午放学后都会到学校操场和同学们打一会儿篮球才回家。今天天气还不错,下午放学后他又和几位同学一起在操场打篮球,玩得正兴起时,大家争相抢球投篮,一个不小心,李明准备使劲往下拍球的手"啪"的一声拍在了另一位同学王刚的鼻梁上,血一下就涌了出来,大家都吓得愣住了,李明反应比较快,想起以前自己流鼻血的时候父母让自己仰着头,于是让王刚仰着头,说鼻血一会儿就会止住了。但10分钟过去了,王刚的鼻血不但没止住,不断往回流的鼻血还让他难受不已!

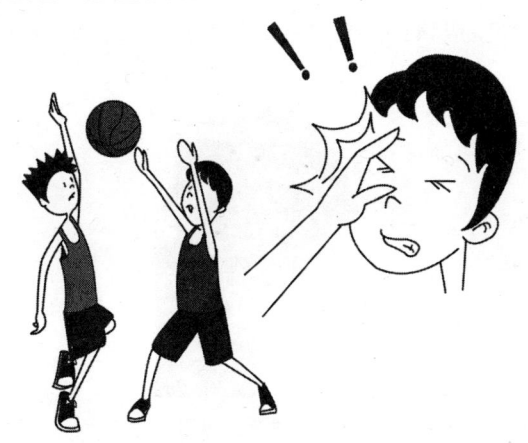

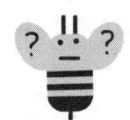

主人公的困惑

以前我也有过流鼻血的情况,父母都是让我仰着头,塞一会儿鼻孔就好了,可为什么同样的方法在王刚身上就不起作用呢?我应该怎么做才对呢?我们打篮球难免会有身体的碰撞、损伤或出血是经常的事情,那遇到这样的情况时,我们应该如何进行自救呢?

我们的应对

现实生活中,当我们流鼻血时,大家常用的做法是仰头,但其实,这种做法并不正确。

流鼻血时的仰头姿势,会使血液由于重力原因顺着鼻道向后流到咽喉部,如将其咽入胃内,就会刺激胃肠黏膜,产生胃部不适甚至呕吐。此外,鼻腔内血液积量过多时,有可能由鼻泪管回流到眼部,出现眼角出血;当咽血量过多、过急时,还容易呛入气管及肺内,造成呼吸道梗阻。那么,流鼻血时我们应当怎样处理呢?

此时,我们应立即坐下,将鼻腔内血液擤干净,并将拇指放在出血的鼻侧,食指捏住鼻头可活动的组织来压迫止血,一般指压时间为5~10分钟,指压的力度,应该以感到鼻痛,同时让出血者张口呼吸为宜。(图1-3)

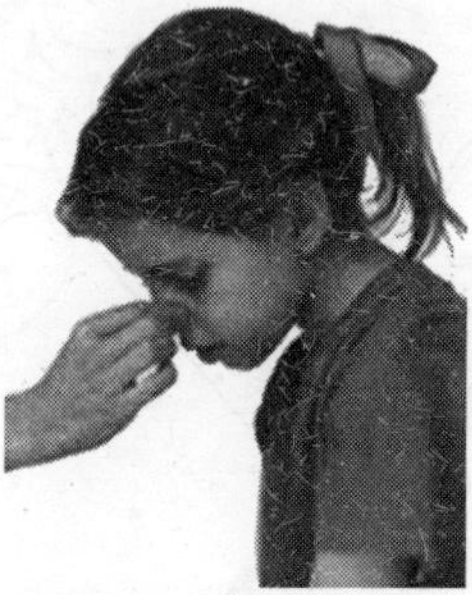

图1-3 快速止鼻血

同时,鼻部可用湿毛巾或冰块冷敷,以缩短止血时间。如果10分钟后还是无效,应立即到医院就诊。

如果出血量不大,左鼻孔流血,举起右手臂,右鼻孔流血,举起左手臂,数分钟后即可止血;或取大蒜适量,去皮捣成蒜泥,敷在脚心上,用纱布包好,可较快止血;另外,坐在椅子上,将双脚浸泡在热水中,也可止鼻血。

需要注意的是,鼻血止住后,鼻孔中多有凝血块,不要急于将它弄出,尽量避免用力打喷嚏和用力揉,防止再出血。

第一篇 人体——揭露隐藏的秘密

各个击破

遇上意外出血后,同学们不要一见到血就特别紧张、害怕,其实健康成人每公斤体重平均有75mL血液,全身总血量有4~5L,若一次出血达全身总血量的10%时对身体是没有伤害的。只有在急性大出血达总量的20%时会出现面色苍白、口唇青紫、乏力、出冷汗、四肢发凉、呼吸急促、心慌气短、脉搏细弱等一系列休克症状,当出血量超过全身血量的30%时会危及生命。但只要冷静、及时、恰当地进行急救处理,会从很大程度上减轻对身体的危害。以下给大家介绍一些其他情况出血后的急救处理知识。

首先,要明确出血的类型:

(1)动脉出血:血色鲜红,血液由创口向体外喷射,危险性大。

(2)静脉出血:血色暗红,血液不停地流出。

(3)毛细血管出血:血色鲜红,血液从整个伤面渗出,危险性小。

接下来,给大家介绍几种急性止血的方法:

1.指压止血(压迫止血)法

用手指在伤口上方(近心端)的动脉压迫点上,用力将动脉血管压在骨骼上,中断血液流通达到止血目的。这是一种比较迅速有效的临时止血法,但止住血后,需及时更换其他止血方法。以下给大家介绍几种具体部位的指压止血法。(图1-4)

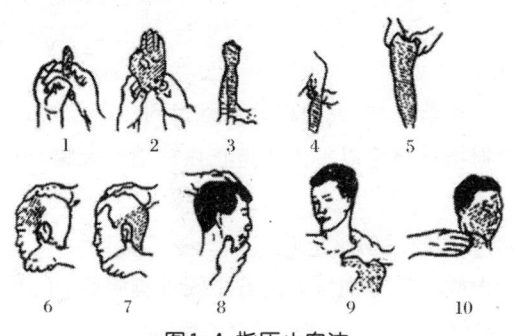

图1-4 指压止血法

(1)颞动脉止血

用拇指或食指在耳屏前稍上方正对下颌关节处用力压,用于头顶及颞部的出血。

(2)颌动脉止血

用拇指或食指在下颌角前约半寸处,将颌外动脉压在下颌骨上,用于腮部及面部的出血。

(3)颈总动脉止血

将拇指或其余四指放在气管外侧(平甲状软肌)与胸锁乳突肌前缘之间的沟内,可触摸到颈总动脉,将外侧颈总动脉向颈后压迫止血。用于头颈部大出血。但这种方法只能在紧急状况下使用,并且不能同时压迫两侧颈总动脉,防止因脑缺血而出现昏迷死亡。

(4)锁骨下动脉止血

拇指在锁骨上凹摸到动脉搏动处,其余四指放在受伤者颈后,用拇指向凹处下压,将动脉血管压向深处的第一肋骨止血。用于腋窝、肩部和上肢出血。

(5)尺、桡动脉止血

将伤者手臂抬高,用双手拇指分别压迫于手腕横纹上方内、外侧搏动点(尺桡动脉)止血,用于手部出血。

(6)肱动脉止血

将上肢外展外旋,屈肘抬高上肢,用拇指或四指在上臂肱二头肌内侧沟处,施以压力将肱动脉压于肱骨上止血,用于手前臂及上臂下部位的出血。

(7)股动脉止血

在腹股沟中点稍下方,大腿根处可触摸到一个强大的搏动点(股动脉),用两手的拇指重叠施以重力压迫止血。用于大腿、小腿、脚部的动脉出血。

(8)足部动脉和胫后动脉止血

用两手食指或拇指分别压迫足背中间近脚腕处(足背动脉)和足跟内侧与外踝之间(胫后动脉)止血,用于足部出血。

（9）指动脉止血

将伤者抬高，可自行用腱侧的拇指、食指分别压迫伤者指根两侧，用于手指出血的自救。

（用压迫止血法暂时止血后，可以进一步采用以下止血法）

2.加压包扎法止血

首先用消毒纱布覆盖住伤口，再将棉花团、纱布卷、毛巾或帽子等折成垫子，压在伤口敷料上，然后用手帕、三角巾或绷带紧紧包扎，达到止血目的，常用于小动脉、静脉和毛细血管出血。但这种方法禁用于有碎骨存在的伤口。(图1-5)

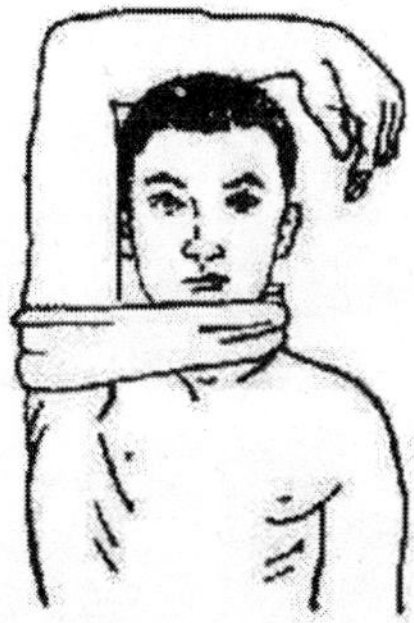

图1-5 加压包扎止血法示意图

3.加垫屈指止血法

（1）前臂或小腿出血：可在肘窝或腘窝内垫放纱布、棉花团、毛巾、衣物等，屈曲关节，用绷带或三角巾将屈曲的部位紧紧缠绑，达到止血目的。(图1-6)

（2）上臂出血：在腋窝内加垫，使前臂屈曲于胸前，用绷带或三角巾将上臂紧紧固定于胸前，达到止血目的。

（3）大腿出血：在大腿根部加垫，屈曲髋关节和膝关节，用绷带或其他长带子将腿紧紧固定于躯干上，达到止血目的。

（4）使用以上方法时，要注意观察肢体远端的血液循环状况，如果血液循环被完全阻断的话，需每隔一个小时慢慢松开一次，观察3~5分钟，注意防止肢体出现坏死。但在有骨折或怀疑有骨折、关节损伤的情况下，不能使用加垫屈肢的止血法，防止引起骨折端错位和剧痛。

青少年生理卫生知识

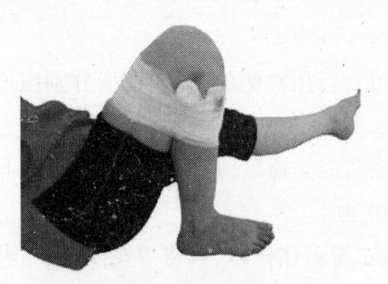

图1-6 加压屈指止血法示意图

4.填塞止血法

用急救包、棉垫或消毒纱布填塞在伤口内,再使用加压包扎法,常用于大腿根部、腋窝、肩部、口腔、鼻腔和宫腔等部位的出血。(图1-7)

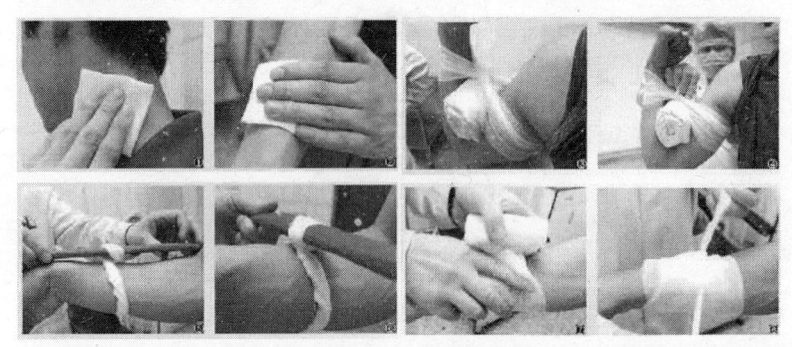

图1-7 填塞止血法示意图

贴心话

关于血液的小知识

人类的血液由血浆和血细胞组成。1L血浆中含有900g~910g水(约90%~91%),65~85g蛋白质(约6.5%~8.5%)和20g低分子物质(约2%)。低分子物质中有多种电解质和小分子有机化合物,如代谢产物和其他某些激素。血浆中的溶质和水分很容易透过毛细血管与组织液交流,在血液不断循环流动的情况下,血液中各种电解质的浓度,基本上代表了组织液中这些物质的浓度。血液对内环境某些理化性质的变化有一定的"缓冲"作用。例如,血液中含有多种缓冲物质,可以减轻酸性代谢产物引起的pH变化;血液中的水比热较大,可以吸收大量的热量而使温度升高不多。这类缓冲作用虽然有限,但在血液运输各种物质的过程中可防止其理化性质发生太大的变化。

谜语

小石碑几十块,竖在门口分两排,日夜三次大门开,十人两桨划进来。
——打一人体器官(嘴)

格言

健康的身体乃是灵魂的客厅,有病的身体则是灵魂的禁闭室。
——培根

忽略健康的人,就是等于在与自己的生命开玩笑。
——陶行知

动动脑

1. 如何区分动脉出血和静脉出血?
2. 常用的止血方法有哪些?

(二)火灾发生后的自救

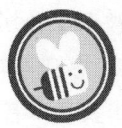

卫生故事

火灾跳楼,正确还是错误?

李斌,12岁,一个勤于思考的孩子。今天,学校请了消防队队长来学校给大家讲关于消防方面的知识,讲到了很多关于中小学校所发生的火灾、引发火灾的原因,也讲到了一些紧急避险的知识。其中,队长讲到一个火灾案例是2008年11月14日上午6点10分左右,位于上海中山西路2241号的上海商学院内发生的火灾:"……4名女生从6层楼高的宿舍跳楼逃生,不幸全部身亡。据一位目击者告诉记者,今天上午6时10分左右,她听到女生宿舍楼传来呼救声,烟火从一间六楼的女生宿舍窜出。4名女生用手拉住栏杆,坚持了1~2分钟后,终因体力不支,先后坠落,掉落在一楼水泥地上。"听完后,队长让大家思考:"在这个案例中惨案发生的主要原因是什么?"……

主人公的困惑

火灾这个词对于大家而言都不陌生,火灾给我们身体带来了很多很严重的伤害,所以大家很惧怕火灾,也很害怕火会烧到自己身上,于是遇到火灾,大家会出现仓皇而逃、夺门而出的慌乱情况。队长讲的案例中的4名女生就是因为这样的心理,才会失去理智地从6楼跳下,这也是她们丧失生命的最主要的原因。那么人在危险的时候,到底可能会出现哪些不理智的行为呢?我们在火灾现场逃离的过程中哪些行为是错误的呢?我们应该怎么做才能快速安全地逃离火灾现场呢?

我们的应对

经调查,我们发现火灾中最常见的心理反应是不知所措、惊慌、恐惧等。对2004年唐山市路北区发生的9次火灾调查(22名被调查者)中发现:发生火灾时有13人(59.1%)感到恐惧,有4人(18.2%)感到不知所措,有4人(18.2%)能够保持冷静和理智。这主要是由于火场声音、火焰、烟气的刺激,对心理产生压制。产生异常的心理反应,主要有以下三种类型:

(1)惊慌。惊慌是指在火灾中人接受异常灾难刺激表现出来的一种焦虑状态和行为状态。这种焦虑和行为往往不能自控,更甚者丧失理智,从而影响逃生。

(2)恐惧。恐惧是指人对某些事物给自己带来或可能带来的危害所作出的消极心理反应。恐惧心理是建立在紧张心理基础上的,主要是由于缺乏应付或摆脱可怕的或陌生的情境力量或能力而产生的,具有很大的负面影响。

(3)群聚。在火场中人员受到威胁时,就会产生群聚依赖心理,感觉多一个人,就多一份安全感,可以缓解心理压力,在一定程度上减轻惊慌感和恐惧感。

火灾突然爆发时,由于超出了人的正常压力范围,我们会产生被迫的、应激的并带有本能的行为,主要有以下几种:

(1)从众。这是一种下意识、自发性的行为,随着楼层的增高,从众心理会逐渐增强。

(2)趋光。人具有朝着光亮处运动的习性,以明亮的方向为行动目标。

(3)归巢。在公众聚集场所内,一般总是朝进来的出入口作逆向性的逃生,很少使用不熟悉的通道,只有当这段路被火焰、烟气封闭时,才另寻他路。

(4)走捷径。火灾中的人员为了尽快脱离危险,都试图利用最近、最易通过的路线逃生。

(5)超常发挥。遇到紧急情况时,失去正常的理智行为,把全部精力集中于应付紧急情况上,会发挥平时意想不到的力量。

(6)绝望行动。身处火灾中的人,精神往往陷于极端恐惧之中,又得不到救援,极易产生不顾一切的绝望行动,如跳楼等行为。这种行为占很小的比例,仅有1人出现这种行为。安倍北夫对日本人夜总会火灾的研究发现,179名顾客中跳楼者(绝望行动)为22名,占12%,而美国学者佛里茨的研究中占9%。

通过许多火场经验表明:这些异常行为除了火场的特殊环境外,主要是受习惯、潜意识或经验的影响,其中火场经验是很关键的因素,逃生知识欠缺的人很容易出现上述行为。

各个击破

对青少年朋友而言,火灾发生后,我们应该注意以下方面,以快速安全逃离火灾现场。(图1-8)

(1)平常应注意观察和熟悉自己工作和生活场所的消防安全环境,提前考虑好不同的逃生路线。

(2)面对突如其来的火灾,首先应保持头脑冷静。

(3)火灾时不能钻到阁楼、床底、大橱柜内。不要留恋财物,要尽快逃出现场,已成功逃出切不可再跑回去取物找人。

(4)火势不大时,可用湿毛巾捂住口鼻呼吸,过火焰区应先将衣物弄湿或用湿棉被、湿毛毯裹住身体向外冲。

(5)烟雾弥漫中一般离地30~40厘米左右仍有残存的空气可以利用,所以要尽量采用低姿势逃生,一路关闭背后的门,以减少火和浓烟的蔓延速度。

(6)若身上已着火千万不能奔跑,否则会越烧越旺,可设法脱去衣帽,来不及可撕开扔掉。如再来不及可卧倒在地上打滚,或跳到池塘、水池、小河中。如果有其他人在场,可用湿麻袋、毯子等把人身上的火包起来,切不可用灭火器直接向着火人身上喷射,因为药剂会引起伤口感染。

(7)若逃生之路被火封锁,在无奈的情况下,退回室内,最好在卫生间关闭门窗,不断向门窗浇水。可利用塑料布、胶带、床单、衣服等物品将门缝塞住,防止有毒烟气进入。

(8)生命受威胁时,不要盲目跳楼,可用绳或床单撕成条状连接起来,并紧拴在门窗框上滑下。

(9)充分利用阳台、天窗等进行自救。利用各种方法通知外边的人,如打电话或者用鲜艳的物品通过玻璃窗报警;住在高层建筑的居民被火围困时,要赶快向室外抛沙发垫、枕头等小物品,夜间则打手电,发出求救信号。等待救援时,应选择靠近马路边有窗户的房间或是离安全出口、疏散通道较近的房间。

第一篇 人体——揭露隐藏的秘密

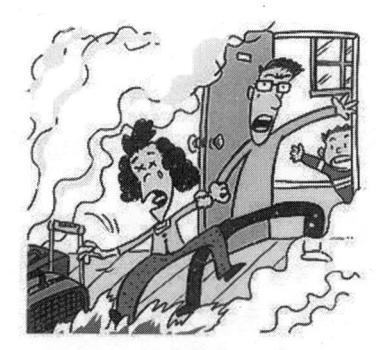

1.火灾袭来时要迅速逃生,不要贪恋财物。

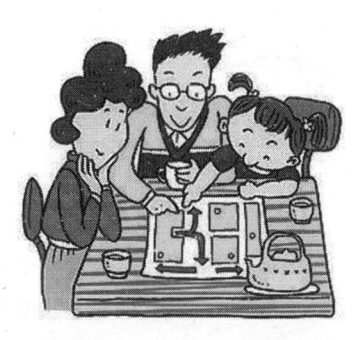

2.家庭成员平时就要了解掌握火灾逃生的基本方法,熟悉几条逃生路线。

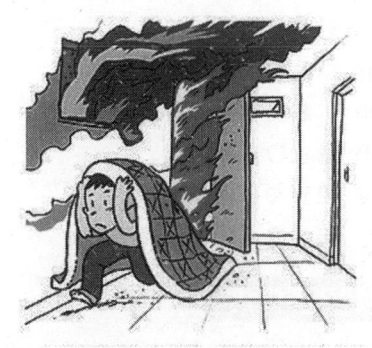

3.受到火势威胁时,要当机立断披上浸湿的衣物、被褥等向安全出口方向冲出去。

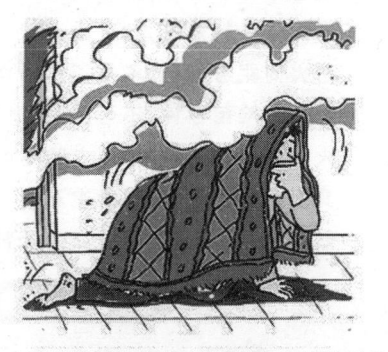

4.穿过浓烟逃生时,要尽量使身体贴近地面,并用湿毛巾捂住口鼻。

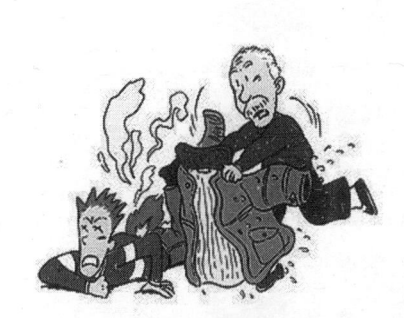

5.身上着火,千万不要奔跑,可就地打滚。

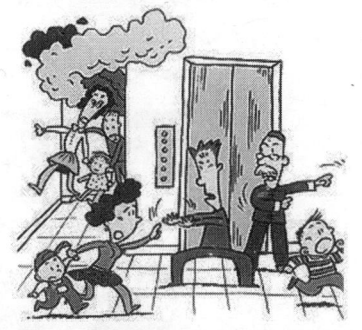

6.遇火灾不可乘坐电梯,要向安全出口方向逃生。

图1-8 火灾逃生常识

贴心话

为了帮助大家更好地记住上面的知识,现给大家提供一则消防知识口诀。(图1-9)

火灾起自条件三,可燃助燃点火源,三去其一火自完。
灭火方法有四点,一冷却来二隔离,三要窒息四抑断。
防火安全责任制,一年到头要落实,谁负责来谁主管。
所有岗位明火险,会报火警会防范,灭火器材要熟练。
报警电话要讲全,何地何人何物燃,迎接警车路口边。
着火先要救人员,救完重点救一般,轻重缓急会决断。
防火间距合规范,不损不占消火栓,消防标志要明显。
电器保险用专件,不可铜铁来代换,不超负荷使用电。
火灾袭来速疏散,披湿衣物贴地面,捂住口鼻穿浓烟。
身上着火把地滚翻,别嫌难看别乱窜,躲到阳台忙呼喊。
心中有了防火弦,消防之经要常念,保平安来万家欢。

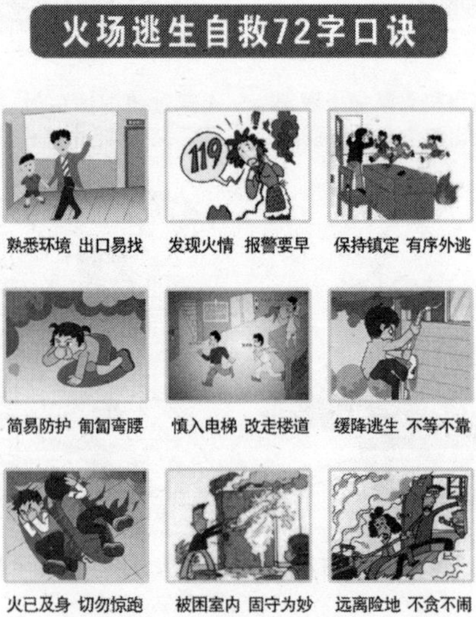

火场逃生自救72字口诀

熟悉环境 出口易找　　发现火情 报警要早　　保持镇定 有序外逃

简易防护 匍匐弯腰　　慎入电梯 改走楼道　　缓降逃生 不等不靠

火已及身 切勿惊跑　　被困室内 固守为妙　　远离险地 不贪不闹

图1-9 火灾逃生自救72字口诀

谜语

金、木、水、火、土谁的腿最长？　　　　　——火（火腿肠）

格言

最穷苦的人也不会为了金钱而放弃健康，但是最富有的人为了健康甘心情愿放弃所有的金钱。　　　　　——柯尔顿

人类所能犯的最大的错误就是拿健康来换取其他身外之物！
　　　　　——叔本华

动动脑

1.火灾发生后，人们容易产生什么行为？
2.我们应该如何才能快速安全地离开火灾现场呢？

（三）发生中暑后的自救

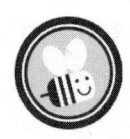

卫生故事

中暑的李师傅

李师傅是安徽人，在南京做送水工已经3年了。前天南京天气炎热，用水需求一下子猛增，李师傅从早上7点就开始给单位和住家送水，到下午4点多钟已送出去20多桶水，此时他汗流浃背，感觉头晕眼花，还一阵阵恶心，老李知道自己中暑了，当时就直接回家休息，老伴看他面色苍白，就又是切西瓜又是让他饮凉水，李师傅喝下三大瓶雪碧和一大杯凉开水后，躺下休息。晚饭时，李师傅胃口不太好，没吃什么东西就早早休息了。不料，当天晚上，李师傅就出现惊厥，高烧到39℃，送到医院时已是次日凌晨，李师傅此时意识模糊，呕吐不止，血压下降，医生紧急对其进行救治，总算捡回了一条命。

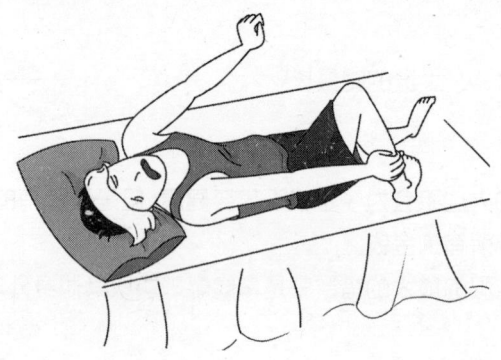

主人公的困惑

中暑不就是被热坏了、热晕了吗？那让李师傅凉快下来不就可以了吗？为什么李师傅吃了西瓜、喝了凉开水后，晚上还出现惊厥、高烧等症状呢？这些症状和白天的中暑有关系吗？我们夏天的时候也容易出现中暑，我们应该怎么做才能防止中暑呢？当我们出现中暑后，我们又应该怎么做才算正确的呢？

我们的应对

中暑是人在高温影响下而发生的体温调解功能障碍，水电解质酸碱平衡发生紊乱，心血管中枢神经系统功能失调的一种疾病，是热平衡机能紊乱而发生的一种急症。

中暑的三种主要类型：

一种是在闷热的房间里容易出现的热射病，病人会感觉到头痛、头晕、口渴，然后体温迅速升高、脉搏加快、面部发红，甚至昏迷。

第二种是日射病，如果人们在烈日下活动或停留时间过长，直接在烈日的曝晒下，强烈的日光穿透头部皮肤及颅骨引起脑细胞受损，进而造成脑组织的充血、水肿；由于受到伤害的主要是头部，所以，最开始只有头部温度增加，高的时候可以达到39℃以上，然后有剧烈头痛、恶心呕吐、烦躁不安,继而可出现昏迷及抽搐等症状,但体温不一定升高。李师傅就是属于这一类型的中暑。

第三种叫热痉挛,人在高温环境中,身体会大量出汗,丢失大量盐分,使血液中的钠含量过低,引起腿部甚至四肢及全身肌肉痉挛。

各个击破

当我们发现自己或他人中暑后,应进行以下及时的处理措施:
(1)迅速撤离高温环境,选择阴凉避风地方;
(2)解开病人的衣扣裤带;
(3)立即喝含盐的凉开水;
(4)降温处理:为患者用冷水擦身或泼冷水,不能把患者完全浸入冷水中;
(5)在患者的额部、颞部(太阳穴)涂抹清凉油、风油精或服用人丹、十滴水等;
(6)如出现虚脱、抽筋、神志不清等休克症状时除了先按上述方法处理外,要尽快送往医院治疗。

炎炎夏日,同学们一定要注意防止中暑,以下给大家介绍几种预防中暑的方法。(图1-10)

(1)躲避烈日:尤其应避免上午10点到下午4点这段时间在烈日下行走,因为这个时间段发生中暑的可能性是平时的10倍。

(2)遮光防护:如打遮阳伞、戴遮阳帽、太阳镜、涂抹防晒霜,准备充足的饮料。需要提醒的是,即便是身体强健的男士,也应做好上述防护措施,至少应该打一把遮阳伞。

(3)补充水分:养成良好的饮水习惯,通常最佳饮水时间是晨起后、上午10时、下午3~4时、晚上就寝前,分别饮1~2杯白开水或含盐饮料(水2~5升加盐20克)。不要等口渴了才喝水,因为口渴表示身体已经缺水了。平时要注意多吃新鲜蔬菜和水果亦可补充水分。

(4)充足睡眠:夏天日长夜短,容易感到疲劳,充足的睡眠可使大脑和身体各系统都得到放松,既利于工作和学习,也是预防中暑的好措施。

(5)增强营养:营养膳食应是高热量、高蛋白、高维生素 A、B_1、B_2 和 C。平时可多吃番茄汤、绿豆汤、豆浆、酸梅汤等。

(6)备防暑药:随身携带防暑药物,如人丹、十滴水、藿香正气水、清凉油、无极丹等。一旦出现中暑症状就可服用所带药品缓解病情。

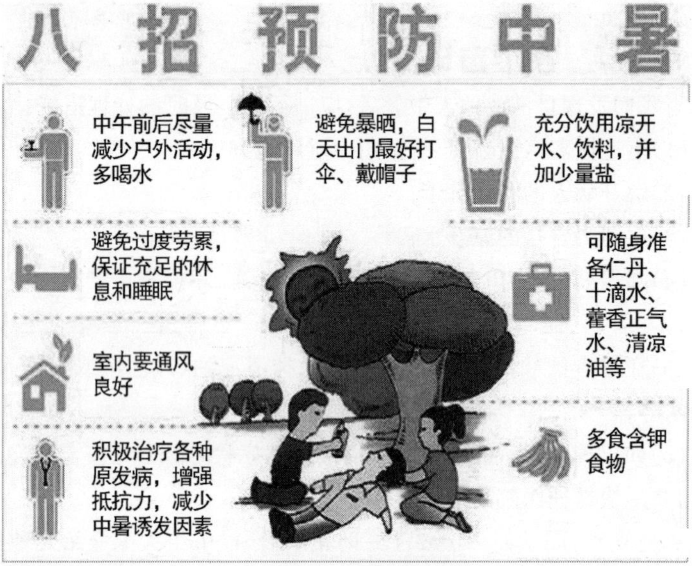

八招预防中暑

- 中午前后尽量减少户外活动,多喝水
- 避免暴晒,白天出门最好打伞、戴帽子
- 充分饮用凉开水、饮料,并加少量盐
- 避免过度劳累,保证充足的休息和睡眠
- 可随身准备仁丹、十滴水、藿香正气水、清凉油等
- 室内要通风良好
- 积极治疗各种原发病,增强抵抗力,减少中暑诱发因素
- 多食含钾食物

图1-10 八招预防中暑

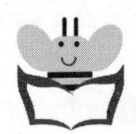

贴·心·话

炎炎夏日,给大家推荐几个消暑小秘方:

(1)白菊花、桔皮、山楂各5~10克,用500~1000mL沸水浸泡,凉后服。

(2)荷叶15克,绿豆100克,黄豆、白扁豆各30克,加水煎烂后取浓计温服。

(3)薄荷、鲜荷叶各30克,加水2000mL,煎10分钟过滤后加入适量蜂蜜(或白糖、冰糖)搅匀冷后随意饮用。

第一篇　人体——揭露隐藏的秘密

谜语

墙上一条河,刮风不扬波,夏天河水涨,冬天河水落。

——打一种医疗用具(温度计)

格言

长期的身体毛病使最光明的前途蒙上阴暗,而强健的活力就使不幸的境遇也能放金光。

——斯宾塞

动动脑

1. 中暑有哪些类型?
2. 中暑后,我们应该如何急救处理呢?

四、为什么能望梅止渴,而不能画饼充饥?

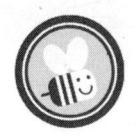

卫生故事

望梅止渴、画饼充饥的典故

"望梅止渴"出自南朝·宋·刘义庆《世说新语·假谲》:曹操带领军队作战,来到一个没有水地方,因天气炎热,将士们长途跋涉,无水解渴,个个口干舌燥,人人疲惫不堪。此情此景令曹操十分着急,于是他心生一计,骗他们说,前面有一片很大的梅树林,梅子很多,又酸又甜,到那里可以摘梅子来解渴。士兵们听了,仿佛置身于茂密的梅林之中,看到了密密麻麻的酸梅,也似乎尝到了酸甜的梅子,都流出口水来。

三国时候,魏国有个人叫卢毓。他十岁就成了孤儿,两个哥哥又先后去世。在兵荒马乱中,他辛勤努力养活着寡嫂和侄儿,日子过得很艰难。他的为人和学问受到了人们的称赞。后来卢毓做了官。他为官清正,任职三年多,提出了不少好的建议,魏明皇帝很信任他。那时选拔官吏,一般是凭人推荐,而推荐者往往只推荐有名的人物,这些名人多数只重清谈,不务实际,互相吹捧,因此魏明帝很不满意。在选拔中书郎时,魏明帝就下令说:"这次选拔,要由卢毓来推荐。选拔的人不要只看名声。名声就像在地上画个饼一样,其实是不能吃的啊!""画饼充饥"的成语就是从这个故事中产生的。

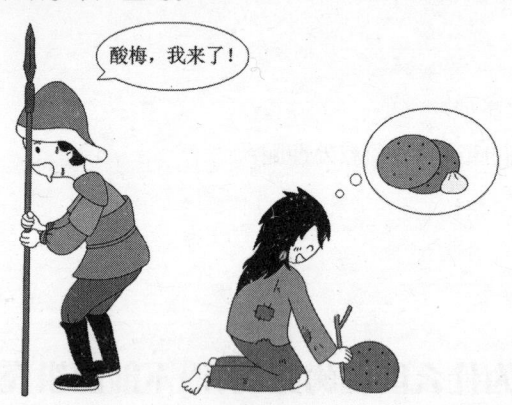

现在往往用"望梅止渴"和"画饼充饥"两个成语来比喻用空想来作自我安慰,或者用来说明虚名是没有实际用处的。

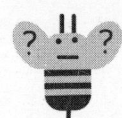

主人公的困惑

"望梅止渴"和"画饼充饥"同样是利用空想来自我安慰,望梅真的能够止渴吗?画饼是否确实能够充饥呢?有什么科学原理吗?

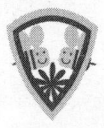

我们的应对

为何望梅可止渴?画饼能否充饥?

在生理学上,人的反射一般可以分为两大类:非条件反射和条件反射。根据信号系统的性质来划分,条件反射又可分为第一信号系统的反射和第二信号系统的反射。

非条件反射是指人生来就有的先天性反射,是一种比较低级的神经活动,由大脑皮层以下的神经中枢(脑干、脊髓等)参与即可完成。膝跳反射、眨眼反射、缩手反射、婴儿的吮吸和排尿反射等都属于非条件反射。梅子是一种很酸的果实,一吃起来就让人口水直流。这种反射活动是人与生俱来、不学而有的,因此属于非条件反射。

条件反射是人出生以后在生活过程中逐渐形成的后天性反射,是在非条件反射的基础上,经过某些过程,在大脑皮层的参与下完成的一种高级神经活动。条件反射是高级神经活动的基本方式。

望梅止渴的反应属于人体的条件反射。我们平常用耳、目、口、鼻、舌和皮肤来感觉声音、景象、气味、滋味、冷热、痛痒,这些感觉器官一旦受到刺激,就会在身体的某些部位引起反应。因为人们吃过梅子,这圆溜溜、青油油的梅子,曾经使吃过它的人牙龈发酸,满嘴津液。在那些人的大脑皮质上留下了这种酸的印象,而且是十分强烈的印象。这样,每当他们看到梅子,或者有人跟他们提起梅子时,他们嘴里就会发酸。

三国时期的曹操就注意到了"条件反射"现象,在天气炎热、长途跋涉、口干舌燥的困境下,使出"望梅止渴"计,使将士们想到酸甜的梅子,条件反射地分泌出大量的唾液,将士们的口渴感顷刻大减,克服了困难,摆脱了困境。可见远在一千多年前古人就懂得了这个深奥的生理学现象。

同样的道理,多次吃过饼的人,当他看到饼时,会流口水,胃也会开始分泌胃酸,这些都是属于条件反射。同时口水的吞咽和胃酸的分泌会让空洞的胃更加难受,饥饿感会更加明显,因此,画饼是无法充饥的。

各个击破

其实条件反射的原理在我们生活中应用得也很广泛。比如,为什么过完寒假或暑假后,我们在刚开学的几天时间里,总是精神状态不好,会犯困呢?为什么坚持每天早起、晚上早睡一段时间之后,这样的情况又消失了呢？

其实，这也是由于身体对外界环境刺激所产生的条件反射所引起的，我们也可以称之为"生物钟"。在假期里，我们不用每天早起上课，也没有很重的学习压力，所以我们会出现睡懒觉的情况，到了晚上，想着第二天可以睡懒觉，于是我们可能会在学习之余，玩到很晚才上床，因为很晚上床睡觉，所以，第二天睡到很晚才起床……周而复始，如果一个假期都是这样度过的话，我们的身体就会出现不到很晚（如12点）不疲倦、到早上很晚（如9点）依然很困乏的情况，这是一种对时间、光线等刺激所形成的条件反射。但是当我们上学后，因为上课、学习压力等原因，迫使我们会恢复到健康的作息，早睡早起，即使刚开始依然存在晚上睡不着、白天睡不醒的情况，但只要我们坚持每天早睡早起一段时间，我们的身体又会对新的时间、光线、压力等刺激产生新的条件反射，于是我们就会出现到了晚上9点或10点开始出现困乏、早上7点自然苏醒的健康的条件反射。

为了大家的健康，建议各位青少年朋友无论在假期还是平时都应该保持一种良好的作息习惯，形成良好的条件反射，以更充沛的精力投入学习中。

贴·心·话

巴甫诺夫的条件反射实验

这是心理学中最著名的实验之一。巴氏在实验中先摇铃再给狗食物，狗得到食物会分泌唾液，如此反复。反复次数少时，狗听到摇铃会产生一点唾沫；经过30次重复后，单独的声音刺激可以使其产生很多唾沫。又经过许多重复联系，仅仅听到声音1~2秒后，狗就开始分泌唾液。在这里，食物是非条件刺激——即已有的一种反应诱因，分泌唾液是非条件反应——对非条件刺激的非条件反应，铃声是条件刺激——一种被动引起的非条件刺激的反应。巴氏实验中，食物和铃声之间的联系重复，最终导致狗将食物和铃声联系起来，并在听到铃声时分泌唾液，这种由铃声刺激引起的唾液分泌的反应叫做条件反射。比如，一只听到铃声就分泌唾液的狗在一段时间内既没有得到食物也没有听到铃声，那么这种条件反射可以和以前保持一样强烈，当然这"一段时间"不能太长。如果在三天内只有铃声没有食物或只有食物没有铃声，那么原来存在于铃声和食物间的联系将减弱。(图1-11)

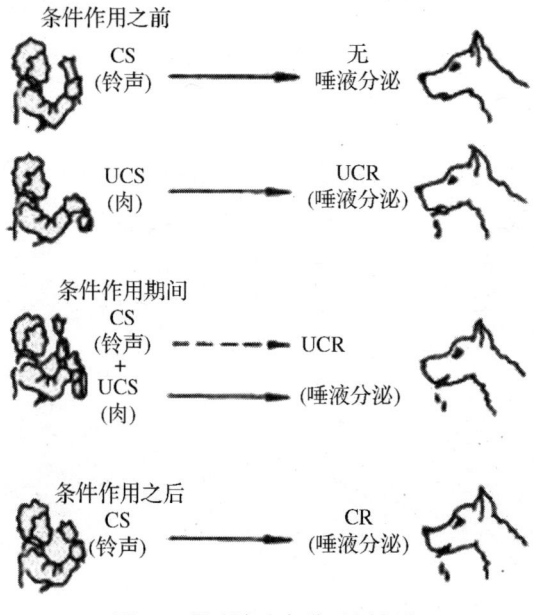

条件作用之前
CS (铃声) → 无唾液分泌

UCS (肉) → UCR (唾液分泌)

条件作用期间
CS (铃声) + UCS (肉) ⇢ UCR → (唾液分泌)

条件作用之后
CS (铃声) → CR (唾液分泌)

图1-11 巴甫洛夫条件反射实验

开心一刻

条件反射

有个患失眠症的人求医，医生教他："你反复数数吧。从零数到十再从十数到零，直到感到疲劳为止。"

过了几天病人来找医生说："你教我的是锻炼的方法，而不是睡觉的方法。"

"嗯？别的患者的失眠病可都是治好了。"医生肯定地说。

"我不行,我干过导弹兵,每当数到零,我就从床上跳起来,因为这时导弹发射了。"

格言

身体对创造力至少有极大的影响。过去有过一个时期,在德国人们常把天才想象为一个矮小瘦弱的驼子。但是我宁愿看到一个身体健壮的天才。

——歌德

动动脑

你能举出生活中其他与条件反射有关的事情吗?分析一下产生的原因。

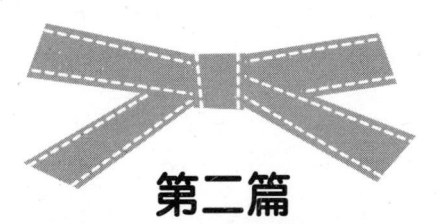

第二篇
血液及循环——跟着血液一起环游

"感时花溅泪,恨别鸟惊心","身无彩凤双飞翼,心有灵犀一点通","心者,五脏六腑之大主也,精神之所舍也"

"心"与我们日常生活紧密相连,我们一刻也离不开它。

"心"在现代更准确的定义应称为心血管系统,其包括心脏、全身大小动脉、大小静脉。本章将带您乘着红色的D字号心血管快车,畅游全身,了解有关心脏、心电图、血压、静脉曲张及血型方面的最新最有趣的知识。

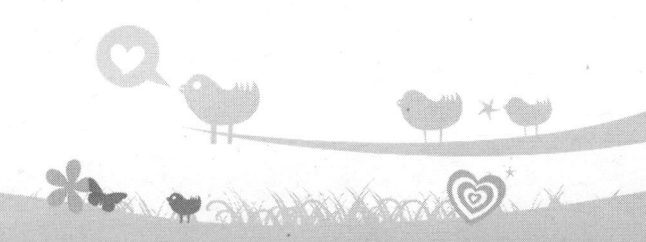

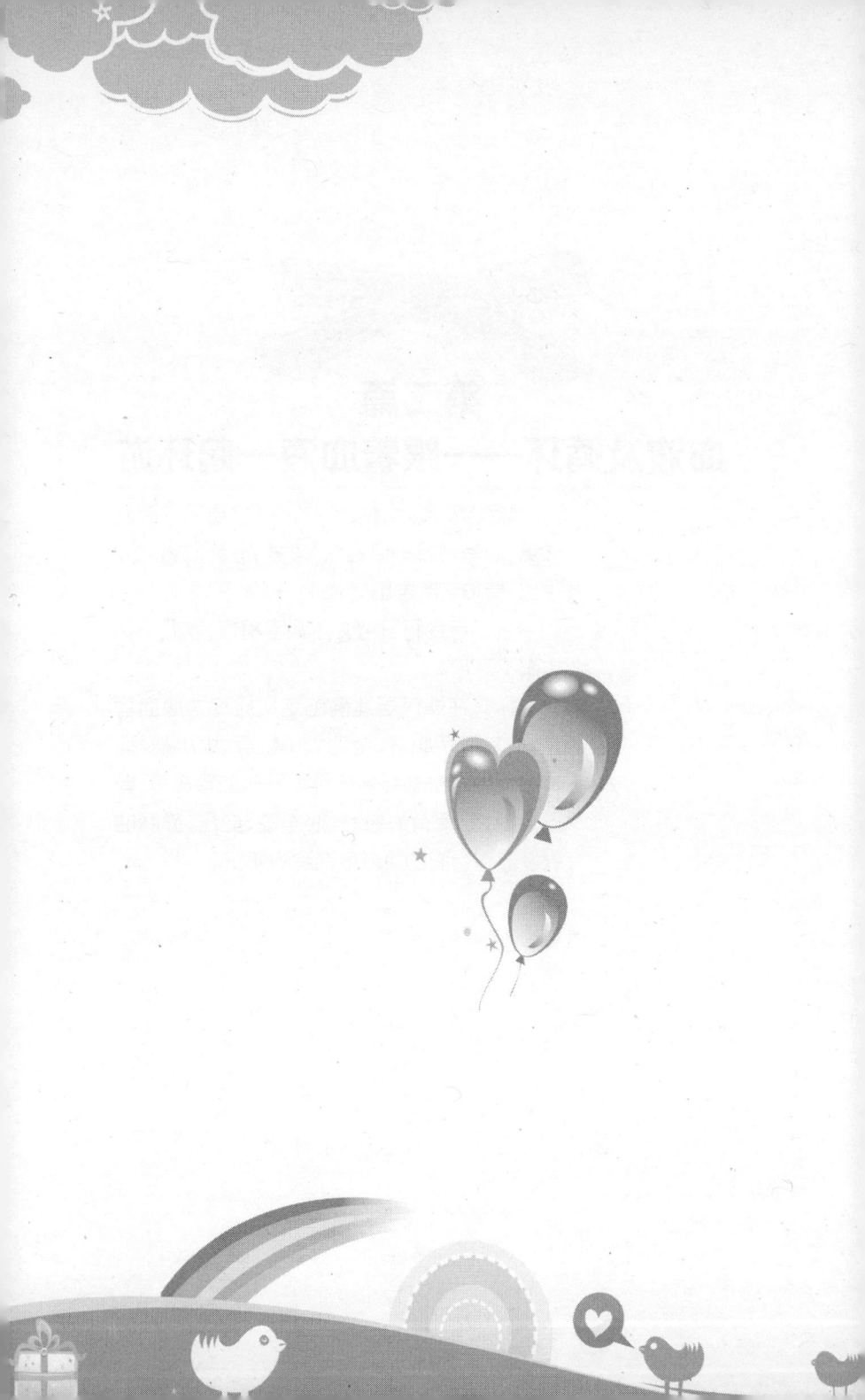

第二篇　血液及循环——跟着血液一起环游

一、你认识自己的心脏吗？

"祝你天天开心！""我今天心情不错！""周伟的爸爸是个乐天派，心宽体胖，身体很好，但最近却听说因为冠心病住医院了，病情还不轻呢，真不知怎么回事！""李茜最喜欢飙歌了，最拿手的英文歌就是那首已经典的《my heart will goon》"……

生活中，我们时时刻刻在与"心"打着交道，可以说是形影不离、如胶似漆、一刻也不能离开。但是，你真的了解这位最铁杆、最亲密的朋友吗？恐怕没有几个人会很自信地给出肯定的回答。

首先，我们应明确一个概念，日常生活中我们常谈到的"心"，与我们身体中的那颗"心"不是一个心，此心非彼心！有点绕昏头了吧，但一定要"hold"住呀！其实不难理解，我们常说的那个"心"，如心情、心事、心灵手巧、心旷神怡，主要侧重于由大脑产生的心识、意识、精神方面的内容；而我们今天讲的"心"则专指物质的、肉体的心脏，是位于我们左胸内的一个重要脏器(图2-1)。

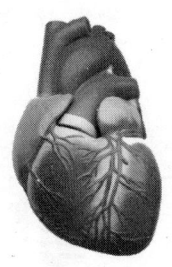

图2-1 心脏

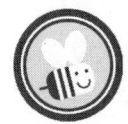

卫生故事

永不疲倦的"永动机"

李旭阳是一名初二的体育尖子生，出生于体育世家，爷爷、爸爸都是当地小有名气的中长跑健将，李旭阳从小就喜欢跑步，长跑是他的强项，他将马拉松奥运会"赤脚"冠军——埃塞俄比亚的阿贝贝基拉作为自己的偶像，并为之不懈努力。他每天都风雨无阻地坚持长跑3公里以上，但每次由于运动剧烈，体力消耗巨大，李旭阳运动后常需休息半小时以上才能恢复。李旭阳想,我休息,我的心脏也在同步休息吧!于是,平时他还注意记录了一下自己在各种状态下的心率——即每分钟心跳的次数。当剧烈运动时候,他的心率可达130~150次/分;而当他不动休息时,心率也有50~60次/分,虽然两者之间相差巨大,但心脏并没有如他所想的在休息。

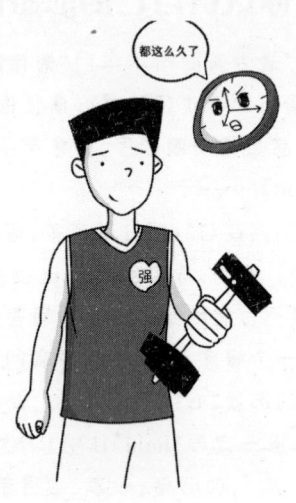

主人公的困惑

"劳逸结合出效率,休息好才能学习好,"李老师一直是这样教我们的,"你看张××,该玩的时候玩,该学习的时候学习,但考试成绩却一直领先;而李××,虽然天天抱着书本看,期末成绩不过中等。一定要注意,紧绷的弓弦最易断,要注意效率!"但是我们的心脏,难道它不需要休息吗?它一直那么蹦着跳着,难道不累吗?长期不休息,难道它是永动机吗?不可能。物理定律告诉我们,永动机是不存在的。另外,我的心率变化那么大,快慢可以相差2倍以上,这样正常吗?还有,我知道心脏位于胸部左边,别人的是否也一样呢?心脏具体位置在左胸的哪里呢?有多大呢?听说每个人的心脏和自己的拳头大小差不多,真是这样吗?那个子高或拳头大的人,心脏就一定大吗?是不是心脏越大越好呢?

第二篇　血液及循环——跟着血液一起环游

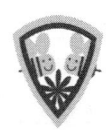

我们的应对

其实，凡是有生命的东西都是需要休息的，否则它只有一条路，那就是死亡。心脏作为我们身体中极重要的器官，它可是不能出一点差错的。否则……但不要着急，我们的心脏是一个极聪明的器官，它不但随时在休息，而且休息得很好，简直是一个"懒人"。这是咋回事呢？

我们都知道，心脏分为心房和心室，我们平常听到的"咚哒、咚哒"的心跳声，这是心脏完成了一次完整的心脏收缩活动。当"咚"时，表示心室收缩心房舒张，将血液输往全身；而"哒"则表示心房收缩心室舒张，将血液重新充满心室，为下一次泵血作准备。一次完整的收缩舒张活动，医学上称之为一个心动周期，其值为心率的倒数。一个标准成年人的心率是75次/分，换算过来心动周期为1/75，即0.8秒。而据研究，在这0.8秒的时间中，心室的工作时间为0.3秒，休息期为0.5秒，休息和工作之比为1.67，推算下来，可以说是工作一天，休息一天半还要多呀；而心房则更会偷懒，其工作时间为0.1秒，休息期则为0.7秒，休息和工作之比高达7！相当于工作一天休息7天，简直太舒服了，估计世界上再也找不到比这更好的工作了。所以，虽然心脏时刻都在怦怦地跳动，但同时却又忙中偷闲的时时刻刻在休息，我们不必再担心它"过劳死"了。李旭阳还困惑他的心率问题，其实，正常人在平静时的心率为60~100次/分，运动时增快，可达130~160次/分，以增加供血量，这是正常的。但若超过160~180次/分以上时，心脏供血反而减少，则可能会产生不良影响。运动员由于长期坚持锻炼，每次心脏收缩时射出的血多，所以心率偏慢，可为50~60次/分左右，但若太慢，小于40次/分，则即使最强壮的运动员也受不了了。

成年人的心脏一般重300g左右，大小相当于本人的拳头。一般来讲，个子高或拳头大的人，心脏也一般偏大，但也与本人体力活动程度有关。心脏也并非越大越好，如在一种叫扩张性心脏病的病人中，心脏就非常大，但他（她）们却常常连爬楼梯都困难。

青少年生理卫生知识

心脏位置在胸腔内,居膈以上双肺之间,左右位置约2/3在身体正中线左侧,1/3在中线右侧;而上下位置,在男性大概2/3居于双乳头连线以上,1/3则在其以下(图2-2)。心脏内部分为左右心房及左右心室,共4个腔。

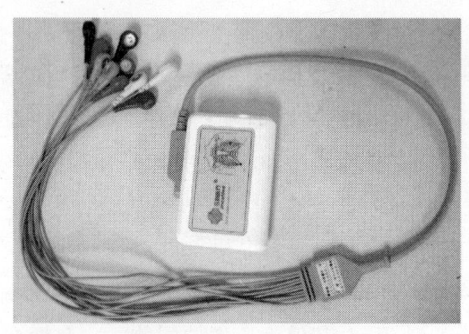

图2-2 动态心电图仪器

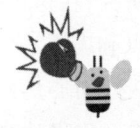

各个击破

通过以上介绍,李旭阳算是初步明白了,担心也消除了。但同时我们也应注意,心脏也像汽车的发动机一样,也需要保养,也有"保质期"。据研究,人类一生总的心跳次数约为30亿次(而其他所有哺乳动物一生心跳次数基本都一样,大约为7.3亿次),若长期平均心率过快,则会影响人体寿命。因此,首先,平时应注意劳逸结合,不可长期让心脏处于持续高负荷压力下。其次,要注意保持适当体重,因为肥胖会使心率加快、加重心脏负荷。因此肥胖者要通过运动、饮食等来保持合适的体重。另外,还要注意不要吸烟、饮酒,因为这些均可妨害心脏的正常供血及直接损伤心肌组织。最后一点,也是很重要的一点,要保持一个轻松愉快的心情,不要过多激动、烦躁、压抑,毕竟心情好"心"才能好嘛!

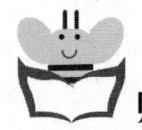

贴心话

"人为万物之灵,心为百骸之精。"心脏在我们全身器官中处于关键地位。

那如何维护好我们心脏的健康呢,有以下几点建议:

多吃鱼——特别是金枪鱼、鲑鱼,因其含有欧米伽-3不饱和脂肪酸。

喝绿茶——绿茶中含有丰富的黄酮类抗氧化剂。

一杯葡萄酒——酗酒对身体有害,但每天一小杯葡萄酒却可保护心脏。

五杯水——适量多的水可降低血粘度,促进血液循环。

减肥——体重每增加10%,冠心病危险性就增加38%。

戒烟——吸烟对身体各个器官均有害,包括心脏。

谜语

大如拳头像个桃,关在小房日夜跳,伴你工作和休息,人人说它最重要。　　　　　　　　　　　　　——打一人体器官(心脏)

白云深处有人家。　　　　　　　　——打一湖南名胜(天心阁)

格言

信心是命运的主宰。　　　　　　　　　　　　　——海伦·凯勒

世界上有两件东西能够深深地震撼人们的心灵,一是我们心中崇高的道德准则,另一件是我们头顶上灿烂的星空。　　　　　　——康德

A happy heart makes a blooming visage:心中快乐,容光焕发。

——西方谚语

动动脑

1.比一下,心脏在自己身体哪个位置。

2.心跳越慢越好吗?

3.日常应如何维护自己的心脏健康?

二、体检时的心电图,你是否正常?

随着人们生活水平的不断提高,心电图这一相对经济且效果较好的检查越来越走近寻常百姓家。无论是门诊就医、健康体检,还是升学考试,心电图常作为一个必选项目位列其中。但随之而来也带来一些问题,面对天书般的专业结果报告,常令人摸不着头脑,如坠入五里迷雾,疑惑又彷徨:"早搏,心律失常,ST-T改变,建议随访",这是什么意思,我得了心脏病了吗?严重吗?我该怎办?

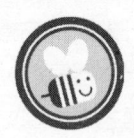

卫生故事

抽烟喝酒,早搏袭来

张果今年夏天刚中考结束,但他心情却一点儿都不好。由于爸爸妈妈长期在非洲援外,张果就寄宿在外婆家里。外婆平时对张果关爱有加,但学习方面却未能严格管教及辅导,因此张果成绩一直不太好。今年夏天升学考试张果只考上了一所普通高中,未能进入他向往的重点学校。为此,张果非常苦闷,常常去网吧上网、打游戏,并大量抽烟、喝酒,并且通宵达旦不睡觉。外婆多次劝说都无效。这样一个多月下来,张果常常感到一阵阵心慌,并有心脏部位"撞击感"。张果心想:"啊,难道我得了心脏病了吗? 那可是中老年人才易患的病呀!"恰好近期爸爸从非洲回来了,赶紧带他去医院做了一个心电图,结果显示"窦性心律,室性早搏并房型早搏,ST-T段未见异常";又做了心脏彩超,抽血查了心肌酶谱、电解质等指标均显示正常。医师在询问了张果的生活情况后,建议他要注意休息,并戒烟戒酒,暂时不吃药,下个月再过来复查。张果严格遵照医师的嘱咐执行,等到下个月复查时结果却显示一切正常了。

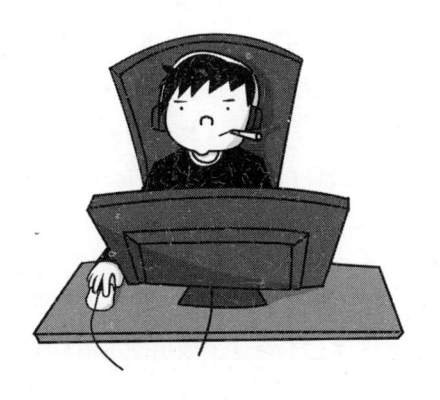

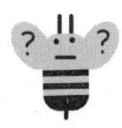

第二篇 血液及循环——跟着血液一起环游

主人公的困惑

"快速移动的担架床、满头白发的主人公、输液瓶、护士、焦急的家属",这是影视节目中心脏病发作的常见镜头。张果想,我不会也得了心脏病了吧?也会那样吗?好可怕呀!但心脏病一直都是中老年人的专利呀,我才十几岁,家里人又没有心脏疾病的遗传病史,而我之前一直很健康,除了偶尔感冒一两天外,还没生过其他什么大病呢,怎么现在……这到底是怎么一回事呀?张果非常着急。另外,那些心电图报告,弯弯钩钩的图形以及什么P波、QRS波是啥意思呀,还有,心脏是肉体的,又不是发电机,怎么会有"电"呢,难道我有特异功能?

我们的应对

其实,我们身体本身就是一个大大的"发电机",我们的每个细胞都带有电,只不过这些电位太微弱了,我们感觉不到而已。例如,骨骼肌细胞的静息电位为-90mV,神经细胞为-70mV,心肌细胞约-80mV(1V=1000mV),这些电位都与细胞的生理活动密切相关。在心脏,负责指挥协调各房室收缩的系统当然也带电,这个系统称为"窦房结—房室结—浦肯野纤维"传导束系统。它可产生电流,之后并传导到人体表面。医学上就可通过心电图机进行检测、放大、描记,最后打印输出就是一份完整心电图了（图2-3）。就其波形，大致来讲，第一个半弧形称为P波，反映的是心房的收缩情况；P波之后高耸的波称为QRS波，为心室收缩状态的反应；再之后的水平线（ST段）以及其后弧形波T波，两者一起为心室舒张情况的反应。当我们心脏发生异常时，这些波的形态、幅度、频率及激动次序就会发生改变，医生就可根据这些变化来诊断分析病情了。在"非正常"的心电图中，最常见的是早搏，特别是室性及房性早搏。其概念是：如果P波或QRS波提早出现且伴随形态异常，即称为房型早搏或室性早搏。通俗来讲就是本该这个波出现的时候它不出现，非要提前那么一段时间发生，即称为早搏（具体再细分为房型早搏、室性早搏等）。如果这对于去上课上班绝对是件好事情，但对于本应严格按部就班的心脏来讲那就不太好了。至于其症状，本人可能完全无感觉或有心慌、心脏"撞击感"。但请注意，不要一听到这些早搏就大惊失色，惶恐不安。早搏常发生于心脏病人身上，但正常人也可出现。正常人在精神紧张、饮酒、吸烟、喝浓茶咖啡、疲劳失眠、重度腹泻（致血中钾镁离子降低）等情况下也出现早搏。只要本人无头晕、突发的眼睛发黑、明显心慌等不适，都不必紧张，但应去医院咨询就诊。医生可能会根据情况，安排抽血查心肌酶谱、电解质，以排除心肌炎及钾镁离子异常；做心脏超声以了解心脏有无形态学异常（如先天性心脏病及高血压就可使心脏肥大）。当这些都排除了之后，那么引起早搏的原因就是生活不规律了，问题不大，注意就行了。

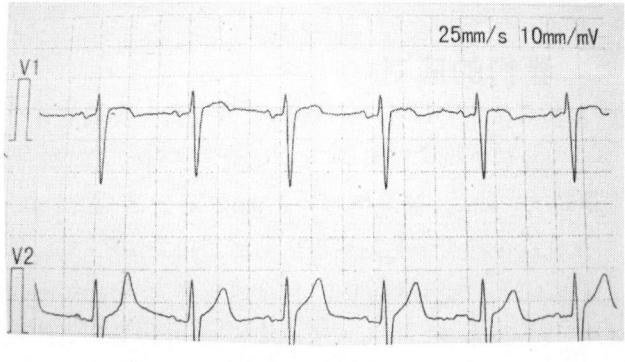

图2-3 心电图

第二篇 血液及循环——跟着血液一起环游

各个击破

一个健康的身体需要身心协调,饮食起居得度,心脏也是这样。日常生活中我们要注意劳逸结合,不可长期熬夜、过度疲劳,否则可使交感神经兴奋引发早搏等心律失常。同时要适当进行有氧体育锻炼,运动强度可通过心率来衡量。其公式为:运动后合适心率=(220-你的年龄)×(60%~70%)。据研究,适当的运动可增加心肌灌注,促进心脏代谢,同时它还能促进大脑中一种叫做"内啡肽"的物质分泌,这种物质可使人心情振奋、精神愉悦,促进心脑健康。另外,注意要避免情绪激动使血压突然升高,不吸烟、饮酒、喝浓茶、大量喝咖啡等。相信通过以上种种的健康生活习惯,你一定会有一颗健康的心脏。同时我们也应知道,发现有早搏等心律失常后,首先一定不要着急,如果没有明显不舒服的感觉,这种早搏一般都不会很严重,其原因多由以上介绍过的情况引起。并且,大多数的良性早搏,并不需要服药治疗。当然,如果自己本身心脏有病变,如先天性心脏病、心肌炎、冠心病等,或自己有很不舒服的感觉,那就应赶快去医院就治了。

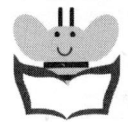

贴心话

有关心脏疾病检查的方法众多,如心脏彩超、冠脉造影、心肌酶学等,心电图只是其中之一。心电图主要反映心脏跳动的节律情况,而它的大小形态、具体血供等则由心脏彩超、冠脉造影反映。常会有人就医后疑惑地询问医师:我的心电图正常,是否我的心脏就正常呢?医生则会大摇其头,为什么? 一是因为心电图反映的主要是心脏的节律问题,其他情况则鞭长莫及了;二是因为即使心脏节律有问题,倘若在做心电图的那几分钟内偏偏没有发作,那心电图也不会显示出异常。可见心电图也有它的局限性。不过,第二种缺陷,现在也有办法克服,那就是全天候24小时心电图监测,也称为动态心电图(Holter监测)。

谜语

弯弯曲曲折折的心电图。　　　　　——打一当代中国作家（贾平凹）

黎明前的战斗。　　　　　　　　——打一医学名词（早搏）

初恋的感觉。　　　　　　　　　——打一医学名词（心动过速）

格言谚语

每日一个苹果胜过灵丹妙药。　　　　　　　——西方谚语

大其心，容天下之物；虚其心，受天下之善；平其心，论天下之事。

——唐·施肩吾

动动脑

1. 心电图有哪些波？
2. 心电图正常就表示心脏正常吗？
3. 如何预防青少年的心律失常？

三、听说过静脉曲张吗，是怎么回事？

"大威力火枪、重量级哈雷摩托、暴胀的肌肉、冷酷的面容、青筋毕露的臂膀"，这就是《终结者》系列中硬汉阿诺德·施瓦辛格的标准形象。相信不少人都看过这个系列的电影，并为主人公的快意恩仇而如痴如狂。生活中，我们也会发现，在一些健美先生或健美小姐的胳膊手臂上也会有道道"青筋"（图2-4），难道"青筋毕露"就等于彪悍健康？另外，我们也常注意到在一些年老体弱的老年人手上，也会出现相同的情况。难道这也是身体好的标志吗？而一些瘦弱的同龄人也会发现手臂上有"青筋"突起，这到底是怎么一回事呢？

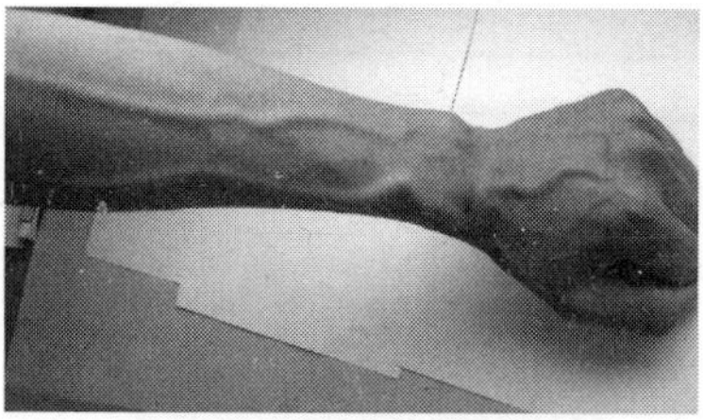

第二篇　血液及循环——跟着血液一起环游

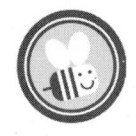

图 2-4　手臂青筋

卫生故事

减肥减到"血管里"

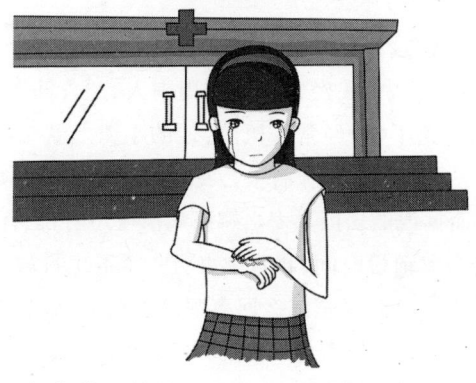

小薇是一名非常爱美的高中女生,她最爱穿裙子,尤其是那件波西米亚风格的雪纺裙,但让小薇非常烦心的是由于她体重超标,裙子穿起来总不那么协调,效果欠佳。唉!都是肥胖惹的祸,谁让咱没生在唐朝呢。更让小薇不能忍受的是有些同学竟称她的腿为象腿,是可忍,孰不可忍!为此,小薇暗自发誓,一定要减肥,还要减成一个"骨感级"的身材出来。于是早饭凑合着,中饭管饱就行,晚饭干脆不吃,一个苹果或一杯牛奶就可,并且还要跳绳30分钟。小薇天天坚持,3个月后,骨感级的小薇终于全新出炉了,小薇减肥成功了!当某个夏日的午后,小薇穿着那件心爱的雪纺裙,迎着和煦的暖风漫步在草坪上时,她感觉到从未有过的快乐与满足。但福祸两相依,小薇注意到,在她的手臂(图2-5)、胳膊

53

青少年生理卫生知识

上竟然冒出道道"青筋",运动后或遇热时尤为明显,有时还十分吓人,这让小薇非常担心。并且由于"青筋"影响美观,本来极爱穿裙子的小薇现在只有穿长衬衫来"遮丑"了。

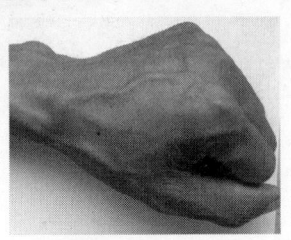

图2-5 手背青筋

主人公的困惑

其实,在日常生活中,我经常会碰到周围人有"青筋"暴起的情况。如隔壁的张大爷走路不便,经常去医院,他的小腿上就布满了道道"青筋"(图2-6),据医生说那是静脉曲张。我好朋友王娟的奶奶,手背上也是同样的情况。而据说歌坛巨星麦当娜患病消瘦之后,也有被记者偷拍到手上"青筋"密布。前段时间,我看中央台一个卫生科教节目,还有人腹部布满"青筋"呢。这到底是怎么回事呢,"青筋"到底是什么东西呀,是血管吗? 它出现之后意味着什么,是身体有什么疾病吗? 严重吗? 我该怎样预防与治疗呢? 我很困惑,也很担心。

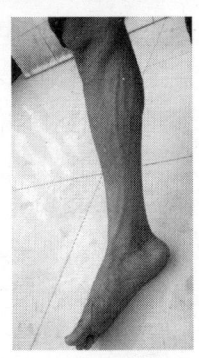

图2-6 小腿青筋

第二篇 血液及循环——跟着血液一起环游

我们的应对

其实,不管是哪里的"青筋",究其实质,都是人体曲张的静脉血管,而不是肌肉的肌腱或其筋膜,它与真正意义上的"筋"是扯不上关系的。我们应当有印象,当我们生病去医院打吊瓶输液的时候,护士小姐会让我们紧握拳头,同时用一根橡皮管紧扎住我们的上臂,此时我们手背上就"青筋"毕露了。护士小姐此时则会流畅地将输液针头扎入血管中,完成穿刺过程。那既然这"青筋"是我们身体的一部分,为什么平时它不显露呢。其实,当你了解到它的生理基础、明白它的真相后,就很好理解了。

"青筋",也就是我们的静脉血管,平时就藏在我们皮肤的表皮之下,它有粗有细,并布满全身。而当迅速减肥或体育锻炼瘦身之后,因血管周围的皮下脂肪减少,遮盖静脉的东西少了,这血管自然就相对突出,而成为"青筋"了。这就是小薇"青筋"突起的主要原因。而当这些血管遇热或运动后,血管扩张,血容量明显增多,突出会更加明显。至于健美运动员"青筋"突起的原因,除了身体脂肪较少之外,还与他们长期高负荷锻炼、血管容量增大、血管增粗有关。老年人手背"青筋"增多除与脂肪减少有关外,还因为年长后血管顺应性降低,静脉也就越来越明显地显露出来。当一个人暴怒时,常会看到他额部"青筋"暴起,这与皮下脂肪多少没有关系,而是因为生气时胸腔内压明显增高,从而引起头面部静脉血液回流至心脏受阻;同时生气时肌肉收缩,促进血液从毛细静脉回流到中小静脉,两者协同作用,共同引起血管内血量明显增多,血管膨胀而"青筋"突起。我们输液时也是同样道理:护士一方面让我们紧握拳头,其目的就是让肌肉收缩,促进手臂中血液从毛细静脉回流到中小静脉,使其血量增多而充盈;同时扎紧上臂限制这些血液回流至心脏,相当于在其下游设置大坝拦截,最后自然血管就突出了。以上介绍的这些基本上都是较轻的"正常"的静脉曲张,而非严格意义上的疾病,所以遇到后大可不必紧张。

各个击破

西方有句谚语:"Knowledge is the antidote to fear."意思是"知识是恐惧的解毒剂。"当了解了"青筋"突起的实质后,我们对它再也不会惴惴不安、恐惧退避了。当我们尤其是青少年遇到这些问题后,尤其是手部、上臂的静脉曲张时,一般不必太在意,因为它主要与皮下脂肪减少有关,而非疾病。至于像小薇这样因过度减肥或其他生病后消瘦引起的静脉曲张,若是因为美观的原因,可调整饮食及运动,待体重慢慢恢复后,曲张的静脉自然就会慢慢缩小。若觉得影响不大,也可不必太在意它,对其采取"冷处理"顺其自然吧。而对于有些练健美的大男生,"青筋"暴起的手臂不正是他们所追求的效果吗?是展现男子汉雄风豪气的最佳视觉冲击广告,对身体又没有什么妨害,何乐而不为呢!

贴心话

通常我们所遇到的"青筋",主要是指手部、上臂、额面部的静脉曲张。这些是生理性的,且是在身体没有重大疾病情况下发生的良性曲张,是不需要医学治疗干预的。而在人群中,还有一类病理性的,身体没法自行恢复,需要药物、手术等治疗处理的静脉曲张。它常发生于其他部位,如小腿部、腹壁、颈部等,当发现这些异常部位的静脉曲张时,一定就要注意及时去医院诊治了。

谜语

你有我有全都有,不分黑夜与白昼;不送水来不输油,滴滴红色连心头。

——打一身体器官(血管)

大江东去,残阳如血。

——打一字谜(温)

儿童健美标准。　　　　　　　　——打一常言俗语(小康水平)

谚语

　　饮食少,休息好,快乐多是祛病延年之方。　　——西方谚语
　　吃得慌,咽得忙,伤了胃口害了肠;早吃好,午吃饱,晚吃巧。

——民间谚语

动动脑

1."青筋"是曲张的静脉吗?
2.如果遇上"青筋"暴起该怎么办?
3.人生气时为什么会"青筋"暴起?

四、关于血压,你了解多少?

　　生活中,可能我们大多数人都测量过血压。不说其他检查,我们青少年的初中、高中入学体检,血压测量如同心脏检查一样,都是不可或缺的项目。医学领域中,它也是非常重要的项目,同体温、脉搏、呼吸一起,共同构成人体最根本的四大生命体征。日常生活中,我们也常听说如钱大爷因为高血压引发心脏病而住院了,赵奶奶因高血压脑出血瘫痪不能行走了等事情。可见血压及其相关问题如同弥散于四周的空气一样,虽然看不见摸不着,似乎同我们生活离得很远,但实际上却又与我们每一个人息息相关。据世界卫生组织统计,因高血压、糖尿病等引发的心血管疾病,目前已取代以往的感染性疾病,成为影响人类健康的第一大杀手。在我国,高血压患者已经达2亿人,这是一个庞大的人群,是一个重大的公共卫生问题。可是,对于血压,你了解多少呢?

卫生故事

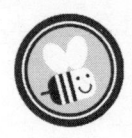

"神秘"的血压测量

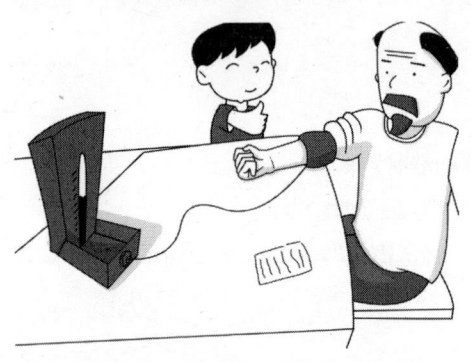

李坤的爷爷是一个老高血压患者,患高血压已经七八年了,都说高血压很危险,但由于李爷爷长期坚持规律服药,同时注意饮食及锻炼,他的血压一直控制得很好,没有并发心脑血管方面的疾病。由于李爷爷每天都要监测血压,于是他特地买了一个水银式血压计(图2-7),并由奶奶负责给他测量血压。李坤常看到奶奶给爷爷上臂绑个袖带,然后熟练地打气、放气,同时还用听诊器听诊,并一边观察血压计一边口中报着什么收缩压、舒张压等,很专业的样子。奶奶还说,血压测量其实很简单,无论是谁只要有兴趣学,都会很快掌握。

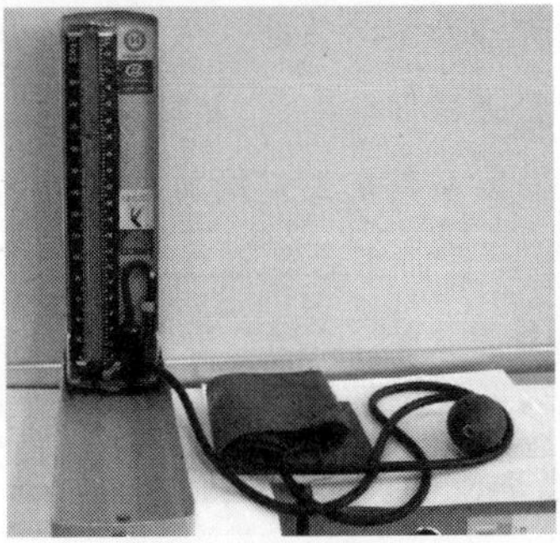

图2-7 水银血压计

第二篇　血液及循环——跟着血液一起环游

哲学上常讲,矛盾无处不在。这句话用在李坤他们家庭上再合适不过了。李爷爷是高血压,但有意思的是,李坤的小姨却是个低血压。小姨身体一直比较瘦弱,并经常头昏,小姨曾经多次去医院检查,什么B超呀,CT呀,抽血等检查都未发现明显异常,医师说她是单纯低血压,与体质有关,建议她进食偏咸即可,暂不用服药治疗。

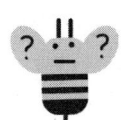

主人公的疑惑

"血压",我经常在报纸、电视上看到这个名词,但它到底是怎么产生的,又如何测量呢。常看到电视上医院诊室里,医生戴个听诊器很专业地给病人测量血压,好像很复杂的样子,但奶奶又说很简单,谁都能掌握,真是这回事吗？医生量完血压后,常会报几个数字,如130、80,并说什么收缩压、舒张压,这个人血压正常,那个人血压增高等等,这是什么意思呀？由于没有医学专业基础,我很疑惑。另外,高血压有哪些危害呢？为什么非要降血压治疗呢,如何维护好我们的血压呢？还有,有些人血压反而偏低,这又是怎么回事呢？问题虽然有些专业,但"艺多不压身",多学一些知识总有好处嘛！

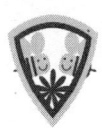

我们的应对

血压,就是指流动的血流对于单位面积上血管壁的侧压力。血压主要是指人体大动脉的压力。虽然静脉血管内也有压力,但因它非常低且意义不大,故医学上常忽略。血压主要靠心脏收缩做功及主动脉大动脉的弹性回缩作用产生,其计量单位常用毫米汞柱(mmHg)表示。当心脏心室收缩射血时,动脉压升高,在收缩的中期压力达到最高值,此时测得的血压即称为收缩压;反之,在心室舒张末期,动脉的血压最低,此时血压值即舒张压。

血压的测量有直接法和间接法两种。直接法是将特制的导管直接送入动脉血管测量其压力。因其需要专用设备且有创伤性,故仅在某些特殊情况下使用。间接法即通过我们常看到的血压计来测量血管压力。血压计分为汞柱（水银）式、弹簧式和电子式血压计（图2-8）三种，以水银式最常用。那医生如何测量血压呢？其实很简单。首先将血压计袖带绑住测量对象的上臂，然后打气使袖带内气压上升，以压迫住上臂动脉的血流，在这同时，医生将听诊器放于上臂肘窝内测听声音。当袖带内压力足够高时，动脉血流会被阻断，此时听诊器内是听不到任何声音的。然后，医生慢慢放掉袖带内的气体，当气体减少压力降到一定程度时，血流开始流动，此时用听诊器会听到咚咚的心跳声，则立刻观察血压计上汞柱显示的高度，其值即为收缩压，正常情况下为90~130mmHg；然后继续放气，当声音减弱并消失时，此次观察汞柱上的高度即为舒张压，正常值为60~85mmHg。

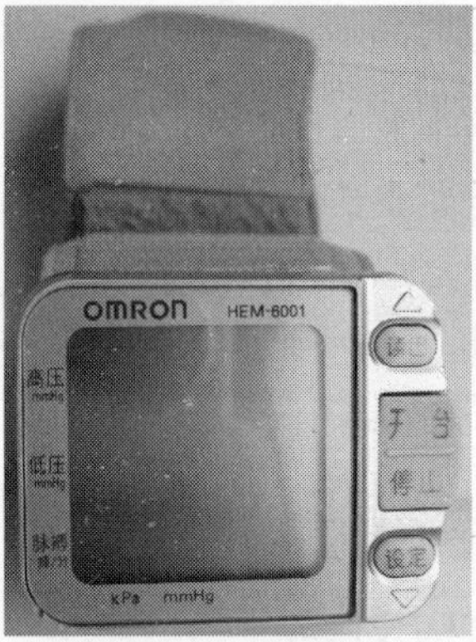

图2-8 电子血压计

那么，高血压是如何界定的呢，只要收缩压≥140mmHg或舒张压≥90mmHg，任何一项达标即为高血压。但需注意的是，在测血压前需安静休息十分钟，并要两次以上所测之值超标才行。至于高血压的危害，主要与其引起动脉粥样硬化有关。若心脏的冠状动脉硬化，则会引起冠心病、心肌梗死；脑动脉硬化，会致脑梗死、脑出血；下肢动脉硬化会引起下肢发凉，行走疼痛等。

而低血压，除一些危重疾病如脱水、大失血、重度感染可以引起外，一般多与本人体质瘦弱有关，一般来讲身体不会有大的疾病的。少部分人与内分泌激素降低特别是皮质激素降低有关。

各个击破

我们常听说"戳破窗户纸"这句话,意思是某些东西看似复杂难懂,然而当你真正了解它后,感觉也不过"just so so",血压测量也是如此。当戳破这层窗户纸后,血压测量非常简单:那就是袖带绑住上臂,快速打气,直到听诊器听不到声音为止。然后放气,当听到第一声时,立即观察汞柱显示的高度,其值即为收缩压;继续放气,当声音听不到时,此时汞柱显示高度即为舒张压。相信经过10分钟的培训,任何一个初中以上的公民都会驾轻就熟地完成血压测量,当然,现在有电子血压计,测量就更简单了。但目前医学上还是习惯使用水银式血压计,因为它更稳定一些。

"千里之堤,毁于蚁穴。""积少成多,聚沙成塔。"虽然我们青少年现在患高血压的可能性很小,但因目前人们生活方式普遍不健康,此时若不注意,将来很可能就会迈入高血压大军的行列。那么,如何预防高血压呢?我们应注意以下几点:(1)控制体重,有氧运动。尽量将体重控制在合理范围之内,并注意有氧运动。(2)低盐饮食。食盐同血压关系非常密切,建议每天摄入量小于6g。如何估计呢,一满啤酒瓶盖的食盐重量约5~6g,而一包方便面调料包的含盐量即达6g,为一个人一天的食盐量了(图2-9)。请注意,盐在我们的生活中是无处不在的,如面包、蛋糕、蔬

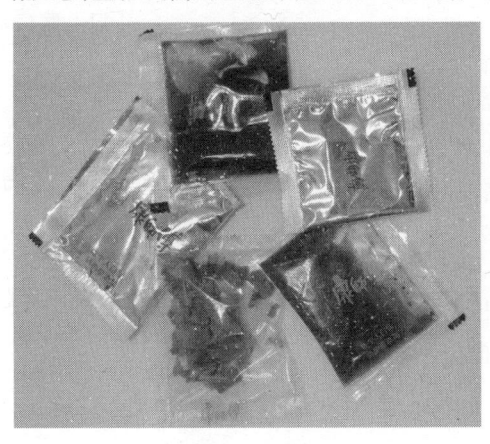

图2-9 调料包

菜中均含有盐,只不过含量较低罢了。积少成多,我们中国人的食盐摄入量是普遍大大超标的,一般都在8g以上。(3)摄入足够多的钙和钾。喝牛奶是补钙的最好方式;多吃新鲜蔬菜有助于补充钾盐,而钾盐有助于防止高血压。(4)戒烟酒。烟酒对身体普遍有害,应尽力远离并戒除之。

贴心话

不知道你注意过医生测量血压没有,当医生检查你的血压时,常会让你伸出右上臂,而不是左臂,这其中是有道理的。解剖学证实,人体右上臂动脉来源于主动脉的最大分支——头臂干动脉,而左上臂动脉则来源于其第三大分支。一般来讲血管口径越大,其内压力越高,所以右上臂血压一般较左侧高5~10mmHg。医学上以血压较高的值作为被测量者的血压值,故在检查时多测量右上臂。另外,每人每天的血压都是波动起伏的:夜间2~3时最低,上午6~8时及下午4~6时各有一个高峰,晚8时以后则慢慢下降,呈现双峰型改变。

谜语

高血压,胃溃疡,一天到晚闹得慌。　　　　——打一成语(心腹之患)

医生桌上一只盒,盒里带子捆胳膊;捏捏皮球察水柱,知你高低有几何。　　　　——打一医疗器械(血压计)

格言谚语

正餐以后,休息片刻;晚餐以后,步行一里。　　　　——西方谚语

户枢不蠹,流水不腐,人之形体,其亦由是。　　　　——[宋]《圣济总录》

动动脑

1.如何测量血压?

2.如何界定高血压?

3.健康的饮食中,食盐每天的摄入不超过几克?

五、当亲人需要输血时,你的血液是否是最佳的选择?

"打虎亲兄弟,上阵父子兵。""打断骨头连着筋。"日常生活中,我们总能在有意无意间体会到那无法割舍的绵绵亲情。当亲人遭遇危险的关键时刻,更能体现出这份强烈情结。献血也是如此。在自己父母儿女遭遇重大意外,如车祸等大出血时刻,第一个挺身而出伸出双臂自愿献血的人肯定是自己,影视剧不就是经常有这样的片段吗?然而,当你挽起袖子的那一刻,你想过没有,你的血液真是亲人输血的最佳选择吗?并且,在目前献血用血制度下,亲人能输到你献的血吗?(图2-10)

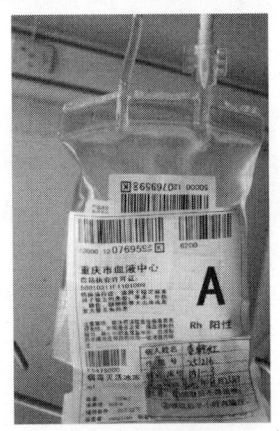

图2-10 储血袋

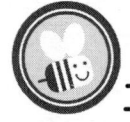

卫生故事

好心办"坏事"

周伟是一个很有孝心的大二学生。在学习中积极主动,从不让爸爸妈妈操心;生活中也是一个好青年,一有空就帮着妈妈做家务,或陪爸爸妈妈聊天,因此别人都夸他们一家是幸福的"吉祥三宝"。但天有不测风云,周伟的爸爸在一次意外中重伤了腹部,发生了脾破裂大出血。当周伟第一时间赶到医院时,爸爸已几近休克。由于爸爸当时伤势太重,当时就进住在一家小医院抢救。但爸爸出血太多,急需大量输血(图2-11),而这家医院库存的血量不太够,只有去市中心血站取血,而这需要一定的时间呀!望着爸爸那苍白的面容,周伟无比难受,他向医生提出用自己的血液来给爸爸输血,但意外的是这一要求却被医生断然拒绝了。医生告诉周伟,目前爸爸已经输入了数百毫升血,生命已经基本脱离危险,虽然下一步还需要输血,但已经不像第一时间那么紧急了,现在可以通过补充晶胶体液来充实血量。至于周伟现在想献血并立即给爸爸输血的想法,医生告诉周伟,这绝对不可能。因为医院是没有权利直接采血并用血的,这是违法的。即使退一步讲,医院现在将他的血输给爸爸,也很可能害了爸爸。因为近亲输血的危险性是很大的。输血后爸爸可能会患一种叫做"移植物抗宿主病"(GVHD)的病。这种疾病一旦发生,病死率大于90%以上,并且没有特效药物进行治疗,非常危险。因此医生强烈建议亲属之间不要相互用血。幸运的是,周伟的爸爸经进一步抢救治疗后,病情稳定,半个月后康复出院了。

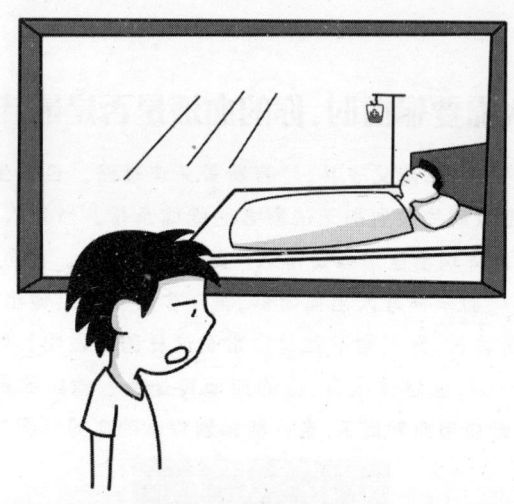

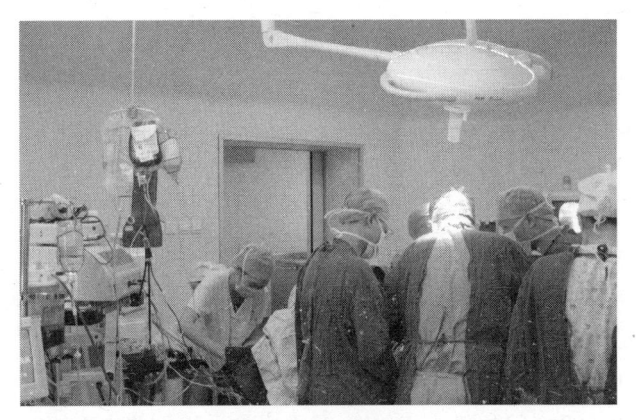

第二篇 血液及循环——跟着血液一起环游

图 2-11 抢救输血

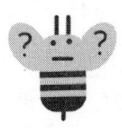

主人公的困惑

关于输血知识,我也知道一些,比如血型有ABO型,还有什么Rh型及其他少见型等;输血应输同型血;献血需要年满18岁等。但不管什么,我们不是常讲"血浓于水""一脉相承"吗?按道理我和爸爸的血型最相近呀,为什么不用我的血,而使用其他人的血呢?我已经年满18岁了,符合献血条件了,而且身体健康,且又在正规医院,为什么医生不采我的血,还说即使采了我的血还是无法直接输给爸爸呢?那个什么听上去怪怪的GVHD,也就是"移植物抗宿主病"到底是个什么东西呀?还说亲属之间最好不要相互用血,我以前从来没有听说过呀,这到底是怎么一回事呢?

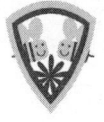

我们的应对

主人公的困惑也是我们大多数人的困惑。我们知道,输血最好输用同种血型的血,因此,在某些情况,特别是需要紧急输血的情况下,病人家属会误认为只要两人血型相同就行;而亲属之间血型相同的可能性最大,因此会要求积极献血。并且,多数人都认为亲属间的输血更安全可靠；殊不知，悲剧可能由此发生。虽然亲属之间血型很可能一样，但输血后却容易发生一种称为"移植物抗宿主病"，又叫 GVHD 的病。此病非常凶险，患者多数会死亡。

GVHD 最早在骨髓移植中发现。后来，人们认识到在输血后，尤其是在近亲输血后也会发生类似情况。早期由于医学知识的历史局限性，曾经还鼓励过近亲献血用血，结果导致不少悲剧的发生。如在日本已有类似病例 57 个，均由于输了近亲血液而命丧黄泉。现在，近亲输血这一观念早已被抛弃了。

GVHD 产生的原因与献血者的淋巴细胞攻击受血者（病人）的组织有关。由于近亲间的遗传相似性，献血者的淋巴细胞表面抗原（人类白细胞抗原，简称 HLA）与受血者部分相同，因此受血者的免疫系统就误认为两者是兼容的、相同的，是"一家人"可以进"一家门"了，所以对输入的血液不加排斥而全盘接受。但相反，献血者的淋巴细胞，由于遗传的复杂性，却可认出受血者的细胞组织与自己仅部分相同，非完全一样，于是激活淋巴细胞，对病人全身组织进行全面的、不遗余力的攻击，结果就导致 GVHD 的发生。

据研究，近亲直系亲属输血（夫妻除外，因其之间基因不同）后发生 GVHD 的风险是常人的 11~30 倍。由于 GVHD 的后果非常严重，且无特效药物可以治疗，多数患者最后都要死亡，所以目前医学界一般不用近亲血源。至于医生讲的医院采血后直接输血违法，这是正确的。依照相关法律规定，只有血站才有资格采血；即使医院可以采血，那也需要经过血站的登记、储存、检测等管理流程后，再重新发回医院，医院才可用血。而这些流程常常需要 1~3 天时间。所以，在影视剧中患者家属献血并输给患者的情况，在现实条件下是绝不可能发生的。也许，在六七十年代会有此种现象吧。

各个击破

明白了 GVHD，我们也就理解了"近亲输血比陌生人输血更危险"这

第二篇 血液及循环——跟着血液一起环游

一看似矛盾的结论。在紧急情况下急需输血时,宁可用他人的血,也不冒险用近亲的血液。但周伟又困惑了,那当时医院的血不够了又怎么办。其实,长期以来,非医学人士一直有个误区,那就是大失血时,最主要的抢救措施就是输血,而且丢多少血,就要输多少血,这是不正确的。其实,大出血时首要的抢救措施不是输血,而是用非血性液体快速补充血容量。如大量输入盐水或胶体(明胶、羟乙基淀粉等)快速扩容,且其输入量可以达出血量的2~3倍,其次才是输血。若病人确实需要输血,而医院库存血又不够怎么办? 一是先用非血性液体继续补充血容量,同时去市中心血站取血;另一办法是采取一定处理后也可输用亲属的血,但这也是在较长时间之后了,抢救时一般是用不到的。

抢救措施有:

(1)不输鲜血,而输用库存数天后的血。因血液存放数天后其淋巴细胞会自然死亡,淋巴细胞的攻击是产生GVHD的主要原因。若为进一步安全起见,还可使用特殊装置将血中的白细胞(淋巴细胞为其成分之一)彻底除去,称为少白细胞血,这样输用会更安全。

(2)输辐照血。用专用射线照射血液或其成分,也可彻底杀灭血中的淋巴细胞,而后再输用。

以上介绍的这两种方法,都需要一定的时间,对于抢救病人来讲其实是大大来不及的。总之,在急诊抢救危重病人时,病人家属献血并立即输给患者的情况,在现实生活中基本是不可能发生的。

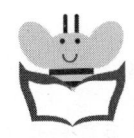

贴心话

古人对于血液有种神秘的图腾,他们甚至相信饮血可使人起死回生,并能强身健体。但首先予人输血的尝试却发生在人一兽之间。1667年,英国生理学家Lower用银管将羊血输入人体内,结果完全由于运气的原因,两者血型相合,竟没有发生输血反应。此后,一名法国医生也完成了类似的羊—人输血试验。但另一次这名医生将牛血输给一名病人时,却造成了此人的死亡。从此输血停止了150年。直到1900年,奥地

67

利科学家Landsteiner(1930年诺贝尔奖得主)发现了人的红细胞血型(ABO血型系统)。1940年,他和Wiener发现了Rh血型系统,输血才渐迈入了安全的科学轨道。

谜语

为什么战旗美如画,花儿为什么这样红。

——打一与血相关的短语(血染的风采)

哪一种动物你打了它,却流了自己的血。　　——打一动物(蚊子)

格言

世界上有一种最美丽的声音,那便是母亲的呼唤。　　——但丁

只要再多走一小步,仿佛是向同一方向迈的一小步,真理便会变成错误。　　——列宁

动动脑

1.亲人之间输血好吗?

2.什么叫GVHD?

3.人出血后一定要输血吗?

六、适合你的献血量你知道吗?

"一滴血,一只鸡",相信不少人都听过这样的说法。民间传说若丢失一滴血,则需要一只老母鸡的营养来补。过去的年代,由于对血液相关知识的不了解,大家普遍认为血是丢不得、少不得,更是献不得的。近年,随着科学的进步及献血知识的大力普及,这一落后陈腐的观念早已被扫入历史的垃圾篓里。"利人利己""惠人自惠",目前大家有条件的都在积极献血,为社会为大家奉献出自己的光和热,更彰显出自己的浓浓爱心。由于不是医学专业人士,很多人献完血后心里仍有一丝不安与担

第二篇 血液及循环——跟着血液一起环游

心,献血真的很安全吗?适合我的献血量是多少呢?(图2-12)

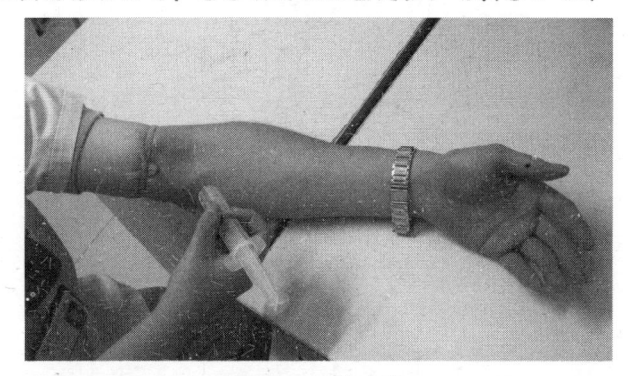

图2-12 采集血液

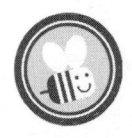

卫生故事

难找的"熊猫血"

曹博威是一名NBA的铁杆粉丝,同时又是校篮球队的主力,身体高大健壮,充满了男性的阳刚之气。一年前,一个偶然的机会,曹博威经过一辆献血车(图2-13),看到车上一个标语:"您的一驻足,将会挽留住一个脆弱的生命。"当时是因为一名Rh阴性的"熊猫血"病人急需输血,但血库却存血量不足,于是各大媒体纷纷呼吁市民献血,血库也派出流动献血车在各大商业区采血。曹博威是一名豪情与爱心兼有的年轻人。他想,献点血对自己影响不大,却可救人一命,何乐而不为呢。于是主动走上献血车。幸运的是经检测,曹博威的血型为Rh阴性,正是那名病人急需的血型。医生考虑到抢救病人的需要,建议他献血400mL,并告知这种献血量对人体是安全的。曹博威看着那粗粗的抽血针头,虽然心里直打鼓,但一想到那位生命垂危的患者,也就爽快地答应了。出乎曹博威的预料,虽然生平第一次"出"这么多血,献血后有点疲倦,但他休息了几个小时后,晚餐加强了营养并注意尽早休息,第二天并没有特别不适的感觉。

青少年生理卫生知识

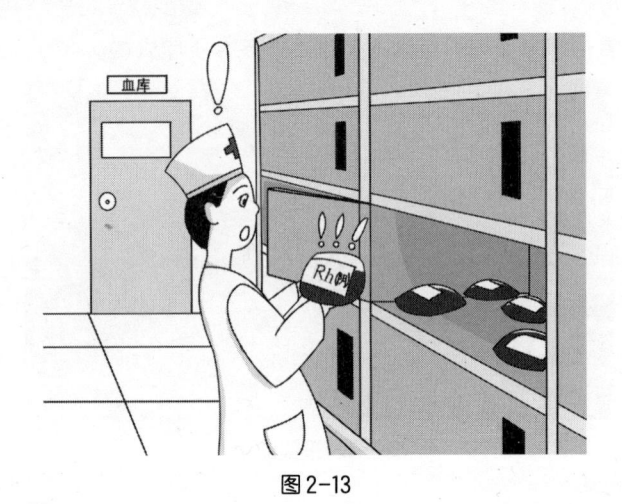

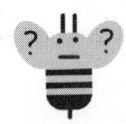

图 2-13

主人公的困惑

平常我们无论是谁,都难免会与外界发生磕磕碰碰,手脚划个小伤口呀什么的,甚至鼻子出血,想必大家都遇到过,但无论伤口大小,一遇到出血,人们都很紧张,有些女生甚至还晕血呢!但平时出的那点血,充其量就几毫升而已,最多不过几十毫升,但我一次献血却是400mL,流失那么多的血,怎么感觉对我影响不大呢,休息一天就恢复了。还有,一般人献血的量是多少呢?那个什么"熊猫血"我也听说过,我们常讲ABO血型,但Rh阴性血(熊猫血)又是怎么回事呢,为什么Rh阴性血叫"熊猫血"呢?

我们的应对

人体内血液的总量称为血量,是血浆和血细胞的总和。正常成年人的血量约相当于自身体重的7%~8%,即每公斤体重70~80mL。例如,一个体重60公斤的人,约有血液4200~4800mL。此外,同样体重的人,瘦者比肥胖人的血量稍多一点,男人比女人的血量要多一些。至于血量的

70

第二篇　血液及循环——跟着血液一起环游

构成,在血管中快速流动参与循环的血占全身总量的70%~80%,这些称为循环血量;其余的则贮存在肝、脾、腹腔静脉等"人体血库"内,称为储存血量。当人体在运动或大出血时,贮存在"人体血库"中的血液便会立刻释放出来,及时补充机体的需要。一般来讲,一名成年人在一次出血量小于400mL时,因丢失的血量可由脾脏贮血及组织液补充,一般不会引起全身明显不适。而若出血量超过450~500mL时,则会引起如心慌、头昏、眼睛发黑等不适表现。就本例主人公曹博威而言,虽然他献了400mL血,其实对他身体影响是不大的。另外,按照《中华人民共和国献血法》的规定,公民每次献血量为200~400mL,献血年龄为18~55周岁,两次献血间隔为六个月以上。至于"熊猫血",是指我们除ABO血型之外的一种血型,即Rh血型系统。它是红细胞血型的另一种常用分法,而已知红细胞血型有29种之多。在我们汉族人系中,Rh阳性者占99%,Rh阴性只占1%,一般Rh阴性血型者只能接受Rh阴性的血,而这1%人群在汉族中较难寻找,故这群人的血为"熊猫血"。而在其他民族中,Rh阴性者所占比例就较高了。如在苗族为12.3%,塔塔尔族则为15.8%,在这些民族中,"熊猫"就可能变得和灰熊一样普通了。(图2-14)

各个击破

"只要人人都献出一点爱,世界将变成美好的明天。"正如歌手韦唯在《爱的奉献》中所唱的一样,这个世界需要爱,需要你我他,需要我们每一个人的爱,这个世界才会变得更加温馨和谐。献血利人利己,在救人一命的同时还可促进自身代谢及潜能发挥,更加有利于健康。(图2-14)

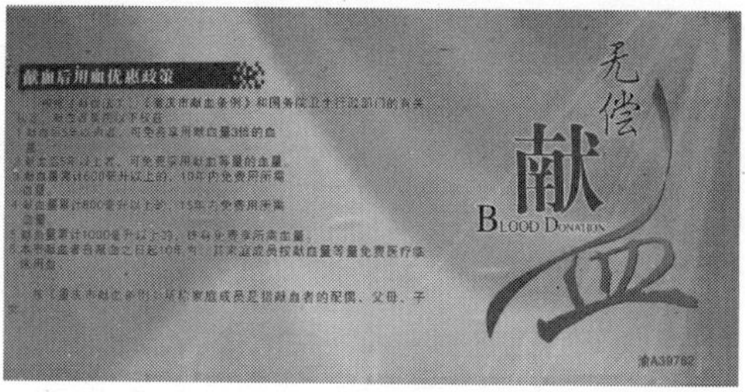

图2-14 献血宣传

据研究,献血对身体还有以下好处:

(1)可预防、缓解高粘血症;

(2)可预防、降低心脑血管病的发生;

(3)男子献血可减少癌症的发生率;

(4)可促进改善心理健康。

只要一次献血量小于400mL,身体较差者可献200mL,一般对身体是没有影响的。但在献血前应注意以下事项:

(1)献血前不要服药,否则会影响血液质量;

(2)食物应少脂肪。献血前一天和当天可按往常习惯进食,但以低脂肪为宜;

(3)不饮酒;

(4)保证充足睡眠,不做剧烈运动。

献血后应注意:

(1)保护好静脉抽血部位。至少在1天内不要被水浸湿,不要在此部位搓揉。

(2)注意休息。献血后不要做剧烈运动、驾驶车辆、通宵娱乐等,以休养为主。

(3)适当营养。可进食新鲜蔬菜瓜果、豆制品、奶制品、新鲜鱼虾肉蛋等,但注意不要进食过量。

相信只要留意以上步骤,您就可以放心地献血献爱心,并在献血后轻松愉快,心神无忧了。

贴心话

献血无损健康:人体内的血液总量约占体重的8%,一个成年人的血量为4000~5000mL,而一般一次献血量为200mL,仅占总血量的1/25~1/20。在医学实践中,一般失血400mL以下人体无特殊不适;失血量在600mL以下的都不主张输血。可见献血不会影响健康。

唾液测血型:ABO血型抗原不仅分布在红细胞上,还广泛分布在唾液、泪液、胃液等液体中,称为分泌型血型,其中以唾液含量最丰富。因此可以通过唾液检测出你的血型。

谜语

哪种球既不能打,又不能踢,但人人却须臾不能相离。

——打一血液成分(红血球)

改变血型。　　　　　　　　　　　——打一字谜(而)

车祸发生不久,第一批警察就赶到了现场,他们发现司机完好无损,翻覆的车子内外血迹斑斑,却没有见到死者和伤者,而这里是荒郊野外,并无人烟,这是怎么回事?　　　——打一交通工具(是一辆献血车)

格言

给予比接受更快乐。　　　　　　　　　　　　　——《圣经》

我们常常无法做伟大的事,但我们可以用伟大的爱去做些小事。

——特蕾莎修女

动动脑

1. 献血前应做好哪些准备?
2. 一般每人每次的献血量是多少?
3. 献血有害健康吗?

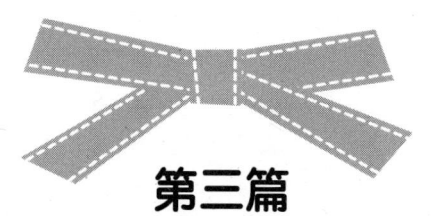

第三篇
呼吸——再平凡不过的气体交换

当我们呱呱坠地的那一刻,随着那一声响亮的啼哭,我们便开始了呼吸:吸入生命活动必需的氧气,呼出二氧化碳等废气,如此循环往复,生命也得以延续。对于呼吸具体有什么作用、它的作用方式有没有不同、怎样判断呼吸功能是否受到了损害、哪些因素会损害呼吸以及怎样才能有效地保护我们的呼吸不受到损害,下面将通过浅显易懂的生活事例——为您揭开谜底。

第三篇

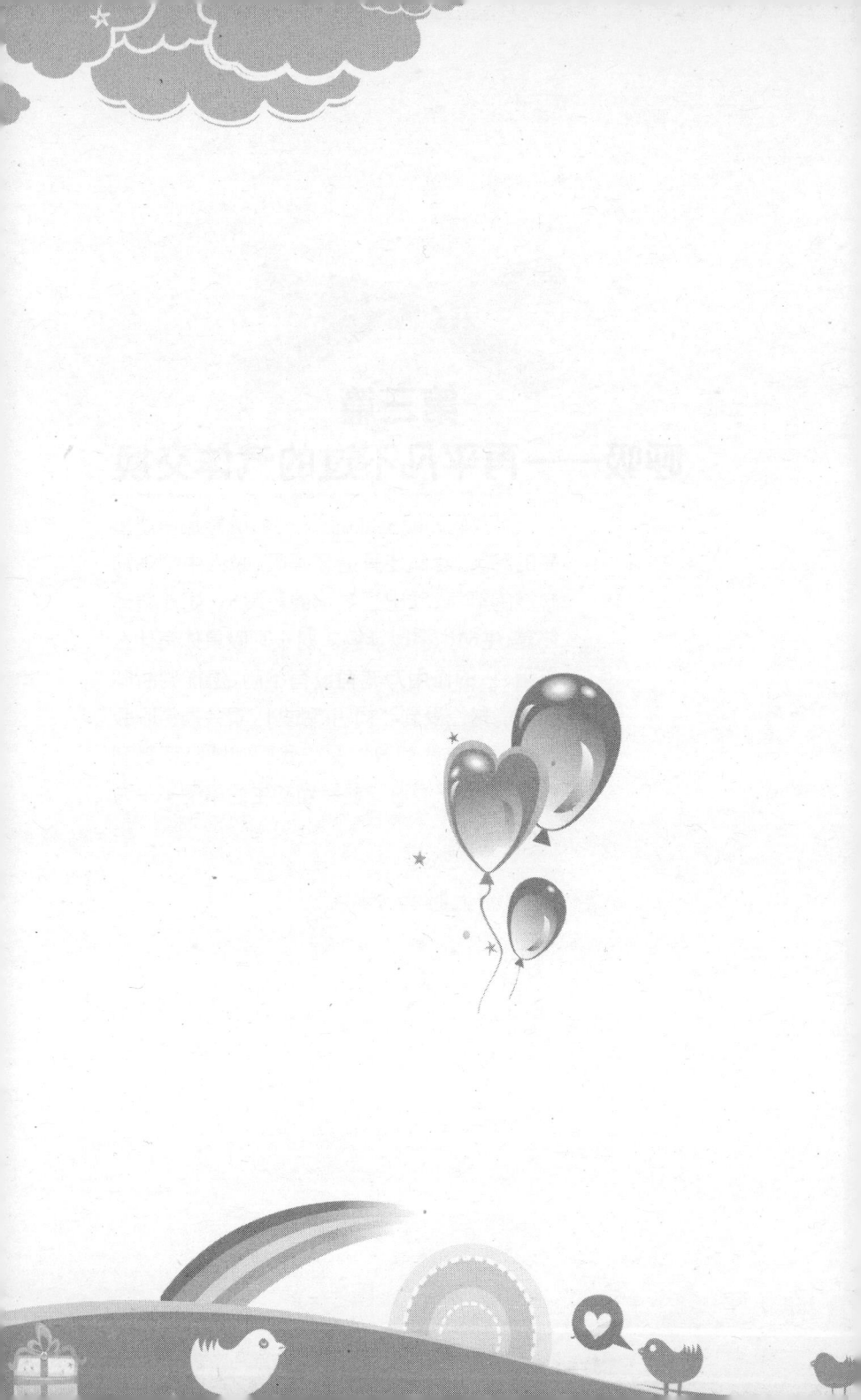

财产关系的法律调整——物权

第三篇　呼吸——再平凡不过的气体交换站

一、你真的知道呼吸是什么吗？

我们每天都在不停地吸气呼气，但你真的知道呼吸是什么吗？生理学上的呼吸指的是机体与外界环境之间气体交换的过程。机体借由呼吸，吸入空气并通过肺泡内的气体交换，摄取其中机体新陈代谢所需要的氧气同时排出多余的二氧化碳，从而维持机体的新陈代谢和其他功能活动。因此，人若没有呼吸就会缺氧，身体也将受到损害。

人体呼吸是有节律的，胸部的每一次起伏就是一次呼吸，它包括一次吸气和一次呼气。一般情况下，正常成年人每分钟呼吸16~20次，呼吸与脉搏的比是1:4，即每呼吸1次，脉搏搏动4次。小儿呼吸比成人快，每分钟可达20~30次，其中新生儿的呼吸频率更可高达每分钟44次，之后则随着年龄的增长而逐渐减慢。在平静呼吸状态下，每次吸入和呼出的气体量似潮汐涨落，故命名为潮气量。一般成人潮气量为400~500mL。

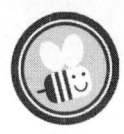

卫生故事

"感冒"也叫上呼吸道感染？

张玉，今年12岁，是一名初一的学生。前几天气温骤然下降了10℃，张玉因为没有及时添加衣服不小心着凉了，刚开始出现流鼻涕她没怎么在意。过没两天鼻子开始不通感觉憋得慌，而且喉咙喝水都痛。张玉感觉很难受，这才让妈妈带她去医院。医生检查完说她是上呼吸道感染，这是一种呼吸系统常见的疾病，也就是俗称的"感冒"，交代妈妈一些注意事项之后就让她们回去了。本来张玉的婶婶刚生了一个小妹妹，爸爸妈妈早就准备周末带着张玉一起去看望。今天正好是周六，于是爸爸妈妈让张玉戴上口罩，一起来到了叔叔家。客厅里亲戚们正七嘴八舌围着电视，张玉一进门，叔叔就指着电视上说："小玉，快来看你婶婶生的小妹妹!"张玉跑过去,只见电视上医生嘴里说着"出来了,出来了",双手捧着一个肉嘟嘟的小家伙放到身旁另一个医生托着的布巾上,然后拎起小家伙的两条腿在她小屁股上"啪啪"拍了两下,接着小家伙就哇哇大哭起来。叔叔说:"怎样,妹妹可爱吧?"张玉皱着眉头说:"妹妹好可怜哦,才刚生出来就被打屁股。"满屋子人被张玉的话惹得哈哈大笑,妈妈笑望着她说:"一部分小朋友出生的时候是这样。医生也不是要打妹妹,而是在帮助妹妹,这样她才能学会自己呼吸,才能慢慢长成跟小玉一样漂亮的小姑娘。"妈妈还说,刚出生的小婴儿抵抗力比较差,感冒了的张玉最好不要亲自去看小妹妹,以免把感冒传给小妹妹。张玉很听话,于是她乖乖地坐在客厅,一边擤鼻涕一边跟大家看电视。(图3-1)

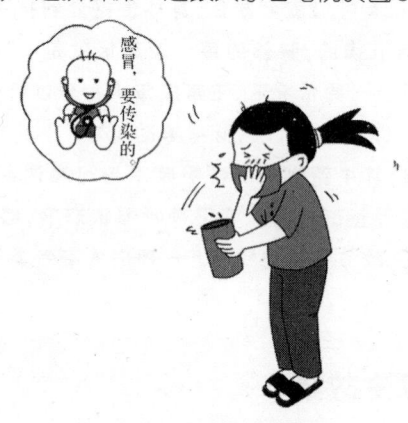

图3-1 感冒

主人公的困惑

照妈妈说的话,小婴儿出生的时候才学会呼吸,那说明他在妈妈肚子里的时候还不会呼吸。那么他不通过呼吸又怎么获得氧气呢?呼吸是如此自然的事情,悄无声息地存在于日常生活中,我还没仔细思考过呼吸到底是怎样一个过程。我们每天都在用鼻子呼吸,鼻子应该属于呼吸系统吧,但呼吸系统又是怎样组成的呢?流鼻涕、鼻子不通、喉咙痛,这些都是感冒时候的症状吗?感冒的我好难受,头昏昏沉沉全身上下一

第三篇 呼吸——再平凡不过的气体交换站

点力气都没有,鼻子堵得都快喘不上气了,喉咙连喝水吃饭都痛,怎么医生都没让我打针也没让吃药啊?我好想睡觉哦,要是睡一觉起来感冒就会全好该多好,感冒怎样才能快快好起来呢?再也不想感冒了,以后一定记得加衣服……

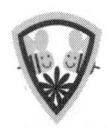

我们的应对

呼吸是在与体外环境相通的呼吸系统内完成的。呼吸系统由呼吸道和肺两部分组成。呼吸道顾名思义,就是气体进出肺的通道,包括鼻、咽、喉(上呼吸道)和气管、支气管及其各级分支(下呼吸道)。上呼吸道:①鼻。鼻腔是呼吸道的起点,里面的鼻毛对吸入空气起过滤作用,以减少尘埃等有害物质的吸入。另外,鼻还有嗅觉功能。②咽。咽是一个前后略扁的漏斗形管道,上连鼻腔,下与喉相连。咽部有丰富的淋巴组织,也可防御细菌入侵。③喉。喉上连喉咽,下与气管相连,兼有呼吸和发音功能。喉开口处有一个叫会厌的"阀门",当呼吸或发音时,会厌打开,空气可以自由出入;而当吞咽时,会厌自动关闭以避免食物进入气管。

肺是进行气体交换的场所,它呈圆锥形,左右各一,充满整个胸腔。胸腔是一个密闭体腔,腔内压力为负压。肺结构就像一块海绵,而且右肺比左肺大。呼吸过程中,吸入的空气在肺内进行气体交换,空气中的氧气从肺进入血液循环运输到全身,二氧化碳则从血液进入肺,再通过呼吸道排出体外。(图3-2)

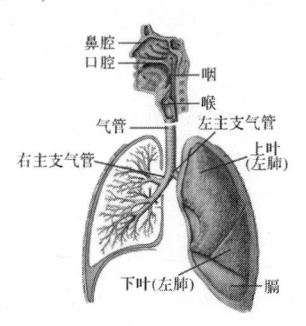

图3-2 呼吸系统组成

当胎儿缩手缩脚蜷在母亲子宫内的时候,他的胸廓和肺都处于压缩状态,此时肺里面毫无气体,因此不用自己呼吸(自主呼吸)。通过与妈妈相连的脐带和胎盘,直接从母亲的血液中摄取他生长发育所需要的氧气和营养物质,同时排出代谢废物。婴儿出生后身体的伸展使胸廓迅速扩大的同时肺也随之张开,胸腔内形成巨大负压,婴儿就会不由自主地深深吸入一口气。吸气结束后胸腔内负压明显减小,此时肺靠自身弹性回缩将肺内气体挤出肺外,通过呼吸道排出体外,自此开始建立自主呼吸。如果不能自己呼吸的话,拍打婴儿的屁股能使呼吸中枢兴奋,进而建立起正常的自主呼吸运动。

急性上呼吸道感染是鼻、咽、喉部急性炎症的总称,人们常称之为"感冒",多发于冬春季节或气候突变的时候。急性上呼吸道感染时,常出现流鼻涕、打喷嚏、鼻塞、咽干咽痛、全身无力(乏力)、肌肉酸痛等症状。据统计,急性上呼吸道感染约70%~80%都是病毒感染引起的,而病毒感染具有自限性,因此在没有并发症的情况下5~7天可自愈。

各个击破

过度疲劳、生活习惯差、受凉,都可能患上感冒,如何才能让感冒远离我们呢?要预防疾病,必须了解人为什么会生病。我们的身体本身具备一定防御疾病入侵的能力,当防御能力强于疾病侵袭力或者二者间能保持平衡的时候,我们就不会生病。当防御能力降低或者(和)疾病侵袭力增强的时候,平衡被打破,我们就会生病。因此,增强我们的自身防御能力是关键。

首先,要加强体育锻炼。慢跑、跳绳、骑单车、爬山、打篮球、游泳、长跑等都是不错的选择,尤其游泳和长跑这样的耐力性锻炼能显著增强肺功能。体育锻炼需要结合自身特点,选择适合个人的合理的个体化运动方案,切忌盲从。体育锻炼前要做好准备工作,锻炼中要循序渐进,以确保既达到锻炼效果,又避免运动损伤。体育锻炼还需要持之以恒,不能随性而为,否则也不能达到锻炼效果。

第三篇 呼吸——再平凡不过的气体交换站

其次,要培养良好的生活习惯。比如,规划好作息时间,尽量避免熬夜看书、用电脑、玩游戏等。勤洗手,经常开窗通风以保持呼吸空间空气清洁,尽量少到人口密度大、通风条件不佳的封闭场所。注意季节变化勿受寒,通过戒烟、戴口罩等方式尽量避免香烟、寒冷空气等刺激因素。饮食营养要均衡,不吃过冷、辛辣的食物,多吃富含维生素C的蔬菜水果。

最后,要培养良好的卫生习惯。比如说养成用鼻呼吸的习惯,不能频繁地用手挖鼻孔。不恰当地挖鼻孔可能减弱鼻毛清洁空气的能力,还可能引起感染、鼻出血。如果感冒了,不要乱服药物,可以多喝水、多休息。如果观察三天后自我诊治无显著效果,还出现咳嗽、咳黄脓痰、高热等症状时,必须及时去正规医院诊治。

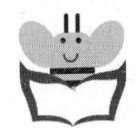

贴心话

通过呼吸我们获得源源不断的氧气,保障机体获取足够营养以维持正常的生理活动。平静呼吸时,人体自身调节使体内外气体交换保持一种平衡状态。如果刻意改变呼吸节律,就会引发一系列问题,比如,刻意快速地张口呼吸,会呼出过量的二氧化碳,使人体内环境因缺酸而变成碱性,人就会感到口舌麻木,重者还可出现手足麻木;若人为地憋气,由于缺氧体内将发生一系列变化,头面部毛细血管扩张充血是其表现之一,我们形容一个人急得说不出话的时候会面红耳赤就是这种情形。呼吸受阻或受限时人会缺氧,若气道完全阻塞只要1分钟,心跳就会停止。因此我们进食的时候应保持安静,避免食物误入气道引起窒息。另外,感冒打喷嚏时会排出大量的病毒,而病毒又可通过飞沫传播,所以感冒的时候最好能戴个口罩,避免将感冒传给他人。

咳嗽——一种保护性反射动作,但长期、频繁咳嗽属于病理现象,需及时就医;

咳痰——借咳嗽动作排出呼吸道内病理性分泌物,痰可为临床治疗提供指导依据;

咯血——借咳嗽动作排出呼吸道内的出血,属于病理现象,需及时就医;

呼吸困难——主观上感觉空气不足、呼吸费力,客观上表现为大力地呼吸等呼吸频率、深度、节律的改变,属于病理现象,需及时就医。

谜语

高山陡崖,大头朝下。　　　　　——打一人体器官(鼻子)
火喉咙,一声吼,东南西北到处走。——打一交通工具(火车)
釜底抽薪。　　　　　　　　　　——打一医疗用语(退热)

格言

鼻口呼吸,象风气也。　　　　　——董仲舒《春秋繁露·人副天数》
决胜负于一朝,定成败于呼吸。　——郗鉴《晋书·郗鉴传》

动动脑

1. 呼吸系统由哪些器官组成?
2. 什么是潮气量?
3. 为什么鼻子具有嗅觉功能?

二、男女呼吸有所不同你是否知道?

每时每刻,呼吸就像空气一样存在。但男女老少呼吸方式都是一样的吗?

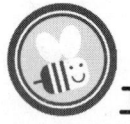

卫生故事

肺在呼吸,肚子也在呼吸?

王亮,今年13岁,是一名初一的学生。虽然是个男生,但王亮却是

第三篇 呼吸——再平凡不过的气体交换站

个爱观察、爱动脑筋的孩子。炎热的暑假里室外温度很高,王亮也没出去玩,就乖乖在自己的房间里做作业。在做题的过程中,一个题目把王亮难住了:男女呼吸一样吗?王亮心想,我们男的女的、老的少的不都是用鼻子呼吸吗,好像没什么差别吧。不过转念一想,好像又不太确定,于是王亮想去向爸爸妈妈请教。王亮走出房间发现家里静悄悄的,他推开父母的房间才发现,爸爸妈妈正在睡午觉。看着熟睡的父母,王亮刚准备退出去,转念一想:爸妈不正好是一男一女嘛,我来观察看看他们的呼吸一样不一样,不就知道那道题的答案了吗?于是,王亮站在床边观察起来。王亮发现,父母都是嘴巴闭着安静地躺在床上,只是爸爸时不时会打呼噜。又观察了一会儿,王亮终于发现一处不同:妈妈呼吸的时候,随着呼吸胸口有明显高低起伏,而爸爸呼吸的时候,却是肚子在高低起伏不停变换。而且,爸爸的肚子每分钟起伏了14次,妈妈的胸口每分钟却起伏了18次。王亮开始思考,看来男女呼吸是不同的,除了鼻子,女的是用胸口、男的是用肚子呼吸;而且男的会打呼噜。王亮觉得自己找到了习题的答案,于是高高兴兴地回自己房间去了。

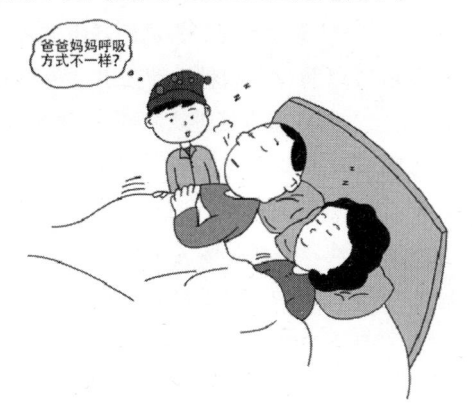

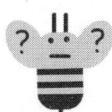

主人公的困惑

爸爸妈妈正好分别是男女两种性别,因此,从他们身上观察到的结果应该可以代表男女吧。以前上课的时候老师讲过,呼吸是通过呼吸道

83

和肺来完成的,而且肺长在胸腔里,所以呼吸的时候胸口会随着呼吸起伏。但我刚刚看见的是:妈妈呼吸的时候胸口会起伏、肚子没怎么动,但爸爸呼吸的时候是胸口没怎么动、肚子在明显起伏,难道男生胸腔里的肺不工作,又在肚子里多长了一个肺吗?还有,呼吸的时候,爸爸肚子每分钟起伏了14次,妈妈每分钟呼吸18次,两个人的呼吸速度也不同,而且男生比女生慢,是因为肺长在肚子里的缘故吗?老师讲过,肚子里有很多很多肠子,所以我们没吃东西饿了的时候肚子会咕噜咕噜叫。爸爸睡觉的时候打呼噜了,是因为他的肚子里那个肺在呼吸的缘故吗?但奶奶有时也打呼噜,那就不对了呀!哎呀,都把我弄糊涂了,待会等爸爸妈妈睡醒了,我去问问吧。

我们的应对

我们来看看王亮的观察结果和他的想法到底对不对呢?第一,正常情况下,人只有两个肺,均位于胸腔内,不会跑到肚子去。第二,男女呼吸的确有差别,主要表现为呼吸方式不同。常见的呼吸方式有两种:胸式呼吸和腹式呼吸。胸式呼吸以肋骨和胸骨活动为主。吸气时胸廓前后、左右径增大使胸腔扩大,空气因此能直接进入肺部,故表现为胸腔起伏而腹部保持平坦。腹式呼吸以膈肌运动为主,吸气时膈肌下降、胸廓的上下径增大使胸腔扩大的同时使腹部隆起,呼气时膈肌上抬使腹部下凹,故表现为腹部起伏。一般成年女性以胸式呼吸为主,婴儿及男性则多以腹式呼吸为主。第三,正常人平静状态下,呼吸快慢不受人的意志所控制,成人间呼吸频率没有男女差别。小儿呼吸频率比成人快,是由其解剖及生理特点决定的。第四,打呼噜也叫打鼾,1994年各国专家学者将其确定为"呼吸睡眠暂停综合征"。有人认为打呼噜是睡眠质量好、睡得香的表现,其实打鼾对人体危害极大。打呼噜是一种病症,发病的原因比较复杂,目前尚无证据说明其发病与遗传、性别有关。打呼噜使睡眠时呼吸反复暂停,造成人体大脑等重要器官严重缺氧,可诱发各种严重疾病。如果脑细胞持续缺氧4~6分钟,就会引起脑细胞的不可逆性死亡。

第三篇 呼吸——再平凡不过的气体交换站

各个击破

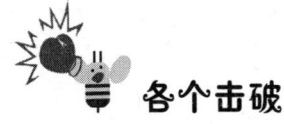

前面我们提到打呼噜的发病原因比较复杂,因此治疗也需针对病因进行,最好能到正规医院相应的专科治疗。一般情况下,我们还可以通过体育锻炼、采取侧卧睡姿、不乱服用镇静安眠药物等方式来预防打呼噜。由于肥胖的打鼾者比较多,因此减肥对他们来说也是一个有效的治疗手段。

当成年女性用胸式呼吸时,主要是上肺叶的肺泡在工作,其余中下肺的肺泡都在"休息"。如此长年累月地下去,肺由于缺少锻炼容易老化、弹性减退,进而呼吸功能变差。当人体无法获得充足氧气以满足各组织器官对氧的需求时,就会影响机体的新陈代谢,使抵抗力下降,人就容易患呼吸道疾病。因此,人人都有必要学会腹式呼吸,有效地增加身体的氧气供给,使我们的身体更健康。

如何训练腹式呼吸呢?气功、瑜伽都是不错的方式,当然也可以自己在家练习。练习时,可以选择立位、坐位或平卧位,下面以坐位为例进行说明。自然舒适地坐在椅子上,保持后背挺直,两手分别放在前胸和腹部。用鼻子缓慢吸气时,感觉气体将腹部的手慢慢向上抬起,而胸部的手原位不动;呼气时,腹肌尽量收缩,放在腹部的手会有下降感。每次做5~10分钟,逐渐养成平稳而缓慢的腹式呼吸习惯。需要注意的是,尽量用鼻而不用口。

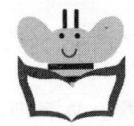

贴心话

肺活量是用于评估肺功能的指标之一。当人用力吸气直到不能再吸的时候为止;然后再用力呼气,一直呼到不能再呼的时候为止,这时呼出的气体量就称为肺活量。正常成人女性肺活量约2500~3500mL,男子约3500~4000mL。再次证明,腹式呼吸可以提供更充足的氧气。除了腹式呼吸,经常性地做一些扩胸、振臂等徒手操练习,踢足球、打篮球、练习长跑、潜水、游泳等很多运动方式都能提高肺活量。不管选择哪一种方法,持之以恒经常练习都会有效。

想唱好歌——学会腹式呼吸;
想当运动健将——学会腹式呼吸;
哮喘病——多练习腹式呼吸;
慢性气管炎——坚持练习腹式呼吸。

谜语

杨梅的呼吸。　　　　　　　　　　　——成语(扬眉吐气)
氮。　　　　　　　　　　　　　——一种疾病名(气管炎)

格言

吹呴呼吸,吐故纳新,熊经鸟申,为寿而已矣。　　——庄子
沉机日寂寥,葆素常呼吸。　　　　　　　　　　——温庭筠

动动脑

1. 什么叫肺活量?
2. 打呼噜对人有什么害处?
3. 为什么小儿呼吸频率比成人快?

三、跑步时为什么喘大气?

随着生活水平的提高,人们对身体健康也越来越重视。体育锻炼、养生已经成为普通大众耳熟能详的词汇。古语有云:饭后百步走,活到九十九。姑且不管其是否科学,至少从其中可以看出包含了运动、养生的理念,说明对运动的重视自古皆然。在运动时,比如,跑步过程中,我们身体将会产生很多变化,这些变化是好是坏,是如何发生的?怎样才能做到在轻松舒适的运动中达到强健体魄的目的,是值得我们思索的好问题。

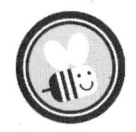

第三篇 呼吸——再平凡不过的气体交换站

卫生故事

跑步时气喘吁吁的方兰

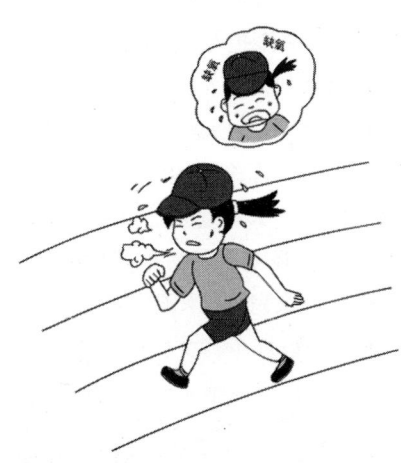

方兰,今年 11 岁,是一名小学五年级的学生。方兰长得很乖巧,又是家里唯一的小公主,于是望女成凤的父母为方兰安排了很多学习班。因此,方兰的课余时间被排得满满的:周一到周四分别学钢琴、小提琴、书法和英语,周末还得上奥数班。今天又是他们班上体育课的日子,方兰穿着新买的运动鞋,和同学们一起高高兴兴地来到运动场上。一上课,老师就宣布:"同学们,我们今天练习女生 800 米、男生 1000 米。下面先做准备活动。"老师话音刚落,同学们一片哗然,因为好多同学都怕这两个项目。原地准备活动做完了,老师一声哨响,同学们像离弦的箭一般冲了出去。方兰也跟在大队伍中向前跑着,刚开始大家都觉得比较轻松。一圈(400 米)之后,大部分同学的脚步明显慢下来。方兰也喘着粗气,努力提起发软的双脚坚持着。又跑了半圈,方兰感觉快接不上气了,也觉得她的肺似乎被压成了纸片,她一边拼命张大嘴巴吸气,一边提着像灌了铅的双腿向终点挪去。冲过终点后,满脸大汗的方兰觉得自己再也挪不开步子,和其他有的同学一样,一屁股坐在地上喘着粗气休息。

主人公的困惑

跑800米真累呀,差点没要了我的小命。跑到中途的时候,拼命张大嘴巴想多吸点氧气,怎么感觉反而是出气多进气少啊,不明白怎么回事。越是跑到后面,头也晕来眼也花,还心发慌腿发软,回想当时心跳得那个厉害,感觉都快跳出来似的。都跑完这么久了,到现在还没缓过来呢,真想在地上躺一躺。咦,那李明怎么回事啊,1000米不都跑完了吗,他咋还在往前慢跑呢,他怎么那么爱跑?嗯,他渐渐停下来然后慢慢走回来了。李明跑得比我远,怎么看起来还没我喘得厉害啊,因为他是男生,长得比我高比我壮吗?还是他经常锻炼的缘故。如果我也经常锻炼,应该也能像他一样轻松跑完800米吧?可是,课余时间都被排满了,啥时候有空锻炼啊,而且去锻炼了,就没时间上特长班了。哎,要等到什么时候,我才能像李明那么轻松地跑完800米呀?……

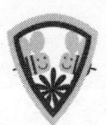

我们的应对

人体的内脏器官及四肢从相对静止状态到紧张活动,需要一个适应过程。相对静止状态与运动状态下,机体对氧的需求量(需氧量)是不同的。为了适应机体对需氧量的显著增加,血液、循环、呼吸系统就发生一系列变化以适应增高了的机体代谢的需要。运动状态下,运动强度不同,对需氧量也不尽相同。由于在跑步前的准备活动运动量通常不大,因此不会感到明显的不舒服。随着运动强度增加,机体需氧量也逐渐增加。此时,呼吸系统的适应变化就表现为呼吸加深加快,肺潮气量可以由安静时的500mL增加到2000mL,每分通气量可升达100L以上;呼吸频率也可上升至每分钟50次。中等强度的运动时,主要靠增加呼吸的深度来增加肺通气量。剧烈运动时,主要是靠改变呼吸频率来增加肺通气量,呼吸频率明显加快了,因此人就会觉得很喘。

当然,为了将吸入的氧气输送到需氧量显著增加的组织器官,心脏必须更加勤劳地工作,因此运动时心跳也会增快。但是,当呼吸、循环的适应性改变仍然不能提供机体增加的需氧量时,人就会出现一系列缺氧的表现,比如头昏眼花、心慌腿软,若心跳过快超过机体负荷时,甚至可能发生晕厥。由于运动过程中,氧气供应始终不足,即使运动已经停止,体内还处于"负债"的缺氧状态。因此,运动停止后我们还是会喘息直到体内氧浓度达到安静状态下需氧量。

各个击破

100米、800米、1000米,这些运动项目对坚持运动的人来说并不困难。其实它们也不如想象中那么可怕,只要掌握了运动技巧,适当锻炼,我们每个人都能轻松完成。

首先,运动前做好准备活动。准备活动可以在一定程度上预先动员人体内脏器官的机能,使内脏器官的活动一开始就达到较高水平,以预防运动损害;它也减轻开始运动时由于内脏器官的不适应所造成的不舒服感。准备活动的内容主要是一些全身性的练习,比如弯腰、踢腿等,时间以不超过10分钟为宜。

其次,跑步时要有意识地把步伐节奏与呼吸节奏协调起来。呼吸方式,一般来说都尽量采用鼻呼吸,尤其气温较低或顶风跑步的时候。当跑步时间较长或速度加快时,只用鼻呼吸既容易使呼吸肌疲劳,又不能满足机体需氧量,此时宜改用鼻吸、口呼的呼吸方式。在吸气和呼气时要做到慢、细、长,最好是口微张呼气,忌大口快速呼吸或者喘粗气。通常慢跑的呼吸节奏是每2~3步一呼,并保持呼吸均匀和深度一致,这样跑起来才会感到轻快。

再次,安排好跑步时间,只要适合自己晨练晚练都可以。一般来说,只要避开饭前半小时、饭后一小时以及睡觉前一小时内,其他任何时间都可以进行体育锻炼。但是,早晨不宜于空腹进行大运动量锻炼,避免发生低血糖。

最后,跑步也需要循序渐进,忌运动量一成不变。比如,一开始时间应该短一点,速度慢一点;身体适应一段时间后,再逐渐延长跑步时间、让速度更快一点。只要坚持锻炼,不但我们身体会变得更健康,通过体育考试也将不成问题。

贴心话

坚持跑步是好事情,但过程中有些小细节值得注意。忌在大雾天跑步,因为会吸入更多的有毒物质,对身体有害无益。跑步时应穿着轻便的服装,最好穿运动鞋,鞋带不宜系得太紧,不要穿硬底皮鞋、塑料鞋。尽量选择较松软的场地,不要在很坚硬的地面上跑步。跑步的姿势要科学合理,应足跟先着地,迅速过渡到脚掌,以利于做好缓冲动作,减少着地时的阻力。腿的后蹬要舒展,脚落地时利用好缓冲力量,这样跑起来使人感到两脚轻巧而富有弹性,还可以减轻脚的负担,既可持久又可避免运动损伤。

跑步时腿抽筋——保暖、牵引、按摩;

跑步时肚子疼——减速,调节呼吸节奏,加深呼吸同时用手按压;

小腿肌肉酸痛——正常现象,按摩、用热水烫脚可改善;

心脏病患者——不适宜跑步;

糖尿病患者——注射胰岛素后不宜跑步。

谜语

左一孔,右一孔,是香是臭它最懂。　　——打一感觉器官(鼻子)

新陈代谢。　　——打一成语(吐故纳新)

谚语

练出一身汗,小病不用看。

运动好比灵芝草,何必苦把仙方找。

铁不锻炼不成钢,人不运动不健康。

动动脑

1. 跑步时应该怎样调节呼吸?
2. 哪些群体不适宜跑步?
3. 跑步前有什么注意事项?

四、关于咳嗽、打喷嚏你知道多少?

咳嗽、打喷嚏在我们的生活中屡见不鲜,大多数人都没把它们当回事,总觉得最多也就是个伤风感冒。大多数人的看法是:人活在这世上,谁还没个头疼脑热的啊,没什么大不了的。殊不知,咳嗽可能只是个表面现象,隐藏在其背后的很多奥秘正等待着我们去挖掘。咳嗽可以是疾病的很多表现之一;也可以是唯一表现,就像咳嗽变异性哮喘。咳嗽变异性哮喘其本质就是哮喘,哮喘严重时可以导致死亡。因此可以设想一下,如果它被我们当成一般咳嗽忽略的话,可能只是一念之间,就会造成难以挽回的遗憾。

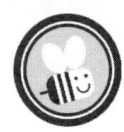

卫生故事

你们曾咳嗽、打喷嚏吗?

刘欢,今年8岁,上小学二年级。有一天,她的好朋友赵燕没来上学。听老师说,赵燕生病了所以在家休息。放学后,刘欢在回家前特地去看望赵燕。赵燕妈妈热情地把刘欢迎进了家门。只见赵燕坐在沙发上,手上拿了张餐巾纸,半眯着眼望着刘欢。刘欢觉得很奇怪,正要发问,只听见赵燕一个连着一个,连打了好几个喷嚏。赵燕用纸捂着鼻子,把刘欢拉到沙发坐下。刘欢趁机问道:"你到底哪儿生病呀?"赵燕妈妈接过话说:"她啊,从今天一起来就不停地打喷嚏,怎么都止不住。也带她去医院看过了,医生说可能是过敏性鼻炎。用了药,现在已经好多了。"原来如此,刘欢看到这种情况,放心地回家去了。回到家,妈妈正在做饭,而且做了刘欢最喜欢吃的辣子鸡丁。刘欢一打开厨房门,一阵呛人的香辣味扑鼻而来,她忍不住打了个喷嚏,紧接着听到妈妈不停地咳嗽。妈妈说:"这里面这么呛,你进来干什么呀,出去出去!"刘欢还没说话就被推了出来。刘欢觉得妈妈真辛苦,每天都在呛人的厨房为她准备一桌子好吃的。嗯,她决定了以后要更爱妈妈。

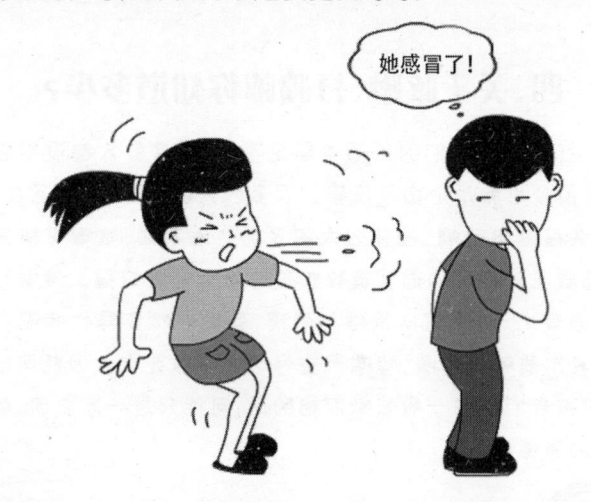

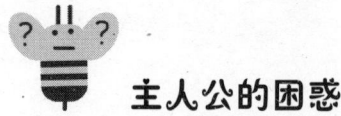

主人公的困惑

以前我打一个喷嚏,妈妈就说是姥姥在想我了。还有一次,妈妈说我是感冒了。今天看到赵燕才知道,原来患过敏性鼻炎的时候也会不停地打喷嚏呢。不知道什么是过敏性鼻炎,这次治好了以后还会得吗?对了,我刚刚也打了个喷嚏,难道我也过敏了,还是又感冒了吗?刚刚听到妈妈在厨房里咳嗽,记得上次我感冒的时候也咳嗽,喝了好多水,还休息了几天才好的。不知道妈妈是不是也感冒了呀,我得赶紧去看看妈妈现在好些没有,她想不想喝水。都是咳嗽,怎么知道是什么原因引起的呢?都是打喷嚏,怎么区别是姥姥想我了,是过敏了,还是感冒了?

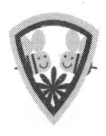

我们的应对

我们来看一下，什么是打喷嚏呢？打喷嚏是我们的鼻黏膜受刺激时，急剧吸气再快速地由鼻孔喷出并发出声音的现象，也是一种防御性反射动作。一次偶然的打喷嚏不必忧虑。作为感冒症状的打喷嚏会随感冒病愈而消失。然而，持久的打喷嚏或伴有其他过敏症状如流涕、鼻塞、咽痛或眼睛发痒、流泪，就有必要看医生。

咳嗽是当我们的喉部或气管黏膜受到刺激，迅速吸气，随即强烈地呼气时发生咳嗽动作和特别的声音。咳嗽是清除人体呼吸道内分泌物或异物的一种保护性呼吸反射动作，闻到刺激性气味或者喝水时水误呛入气管引起的短期咳嗽都是保护性咳嗽。刺激性咳嗽只要脱离了刺激环境就会停止，因此不必担心，一般情况下也无需治疗。引起咳嗽的原因也很多，比如，吸入花粉、吸入辛辣刺激性气体、气候变化、药物和感染等，我们一般人很难区别咳嗽的发病原因，如果是频繁或长期咳嗽，那么请及时到医院诊治。

各个击破

感冒可引起人们打喷嚏，吸入花粉、粉尘、尘螨或者食入鱼虾等会引发过敏的物质也是常见原因。过敏性鼻炎主要有四大症状：鼻痒、打喷嚏、流清涕和鼻塞，还常伴有眼睛发红发痒及流泪等。根据发病原因，过敏性鼻炎的治疗也有两个方面：一是避开过敏原；二是行免疫脱敏治疗。如果因为过敏原不明确而无法避开，过敏性鼻炎可以反复发作，它不具传染性。由于任何年龄均可患上过敏性鼻炎，其中儿童、老人和体弱多病者最常见。因此，提高自身抵抗力可以起到一定预防作用。

作为一种保护性反射，咳嗽有其有利的一面，但频繁、剧烈、长期咳嗽以至于影响休息、学习或工作时就需要治疗。咳嗽发病原因很多，最常见的是呼吸道疾病。虽然如此，咳嗽的治疗原则还是以针对病因治疗为主。了解咳嗽、痰液的性质可以为医生诊断提供依据。比如,咳嗽无痰或者痰量很少,称为干性咳嗽,多见于急性支气管炎、急性咽喉炎。咳嗽伴较多痰液称为湿性咳嗽,多见于慢性支气管炎、肺炎支气管扩张等。咯砖红色胶冻样痰主要见于克雷白杆菌肺炎,咯绿色脓痰见于绿脓杆菌肺炎。懂得了以上信息,及时到正规医院治疗,可以缩短治疗所需时间,促进早日康复。

虽说大多数人对咳嗽、打喷嚏都不陌生,但对它们的认识和了解尚不够深入。希望看过本书后,从现在开始,大家能对咳嗽和打喷嚏做到胸中有数。

贴心话

我们对咳嗽已经基本认识了,还需要与一种以咳嗽为主要表现的疾病——咳嗽变异性哮喘进行区分。咳嗽变异性哮喘是支气管哮喘(简称:哮喘)的一种特殊类型。哮喘是一种常见病、多发病,大家熟知而又非常喜爱的著名歌星邓丽君就是被哮喘夺去了生命。哮喘常常突然发病,若不及时、规范化治疗,可能致命。因此,一旦明确诊断哮喘,必须进行正规的治疗。

咳嗽——多喝水,深呼吸;

干性咳嗽——梨+冰糖+川贝,蒸着吃;

湿性咳嗽——生姜+红糖+大蒜,一起煮着吃。

谜语

平地一座山,望去看不见,手可摸到山顶,脚踏不到山边。

——打一感觉器官(鼻子)

谚语

关公打喷嚏——自我吹嘘。

香炉上打喷嚏——碰一鼻子灰。

动动脑

1. 什么是过敏?
2. 过敏性鼻炎有没有传染性?

五、吸烟是怎样侵蚀身体的?

据世界卫生组织调查,在工业发达国家,四分之一的癌症患者中吸烟的占90%;死于心肌梗塞者中吸烟的占25%。吸烟危害本人、他人的健康,而且还祸及子孙后代。有学者对孕妇的调查显示,其丈夫每天吸烟的数量与胎儿产前的死亡率和先天畸形儿的出生率成正比。父亲不吸烟的,子女先天畸形的比率为0.8%;父亲每天吸烟1~10支的其比率为1.4%;每天吸烟10支以上的比率为2.1%。孕妇本人吸烟数量的多少,也直接影响到婴儿出生前后的死亡率。

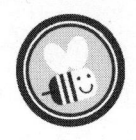

卫生故事

吸烟,明知不可为而为

马强,今年14岁,是一所中学初二的学生。马强每天上学的路上,都会路过一个小卖部,偶尔肚子饿了他会去买点零食吃。每次去的时候,他都会遇到有人去买烟。有一次,他就问老板:"您抽烟吗?抽烟到底是什么滋味呀?"老板回答说:"我不抽啊,你没看烟盒上写着'吸烟有害健康'嘛。"既然知道吸烟有害健康,怎么还有那么多人买烟、吸烟呢?他们不要命了吗?之后,马强就带着满脑子的疑问离开了。回到家,马强的爸爸正好在家呢。于是他问爸爸:"您知道为什么明知道吸烟有害健康,还有那么多人吸烟吗?"爸爸说:"我也不吸烟,所以不是很清楚。但听朋友们说,好像吸烟可以提神醒脑,困了累了抽一支烟,就会觉得又精神百倍了。虽然大家明白吸烟有害健康,但好多人就是戒不掉,屡屡戒烟,屡屡失败。你表哥吸烟,要不你问问他吧。"对啊,马强立马给表哥打电话了。听了马强的问题,表哥说;"以前吸烟是为了应酬没办法。后来知道了吸二手烟比一手烟危害还大,我干嘛让别人毒害我,还不如我自己吸呢。"事情真是这样的吗?

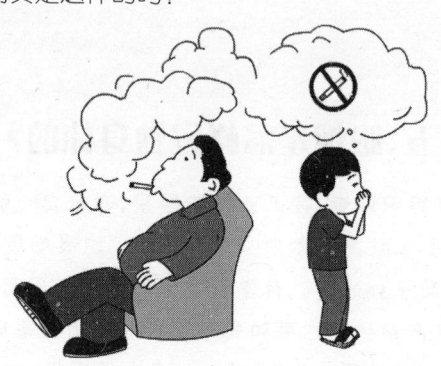

主人公的困惑

事情真的像表哥说的那样吗?上次来咱家的董叔叔,他肯定是个老烟民了,一进屋就能闻到满身的烟臭味,牙齿也被熏得黄黄的,感觉好不讲卫生哦。听说有的人可以一天一包,也就是20支,不知道是不是就会变成跟董叔叔一样了。烟到底是怎么危害我们的身体的呢?一手烟和二手烟,到底哪个对身体危害更大呢?记得老师曾经说过,吸烟和肺癌发生率密切相关,是说烟抽得越多,得肺癌的机会就越大吗?为什么有的人说,他抽了一辈子的烟,也健健康康的,不抽烟反而没精神。这些说法哪些是正确的,哪些是不对的呢?

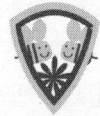

我们的应对

吸烟危害健康是众所周知的事实。不同的香烟点燃时所释放的化学物质有所不同,据研究有四千多种,但主要是焦油和一氧化碳、尼古丁

第三篇 呼吸——再平凡不过的气体交换站

等化学物质。因此,主要从这几个方面阐述吸烟对身体的危害。

尼古丁,学名烟碱,是一种生物碱。尼古丁毒性很强,而且通过口鼻支气管黏膜时很容易被机体吸收。只是由于烟点燃后大部分尼古丁散发在空气中,真正被吸入的量比较小,而且很快通过肾脏排出,出入不容易造成中毒。尼古丁会使人上瘾或产生依赖性,人们通常难以克制自己。尼古丁进入人体后,主要作用于中枢神经系统,会引起精神状况改变(如变得情绪稳定或精神兴奋)、心跳加快、血压上升、呼吸变快等。

一氧化碳,在香烟烟雾中的浓度约为万分之四,其与血液中血红蛋白的结合力比氧高约210倍,所以一氧化碳被吸入人体后,红细胞携带运输氧气的能力会降低,从而使体内缺氧,造成我们身体的代谢功能障碍。比如,缺氧引起周围血管及冠状动脉收缩和血流减慢,造成心肌缺氧,长期持续作用可诱发冠心病、心肌梗死。

焦油中含有大量的致癌和促癌物质,能直接刺激气管、支气管黏膜,使其分泌物增多、纤毛运动受抑制,造成气管支气管炎症。焦油被吸入肺后,释放大量的弹性蛋白酶、胶原酶等,使肺泡壁受损,失去弹性,膨胀、破裂,形成肺气肿。焦油黏附在咽、喉、气管、支气管黏膜表面,积存过多、时间过久可诱发细胞异常增生,形成癌症。吸烟者患肺癌的危险性是不吸烟者的13倍。此外,有研究显示吸烟与食道癌、胃癌、结肠癌、胰腺癌、肾癌和子宫颈癌的发生都有一定关系。(图3-3)

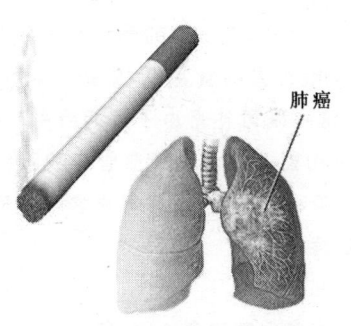

图3-3 肺癌

我们所说的吸二手烟是指不吸烟者吸了吸烟者吸烟时所造成的环境香烟烟雾,这对不吸烟者来说是一种被动的、不由自主的行为,因此也称为被动吸烟。专家指出,每日和吸烟者在一起呆上15分钟以上,吸"二手烟"的危害便等同于吸烟。

各个击破

"吸烟危害健康"已是家喻户晓。对青少年来说,吸烟危害性更大。据医学家研究表明,青少年正处在生长发育时期,各生理系统、器官都尚未成熟,其对外界环境的有害因素的抵抗力较成人为弱,易于吸收毒物损害身体的正常生长发育。一氧化碳与血液中的血红蛋白结合,造成体内缺氧。由于青少年大脑对氧的需要量大,对缺氧十分敏感,因此,吸多了烟就会感到精力不集中,甚至出现头痛、头昏现象。长此以往,思维变得迟钝,记忆力减退,必然使学生的学习成绩下降。

为了健康,我们提倡人人戒烟。戒烟的关键有三点:第一是改变认识,第二是决心,第三是恒心。戒烟永远不嫌晚。此外,贯彻执行禁烟制度,加强公共场所禁烟的力度,发动群众监督,尽量降低二手烟对我们身体的危害。

贴心话

吸烟使体内维生素A、B、C、E等的活性大大降低,因此,吸烟者宜经常多吃一些富含这些维生素的食物,如牛奶、胡萝卜、花生、玉米面、豆芽、白菜、植物油等,这样既可补充由于吸烟所引起的维生素缺乏,又可增强人体的自身免疫功能。吸烟也使血管中的胆固醇及脂肪沉积量加大,因此,吸烟者宜少吃动物内脏、蛋黄等富含胆固醇的食物。

吸烟者——宜坚持戒烟;

吸烟者——宜多喝茶;

吸烟者——宜多吃富含铁的食物,如猪肝、黑木耳、海带、山药;

吸烟者——宜多吃富含硒的食物,如海藻、虾类、坚果类(花生、瓜子)。

谜语

无烟日。　　　　　　　　　　　　——打一汉字（伙）
简装的少林牌香烟。　　　　　　　——打一中国省份（河南）

格言

最可怕的敌人，就是没有坚强的信念。　　　　　——罗曼·罗兰
意志坚强的人能把世界放在手中像泥块一样任意揉捏。　——歌德

动动脑

1. 吸烟为什么会上瘾？
2. 吸烟造成身体损害的主要物质是哪些？
3. 怎样才能成功戒烟？

第四篇
消化和吸收——食物在体内的遨游

吃饭是一件简单而寻常的事,可为什么"人食五谷杂粮"却会得百病呢?为什么吃同样的食物,有的人老是拉肚子,而有的人却总是大便不畅,甚至出血、做手术;人为什么会得胃病,疼痛得难受不已;有的人吃一点点也会发胖,而有的人却无论怎么吃也不会长胖,真让人羡慕不已……这到底是为什么呢?且听我细细道来!

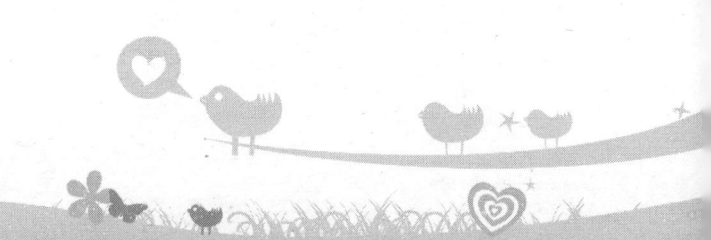

第四篇

幼儿园教育——有效地支持幼儿发展

一、吃进去的是食物，为什么拉出来的却是粪便？

在大家的感觉里，吃饭或进食是件美好的事情，排粪便似乎是一个不太文雅的议题，但不可否认的是，这却是我们每个人每天都会做的事情。不论你进食的是香喷喷的美食或是淡而无味的食物，最终都会以粪便的形式排出体外，那食物在我们体内是经过了怎样的旅程，最终变成粪便的呢？

其实食物在体内的旅程是从口腔开始的，食物以机械性消化（食物被磨碎）的形式在口腔内停留较短的时间后，经由食道进入胃，在胃里受到胃壁肌肉的机械性消化作用和胃液的化学性消化作用后，食物中的蛋白质被胃液中的胃蛋白酶（在胃酸参与下）初步分解，胃内容物变成粥样的食糜状态，少量多次地通过幽门向十二指肠推送。食糜由胃进入十二指肠后，开始了小肠内的消化，小肠是食物被消化、吸收的主要场所。食物在小肠内受到胰液、胆汁和小肠液的化学性消化作用以及小肠的机械性消化作用，各种营养成分逐渐被分解为简单的可吸收性小分子物质，被小肠绒毛吸收，消化过程基本完成，只留下难于消化的食物残渣。然后食物残渣进入大肠做最后分解，大肠除了在食物残渣中再吸收水分及矿物质外，最主要的工作是把无用的残渣变成粪便，由肛门排出体外。肛门连接着直肠，这是控制粪便排出的出口。当粪便到达直肠后，会引起收缩活动，肛门便会松弛，腹部一用力，粪便排出。食物在体内的旅程结束。

虽然不同的食物在所有人的体内都会经过上述的消化吸收过程，但为什么我们排出的粪便却不尽相同呢？

粪便背后隐藏的健康问题

食物经过以上消化吸收过程后形成粪便，经肠道排出体外。很多人会觉得粪便是垃圾、很恶心，其实如果观察我们所排出的粪便的性状、颜色、气味、次数、数量以及所含的混合物,可以了解到我们身体整个消化系统生理活动的情况,通过对粪便的肉眼观察可有助于消化系统疾病的诊断和治疗。例如,拉黑便的话,可能是肠胃出血;拉血便可能是肠息肉;如果大便总是有一固定的凹陷,那么可能是患了肠癌;如果大便呈陶土色,则提示胆管阻塞。那到底什么样的大便才是正常的,什么样的是异常的呢?种种异常背后又可能意味着什么呢?

卫生故事

拉肚子为什么要查恶心的粪便?

陈芳,13岁,初一,一上初中就开始上晚自习,晚自习后最喜欢的事情就是到学校门口的小摊上吃点麻辣串等小吃。这天,刚一下晚自习,她习惯性地走向小摊的时候发现多了一家烧烤摊,这也是她喜欢的食物,于是比平时多烤了几串烧烤边走边吃。回到家后,喝了点水,看了会书,洗漱完后就休息了!第二天早上父母去叫她起床时,发现她脸色惨白、额头滚烫,问她怎么回事的时候,她说在晚上半夜的时候开始肚子痛、恶心,一晚上已经上吐下泻两三次了,所以现在全身乏力,父母听后赶紧把她送到了医院。到了医院,医生让她将呕吐物和粪便用一个小盒子装起来后送去检查!查后,医生说她是得了痢疾,应该是吃了不干净的食物,引起的肠道感染症状。

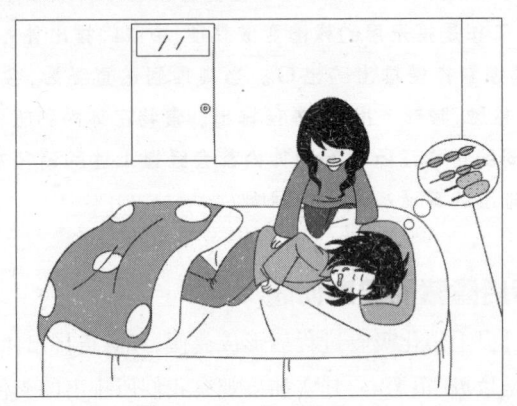

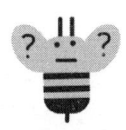

第四篇 消化和吸收——食物在体内的遨游

主人公的困惑

烧烤是经过了炭火烤制的食品,也算高温消毒了,但为什么吃了会拉肚子、恶心、呕吐呢?医生说是吃了不干净的东西,应该是指的烧烤上面的炭灰吧,看来这些东西以后不能再吃了!医生给我看病的时候,除了问我出现的症状外,还让爸爸妈妈把我吐的东西和粪便都装起来送去检验,这么恶心的东西,为什么还要进行检验呢?难道从粪便能看出我得了什么病?医生这个职业还真不好做,那么恶心的东西,他们都还得进行检验,真是不怕脏、不怕累的白衣天使啊!

我们的应对

很多青少年朋友都和陈芳一样喜欢吃小吃或路边摊,觉得非常美味,但是这些美食却往往没有它们看起来那么"善良",因为消毒不彻底、为了让食品鲜美使用多种不明调味剂、半生半熟等情况,往往会使这些"美食"中的病菌通过口腔进入我们的身体,我们体内拥有适合的温度、充足的水分和蛋白质等细菌喜欢的"食物",病菌在体内不断地繁殖,于是就会出现呕吐、腹泻等表征,这不正符合"病从口入"这个词的含义嘛!

肠道是健康的书信。这句话一点也没有错。或许告诉大家说,从大便可以窥出一个人的健康状态,相信朋友们会觉得有些恶心:"噢,天啊,研究大便。"但确实如此,大便的颜色、量、气味、形状等都与人体的健康状态息息相关。

医生之所以要检查我们的呕吐物和粪便,是为了通过对粪便颜色、性状、气味等的观察,通过检测粪便确定我们感染的病菌类型,从而对症下药!

各个击破

通过观察我们的粪便,辅以一定的知识,我们可以提前明白身体所发出的信号,尽早发现疾病或采取保健措施,维护身体健康!

1.粪便颜色背后隐藏的问题

(1)灰白色:假如大便是白色或灰白色,说明胆汁的排除受到阻碍,提示胆道梗阻,有胆结石、胆道肿瘤或胰头癌的可能。此外,灰白色粪便还可见于钡餐造影后,这并非疾病所致,属正常现象。白色淘米水样即粪便呈米泔水样无粪质的白色混浊液体,量多,常见于霍乱。白色油脂状量多,并有恶臭,常见于胰源性腹泻或吸收不良综合征。白色黏液状提示可能为慢性肠炎、肠息肉或肿瘤。

(2)深黄色:多见于溶血性黄疸,即红细胞大批破坏所发生的黄疸。常伴有溶血性贫血,可由红细胞先天性缺陷、溶血性细菌感染、配错血型的输血、某些化学药品或毒素的中毒、各种免疫反应(包括自体免疫)等引起。绿色呈水样或糊状,有酸臭味、多泡沫,多见于消化不良、肠道功能失调等疾病。若绿便中混有脓液,则可能是急性肠炎或菌痢。腹部大手术后或长时间使用抗生素的病人,突然出现带腥臭味的绿色水样大便,并有灰白色片状半透明蛋清样伪膜,提示可能是金黄色葡萄球菌肠炎。此外,吃了大量含叶绿素的食物,或肠内酸度性过高,也会使粪便变成绿色。

(3)黑色:假如没有吃猪血,又没有吃可使大便变黑的药物,大便呈黑色,一般属于上消化道出血。胃、十二指肠出血时,血液在几米长的肠道内发生各种化学变化,渐渐变黑。在上消化道出血的患者中,因溃疡病出血的约占一半,其中大部分是十二指肠溃疡出血。除溃疡病之外,胃炎、肝硬化和食管或胃底静脉曲张破裂、胃癌,也是引起上消化道出血的常见原因。黑色大便因黑如马路上的柏油色,又称柏油样便,是常见的一种消化道出血大便。包括十二指肠溃疡、胃溃疡、胃窦炎、胃粘膜脱垂、肝硬化合并食道胃底静脉曲张破裂出血等。

(4)淡红色:像洗肉水样大便,这种大便最多见于夏季因食了某些被嗜盐菌污染的腌制品。常见的有沙门菌感染引起的腹泻。

(5)鲜红色:常见于下消化道出血。大便表面覆有鲜血,量少,并伴有排便时疼痛,便后疼痛消失,是为肛裂;若血色鲜红,量多少不一或呈血块,附在粪便外层,与粪便不相混,可用水将血液或血块冲走的,有内痔出血的可能。痔出血的另一个特色是,常在便后滴出或射出少量鲜血,稍后自行停止;若血色鲜红并与粪便混在一起,提示可能为肠息肉或直肠癌、结肠癌所致,直肠癌的血便中常混有糜烂组织。结肠癌的血便特色为鲜血,量少,伴有大批黏液或脓液。

(6)暗红色:因血液和粪便匀称地混合呈暗红色,又称为果酱色。常见于阿米巴痢疾,结肠息肉和结肠肿瘤。此外,某些免疫性疾病,如血小板减少性紫癜、再生障碍性贫血、白血病等,由于凝血机制障碍,亦可导致便血,且常伴有皮肤或器官出血现象。另一种情况是正常人进食过量的咖啡、巧克力、可可、樱桃、桑果等也可出现暗红色的大便。

2.粪便形状背后隐藏的问题

粪便的坚度有硬、软、稀及水样四种,形状有成形和不成形等区别,正常人粪便柔软,成形,当肠道出现问题时,我们可以从粪便的形状上发现其背后隐藏的问题:

(1)当消化吸收不良或患急性肠炎时,因肠蠕动增快,肠吸收减少,排便次数可增多;

(2)大便干硬是因为食物残渣在大肠内停留时间过长,水分都被吸收了;

(3)腹泻者排出的烂便,是由于肠蠕动过快,来不及吸取食物残渣中的水分导致的;

(4)柱状便见于习惯性便秘,羊粪粒状见于痉挛性便秘;

(5)扁形带状便可能由于肛门狭窄或肛门直肠四周有肿瘤挤压所致;

(6)糊状便见于过量饮食后及其余消化不良症;

(7)液状便见于食物中毒性腹泻及其余急性肠炎;

(8)脓血便见于细菌性痢疾,粘冻便见于慢性结肠炎或慢性菌痢。

(9)有时大便不一定呈圆柱形,这是因为大肠内的一段结肠带有皱褶,大便通过这些地方便会稍微变形,这是正常的。但是,假如大便总是固定在某处有凹陷,那就有可能是肠腔有肿瘤。(图4-1)

UNCO TYPE
将便便细分为六种。
再加上完美的"卷便",
一共有七种。

PREMINM TYPE
C型

WATER UNCO TYPE
水液型

BANANA UNCO TYPE
香蕉型

CYCLE UNCO TYPE
软硬掺杂型

THIN UNCO TYPE
细长型

SOLID UNCO TYPE
硬邦邦型

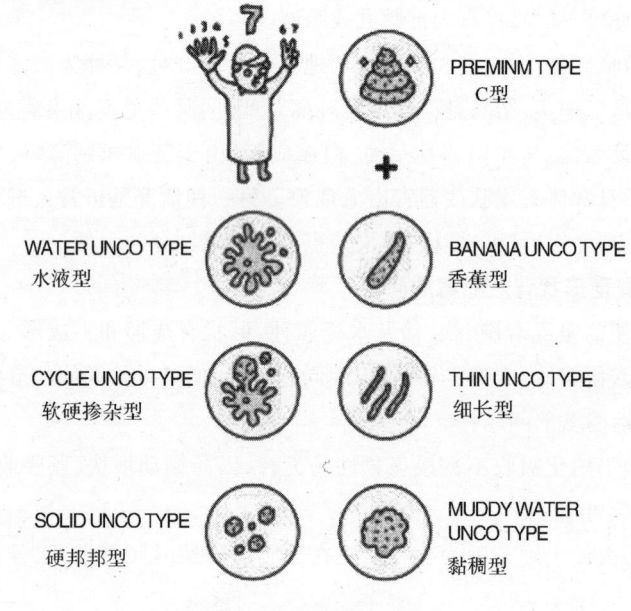

MUDDY WATER UNCO TYPE
黏稠型

图4-1 粪便基本形状

3.粪便气味背后的疾病

大便气味的主要成分,是吲哚(Indole)、粪臭素、硫化氢、胺、乙酸、丁酸等。其中会产生类似粪便恶臭的是吲哚、粪臭素。这是蛋白质被肠内细菌分解所形成的物质。换句话说,如果在饮食方面偏向欧美式,而摄取大量的高蛋白质时,大便就会变得很臭。因此,大便臭是肠内环境恶化的最佳证据。

大便有时还会发出奇怪的气味,尤其需要注意由腹泻便所产生的特殊气味:

(1)如果大便发出一股刺鼻的酸味,可能是肠内异常发酵(即所谓发酵性消化不良)引起的,此时,拉出的腹泻便呈黄色。所以,颜色和气味都必须仔细地观察。

(2)如果拉出的腹泻便有一股烧焦味,有可能是小肠机能减退所引起的消化不良。

(3)带有腥味的焦油状大便,表示消化系统有出血的情况,而且出血量相当多。

(4)如果从水状、泥状的腹泻便中,产生肉或鱼的腐臭味,可能是大量的血液或黏液被分解而排出肠外的缘故。

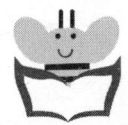

贴心话

食物纤维摄取量越多,排便量就越多

以饮食正常的亚洲人来说,一天的排便量大约是125~180克。如果食物纤维摄取特别多,则大约增加至200~300克。100克粪便的重量就相当于长约15厘米、像香蕉一样粗的大便,以亚洲人的情况来讲,一天所排泄的大便是一根半到二根,多的人则是三根左右。在日常的饮食中,如果摄取的食物纤维较少,大便就会减少。所以,欧美人的排便量,当然比亚洲人少。据说欧美人一天仅拉60~90克的大便,分量是亚洲人的1/3到1/2。与欧美人相反,生活在巴布亚新几内亚山地的高地民族,他们一天的排便量,竟然将近一公斤!经过调查发现,原来他们的主食是地瓜、芋头、山芋等地下根茎类,一天吃两餐,加起来有一公斤以上,可以说是大量地摄取了食物纤维;除了地下根茎类,还吃了不少小黄瓜或洋葱等蔬菜。难怪他们能"成功"排出如此巨量的粪便!

开心一刻

擦屁股

一只鸽子从天空飞过,落下一堆屎,刚好掉到爸爸的衣服上。

爸爸:儿子,快,快拿张纸来!

儿子:啊,它飞得那么高,我怎么给它擦屁股啊!

爸爸:!!!

格言

长期的心灰意懒以及烦恼足以致人于贫病枯萎。　　——布朗

动动脑

1. 什么样的粪便才算是正常的呢?
2. 出现暗红色血便意味着什么?

二、不规律饮食、长期不吃早饭是否真的会引发胃病?

卫生故事

早餐吃还是不吃?

陈鹏,17岁,高中三年级学生。作为一名高中生,由于升学压力等原因,陈鹏恨不得把所有的时间都用在学习上,在学校的时候,他每天早早地起床,来到教室开始看书、泡杯咖啡、做练习,有时边看书边吃个馒头,有时又忘记了吃,等馒头冷了、硬了或肚子饿疼了,才突然想起,可这个时候已经快中午放学了,于是想中午的时候多吃点就行了,所以每次

第四篇　消化和吸收——食物在体内的遨游

中午的时候,陈鹏都吃得很多,也吃得很快,想赶紧吃完回去继续学习。晚餐的时候,因为中午吃得多,不怎么饿,所以他一般都是吃碗面条,然后继续回去上自习。后来,慢慢地,陈鹏开始不吃早餐了,因为一方面肚子也不饿,另一方面,可以节约点时间看书,同时,他认为要保证每天的营养的话,中午的时候多吃点就可以了!而且中午多吃了之后,晚上如果不饿的话,还可以不吃或少吃点,也避免了把时间花在吃饭这样"无聊"的事情上。

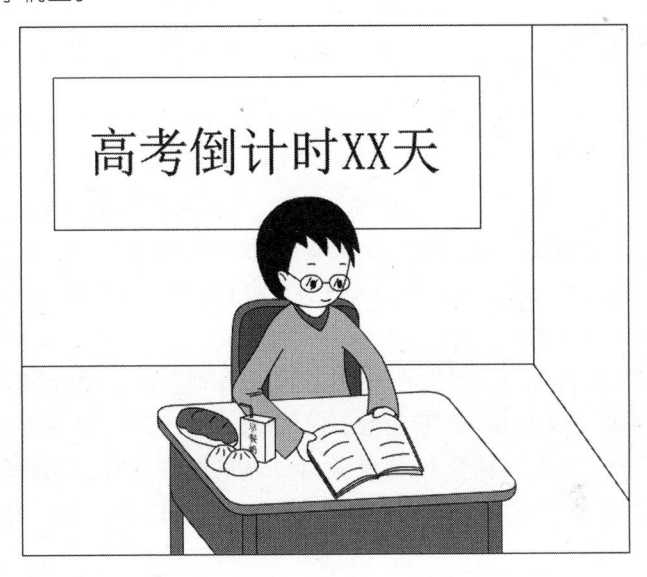

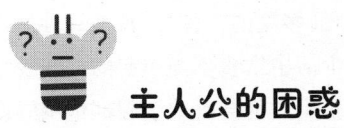

主人公的困惑

刚开始的一段时间,我觉得我这么做挺好的,既抓紧时间学习了,也保证了每天的营养,秉承了"午吃饱、晚吃少"这句俗语中的道理。可几个月下来,我发现我早晨不知道饿了,但是每次到了上完一、二节课后,我的胃却饿得发疼,开始的时候我还能忍,后来就越来越疼,有时都能疼出汗来,也无法集中精力学习了。我想肯定是胃里面没东西才疼的,于是每次在疼的时候我就吃点饼干或喝点牛奶,虽然有所缓解,但似乎还是很疼,有时还打嗝,从肚子里冒出一股气一样,并且以前中午都能吃很多,现在稍微多吃点,就觉得很胀,是不是因为我的胃被我饿小了?还是我得了胃病了?估计是和我不吃早餐有关系。有次我实在疼得不行了,周末到医院看病,医生给我做了胃镜,然后说我得了浅表性胃炎。我在电视广告上看到过"胃溃疡"、"胃下垂"等疾病名词,它是不是也是胃病啊,到底哪些病属于胃病呢?

我们的应对

"早吃好、午吃饱、晚吃少"这句俗语人人知晓,这句俗语已经告诉我们,早餐对我们一天的工作、学习、生活的重要性,但在现实生活中却往往有很大部分人为了多睡会觉或多学习,也不愿花几分钟的时间吃早餐,认为早餐并不重要,甚至有的人认为吃早餐会发胖。而正是因为这些对早餐的误区理解,导致很多人因为长期不吃早餐而对身体造成很大的伤害,比如陈鹏的浅表性胃炎!

胃病,实际上是许多病的统称。它们有相似的症状,如上腹胃脘部不适、疼痛、饭后饱胀、嗳气、返酸,甚至恶心、呕吐等等。临床上常见的胃病有急性胃炎、慢性胃炎、胃溃疡、十二指肠溃疡、胃十二指肠复合溃疡、胃息肉、胃结石、胃的良恶性肿瘤,还有胃粘膜脱垂症、急性胃扩张、幽门梗阻等。

陈鹏的浅表性胃炎是慢性胃炎中最多见的一种类型,是一种慢性胃粘膜浅表性炎症,很多患者都是由于生活中饮食不当引起的。浅表性胃炎因伴有高酸和胃蠕动频繁,所以很多病人都会有中上腹部饱闷感或疼痛、食欲减退、恶心、呕吐、反酸、烧心、腹胀等症状。其形成的主要原因有:吸烟、无规律饮食习惯、长期食用刺激性食物、挑食等。

陈鹏发生浅表性胃炎的原因主要是无规律的饮食习惯和长期食用刺激性食物。他因为学习过于繁忙而吃无定时,而胃却是到特定时候就会条件反射性地分泌胃酸,如果这时没有食物供这些胃酸来消化,胃酸就会直接刺激胃粘膜,久而久之,就会灼伤胃粘膜,胃炎也随之而来。另

第四篇　消化和吸收——食物在体内的遨游

外,为了提神,他长期食用咖啡类的刺激性食物,这些食品会直接作用于幽门括约肌,引起幽门关闭功能不良,导致胆汁反流,从而破坏胃粘膜保护屏障而发生胃炎。

各个击破

由于饮食不规律、生活不合理、繁忙的工作等原因,胃肠疾病的发病率越来越高。得了胃肠疾病给人们的生活和工作造成了极大的影响,同时也严重地危害了人们的胃肠健康。因此,对于胃肠疾病重点在于预防护理。

(1)患胃病的人应该戒烟、酒、咖啡、浓茶、碳酸性饮品(汽水)、酸辣等刺激性食物,这些都是最伤胃的。胃的脾性喜燥恶寒(过冷过热都是刺激因素),因而冷饮也必须要戒,食物以热为好,这对于任何人都是一个考验,特别是酷暑时节。有两种饮料应该多喝,一是牛奶,二是热水。牛奶可以形成一层胃的保护膜,每天早上起床后先喝一杯牛奶,再吃东西,是再好不过的。多喝水,特别是热水,因为人在大部分情况下会把缺水误认为是饥饿。

(2)非急性情况下,不提倡吃药,因为长期吃药都有副作用,而胃病是一种慢性病,不可能在短期内治愈。如果需要,提倡去看中医,中医的良方对于养胃特别有效。

(3)有胃病的人饭后半小时内不宜运动,最好休息一下等胃部的食物消化得差不多了再开始工作,或者慢步行走,也对消化比较好,总之,餐后不宜工作。

(4)胃消化功能不好的人,症状是吃一点点就会饱,稍微多吃一点就会胃胀,特别在晚上多吃的话,还会因为胃部滞胀而影响入睡。硬的、纤维类的东西不好消化。因而建议少吃多餐,如果还没到正餐时间,可以补充一些食物,但不宜过多,一定要记住这不是正餐。食物以软、松为主,一些比较韧性、爽口的东西不宜多吃,因为这些东西最难消化。汤最好饭前喝,饭后喝也会增加消化困难。入睡前两三个小时都最好不要吃

113

东西,否则容易影响入睡,如果觉得肚子空可以多喝水。

(5)饮食规律化。有人在饮食上不能控制自己,遇到好吃的就猛吃一顿,不合口味的就饿一顿,这样就易造成胃的蠕动功能紊乱,进而使迷走神经和胃壁内的神经丛功能亢进,促进胃液的分泌,久而久之就会出现胃炎或消化性溃疡。因此,饮食应该定时定量,千万不要暴饮暴食。

贴心话

饭前洗手,饭后漱口;预防肠胃病,饮食要干净;吃了省钱瓜,害了绞肠痧。

少吃多滋味,多吃坏肚皮;贪吃贪睡,添病减岁;饭吃八成饱,到老肠胃好。

早饭好,午饭饱,晚饭少;饥不暴食、渴不狂饮;人愿长寿安,要减夜来餐。

谜语

广寒宫上度重阳。　　　　　　　　　　　——打一个字(胃)

格言

有规律的生活原是健康与长寿的秘诀。　　　　——巴尔扎克

健全自己的身体,保持合理的规律生活,这是自我修养的物质基础。　　　　　　　　　　　　　　　　　　　　——周恩来

动动脑

1.为了赶时间或多睡会懒觉,不吃早饭的行为健康吗?为什么?
2.我们应该如何预防胃病?

三、便秘是否干扰到你的日常生活?

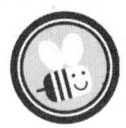

卫生故事

因为便秘而痛苦的陈成

陈成,16岁,男,现为高中二年级学生,和很多四川重庆人一样非常喜爱麻辣鲜香的食物,家里的饮食也是以麻辣爽口的烧菜为主。面对肉类的诱惑,他似乎没有太大的抵抗力,盐分重而麻辣的烧烤更是他的最爱!虽然他每次在饱食他喜爱的美食时幸福无比,但每次上厕所时,一蹲就半小时甚至一小时的他又是无比的痛苦!年仅16岁的他,已经经历过两次痔疮、一次肛瘘手术的治疗,手术后,医生叮嘱他要清淡饮食,他也注意不吃麻辣、油炸等食物,但他发现即使清淡饮食了,便秘的问题似乎依然存在,很多时候,他一看到厕所就会纠结得难受,想去但又怕去的感觉真的让他无所适从,便秘和痔疮依然是他纠结痛苦的事情!

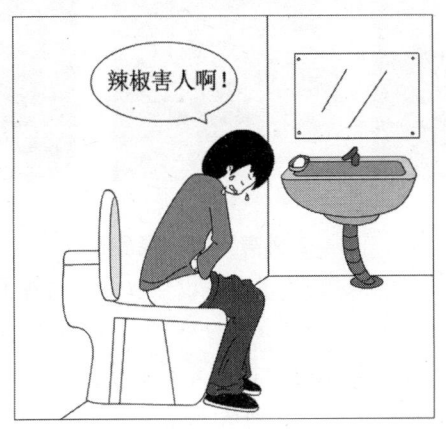

青少年生理卫生知识

主人公的困惑

我手术后已经听医生的话开始清淡饮食了,可为什么我还是便秘呢?其实在实际生活中,我看到很多同学反倒是因为吃辣了或吃油腻了会出现拉肚子的情况,那我就开始又试着吃辣的和油腻的,结果发现依然不拉,每次去厕所蹲得腿都麻了,也拉不出来!好不容易硬拉出来的时候,肛门上的痔疮又会复发,出现很多的血,好吓人的!像我这样的情况,到底应该怎么办呢?

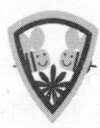

我们的应对

痔疮是人体直肠末端黏膜下和肛管皮肤下静脉丛发生扩张和屈曲所形成的柔软静脉团,常分为外痔、内痔和混合痔三种(图4-2)。多见于经常站立者和久坐者。当排便时持续用力,造成此处静脉内压力反复升高,静脉就会扩张。妇女在妊娠期,由于盆腔静脉受压迫,妨碍静脉回流常会发生痔疮,许多肥胖的人也会罹患痔疮。如果患有痔疮,肛门内肿大扭曲的静脉壁就会变得很薄,因此排便时极易破裂。

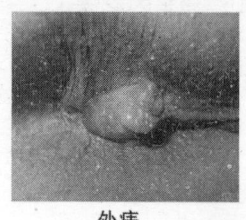

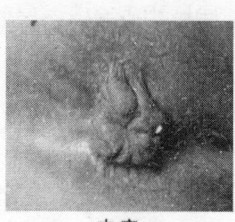

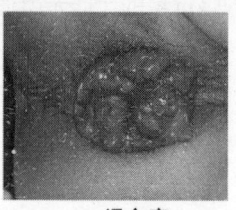

外痔　　　　　内痔　　　　　混合痔

图4-2 外痔、内痔和混合痔

另外,针对陈成的问题,手术后可以从以下方面着手避免痔疮的复发:

(1)保证摄入充足的水分。摄入充足的水分能达到软化粪便的目的,有较好的预防便秘的效果。每天要保证1000mL的饮水量。每天早晨饮用温开水,能刺激胃、结肠反射而达到促进排便的目的,但需注意根据季节适当调节水的温度。

(2)摄取足量的食物纤维。饮食中应含有足量的纤维素,维持成人正常排便的食物纤维摄取量为每日20g。纤维素有亲水性,能吸收水分,使食物残渣膨胀易推进;残渣能刺激肠蠕动,利于激发便意和排便反射。另外,摄入香蕉、食物纤维饮料、水果、蔬菜或笋类、麦片、麸皮等多纤维食物均有促进排便的作用。

发生痔疮的原因很多,其中一个很重要的原因就是习惯性便秘或长期便秘,便秘时会由于排便过于用力而使肛管黏膜向外凸出,静脉回流不畅,久而久之形成痔疮;粪便划破肛管,形成溃疡与创口,就会形成肛裂。因此预防便秘非常重要!

各个击破

便秘是指排便次数减少,每两至三天或更长时间排便一次,无规律性,粪质干硬,常有排便困难感。

形成便秘的原因有很多,有的与饮食有关,有的与运动有关,有的与人体肠道疾病有关。便秘的形成与饮食的结构或偏食有密切关系。

1.粮食加工过细

粗粮进食太少会造成肠道内食物纤维残渣较少,粪便减少,肠道有效刺激太少,肠蠕动减缓,粪便在肠道停留时间太长,水分被肠道过度吸收,而致大便干燥、秘结。

2.摄食蔬菜水果等偏少

蔬菜、水果等富含食物纤维、维生素、矿物质的食品摄食不足,使体内缺乏这些必要的营养物质,使大肠缺乏有效的蠕动,也会形成便秘。

3.嗜食辛辣食物

辣椒、葱、蒜等辛辣食物有火伤津液的副作用,易使肠道内津液缺乏而便秘、生痔疮。

4.经常饮酒

饮酒也能助火伤津,导致便秘。

5.饮水过少

肠道水分缺乏,也会导致便秘。

长期便秘者,除了引起便秘的原发疾病的各种临床表现外,便秘本身还可以引起全身或局部症状。由于粪块长时间停留于肠道内可引起腹胀及下腹疼痛,还可引起异常发酵、腐败,并产生大量对人体有害的毒素,从而引起头疼、头晕、食欲不振、口苦、烦躁不安、乏力等。若肠内毒素不排出还会引发肠癌等病变。

(1)肛肠疾患:排便困难,粪便干燥,可直接引起结肠炎、肛裂、痔等。

(2)胃肠神经功能紊乱:粪便潴留,有害物质被吸收可引起胃肠神经功能紊乱,进而导致食欲不振、腹部胀满、嗳气、口苦、肛门排气多等表现。

(3)形成粪便溃疡:较硬的粪块压迫肠腔使肠腔狭窄及盆腔周围结构阻碍结肠扩张,使直肠或结肠受压而形成粪便溃疡,严重者可引起肠穿孔。

(4)患结肠癌:可能是因便秘而使肠内致癌物长时间不能排除所致,严重便秘者约10%患结肠癌。

(5)诱发心脑血管疾病:如诱发心绞痛、心肌梗塞、脑出血、中风猝死等。

(6)影响大脑功能:便秘时消化产物久置于消化道,产生大量的有害物质,如甲烷、酚、氨等,进入中枢神经系统,可干扰大脑功能,出现记忆力下降,注意力分散,思维迟钝等。

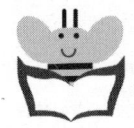

贴心话

要想远离便秘,请同学们牢记以下"口诀"。

一是"水":坚持饮用当天烧开后自然冷却的温开水,每天至少要喝8~10杯,或喝决明子茶、绿茶,并坚持每晚睡前、夜半醒时和晨起后各饮一杯白开水。既起到了"内洗涤""稀血液"的作用,又刺激了胃肠道,利于软化粪便通大便。

二是"软":长期便秘,胃肠道功能随之降低,需饮食熟软的食物,这样有利于脾胃消化吸收及肠道排泄。

三是"粗":常吃富含膳食纤维的食物,如全谷(粗粮)食品、薯类、青菜、白萝卜、芹菜、丝瓜、菠菜、海带、西红柿、苹果、香蕉、梨等,每天可适当选择其中几种食物搭配食用,以刺激肠道蠕动,加快粪便排出。

四是"排":定时(早晨)排便,不拖延时间,使肠中常清。大便后用温水清洗肛门及会阴部,保持清洁。

五是"动":适度运动,每天早晚慢跑、散步,促进胃肠道蠕动。另外,早晚各做一次腹式呼吸,时间为15分钟,使小腹、腰背部有发热的感觉。随着腹肌的起伏运动,胃和肠的活动量增大,消化功能也得到了增强,对糟粕的排斥更加彻底。

六是"揉":每天早晚及午睡后以两手相叠揉腹,以肚脐为中心,顺时针揉100次。可促进腹腔血液循环,助消化、通肠胃,从而促使大便顺畅排泄。

谜语

清辉初起半遮杨。　　　　　　　　　　　——打一字(肠)

格言

以自然之道,养自然之生,不自戕贼夭阏,而尽其天年,比自古圣智之所同也。　　　　　　　　　　　　　　　　——欧阳修

动动脑

1.你有什么好方法预防便秘吗?

2.便秘会给身体带来哪些危害?

四、为什么有些人吃了很多,却不长胖?

卫生故事

为什么她大吃大喝都不发胖?

王娟,14岁,初中二年级学生,正处于青春期的她开始越来越关注自己的身材和容貌,爱打扮了,也变得爱照镜子了,但是每次照镜子,她都会很不满自己有点微胖的身材,为了让自己更漂亮,她也常常采用报纸杂志上所推荐的减肥方法进行减肥,比如什么七日瘦身汤、苹果三日减肥法等,这些方法往往在使用的时候是能让自己瘦下去的,可一旦恢复正常饮食,那些瘦下去的脂肪又会反弹回来,这让她难受不已!更让她觉得不公平的是,她的好朋友李萍却是一个"超级食客",每顿饭都能吃很多,却从来都吃不胖,依然保持那么苗条的身材!刚开始,她以为李萍是不是有什么"特效"减肥法,结果她发现原来李萍本就是吃不胖的体质!

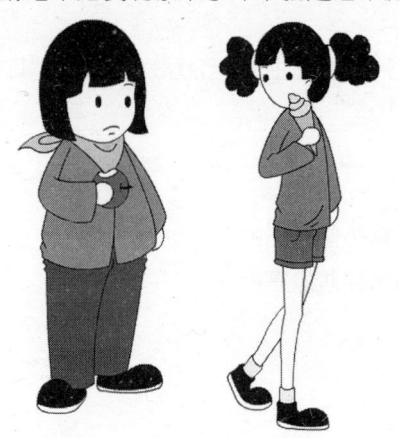

第四篇　消化和吸收——食物在体内的遨游

主人公的困惑

为什么李萍怎么吃都吃不胖啊？她吃的东西经常比我正常吃的东西多三分之一呢，而且说那种什么油炸食品、奶油蛋糕吃了要长胖，她照吃不误，但却依然不长胖！甚至有段时间她为了要增肥，每顿吃很多东西，每天睡觉前还吃东西，体重却依然保持不动！上天怎么这么不公平啊，怎么她大吃大喝都没有长胖，而我却整日谨小慎微进食，腰腹却明显见长啊？她的体质和我的体质有什么区别吗？我看我俩皮肤、身高、年龄什么都差不多，怎么会有这么大区别呢？（图4-3）

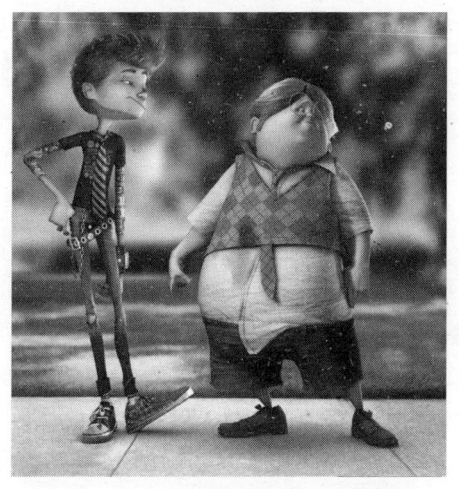

图4-3　长不胖的瘦子和瘦不了的胖子

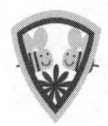

我们的应对

在生活中我们可以发现很多人都有与王娟一样的困惑，有些女生是光吃不胖的，吃得多，尤其多肉类，运动也不见得比别人多，可就是不发胖。而有些人刚好相反，吃得很少，已经很注意控制饮食了，可还是会胖。为什么呢？

121

原因就要从能量消耗上找了，因为我们的体重和脂肪实际上反映了能量摄入（食物）和能量消耗（活动和基础代谢）之间的平衡。假如吃的食物多，但同时能量消耗也较大的话，人是不会长脂肪的。人们经常错误地把运功、劳动、锻炼、工作这些看得见的形式等同于能量消耗的全部，其实，人体还有更主要、更大量的能量消耗形式是我们看不见的——基础代谢。基础代谢是指每个人用以维持心跳、循环、呼吸和体温等生命活动所消耗的能量，其量甚巨。

李萍之所以吃不胖，主要原因就是她的基础代谢比较高，虽然她进食比较多，但是她能量消耗大，所以进食的能量很快就被消耗、代谢了，没有多余的能量储存变成脂肪，当然就不会长胖了！另外，遗传、吸收不好等原因，都可能会导致人摄取再多食物也不长胖！比如，你的父母比较瘦，属于吃多少都长不胖的人的话，你也有80%左右的概率属于这种体质的人！

各个击破

看到这里，可能很多同学开始羡慕这样的体质了，既能满足食欲，还能保持健康苗条的身材！但世界上没有绝对的事情，所以你看到的长不胖的人之所以长不胖，是因为能量无法储存，以消耗、代谢等形式没有存留在体内，但如果这类人摄取的能量高于她体内的消耗量，就有可能出现能量的储存，转化为脂肪，从而发胖！比如，人的基础代谢会随着人的年龄变化而发生变化，人在25岁以前的基础代谢水平比较高，所以一般很难发胖，但如果35岁以后，因为基础代谢水平的下降，依靠体内代谢消耗的能量降低，如果不采用外部的锻炼或控制饮食等方式消耗多余的能量或减少能量摄入的话，他们依然是会发胖的！

所以，要想不长胖，靠羡慕别人的特殊体质是不行的，我们可以通过加强锻炼、注意饮食规律、不过量摄取高热量食物等方式，依然可以保持健康苗条的身材。

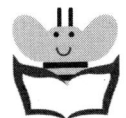

贴心话

BMI体重指数计算法

世界卫生组织（WHO）公布的BMI计算公式为：

BMI=体重（千克）/身高（米）$_2$

BMI<18.5 为消瘦；

BMI 在 18.5~24.9 之间为正常；

BMI≥25 为超重；

BMI 在 25~29.9 之间为 1 级肥胖；

BMI 在 30~34.9 之间为 2 级肥胖；

BMI 在 35~39.9 之间为 3 级肥胖；

BMI>40 为 4 级肥胖。

（该分级为 1997 年 WHO 标准，不太适合亚洲人）

谜语

那结巴被打肿了脸。　　　　——打一句话（一口吃成个胖子）

格言

大夫不能治病，只能帮助有理性的人避免得到病而已。人们倘若正规地生活，正当地饮食，就不会有病。　　　　——萧伯纳

动动脑

1.你周围有吃不胖的人吗？思考一下，他们长不胖的原因是什么呢？

2.用上面"BIM体重指数计算法"算算你自己和家人的体重指数。

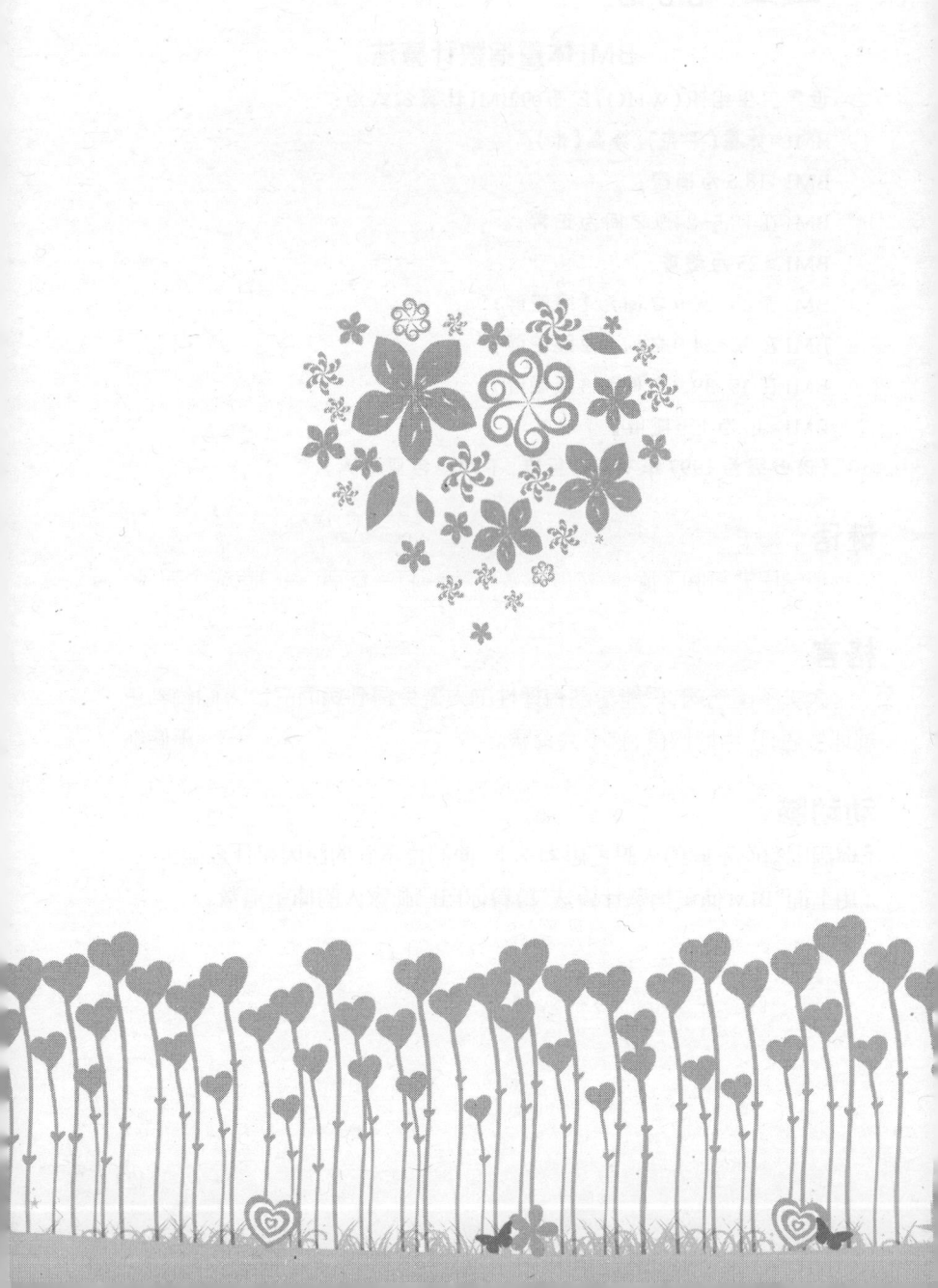

第五篇
体温——"发烧"原来如此

在生命活动中,人体不断地进行着氧化代谢,不断地产热;同时体热也会通过散热途径(如皮肤、血管、汗腺等)散发到外界环境中,只要人体的产热和散热平衡,那么我们的体温在1日内将保持相对的恒定。人体之所以发热都是由于产热大于散热而引起的。一般而言,在体温调节中枢的控制下,体温的正常范围应该保持在36.2℃~37.2℃,如果体温高于正常范围0.5℃,我们就称其为发热,也是俗称的"发烧"。但"发烧"又有"高烧"和"低烧"之分,此时,我们的处理方法一样吗?什么情况下我们会"发烧"呢,只有感冒的时候吗?……原来发烧也有如此多的学问呀!

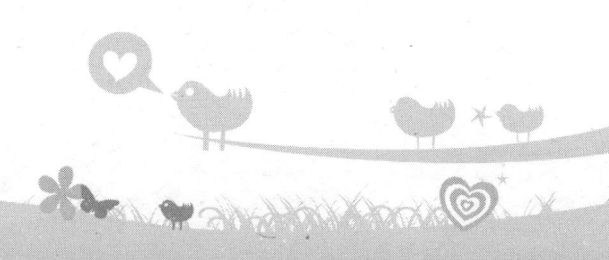

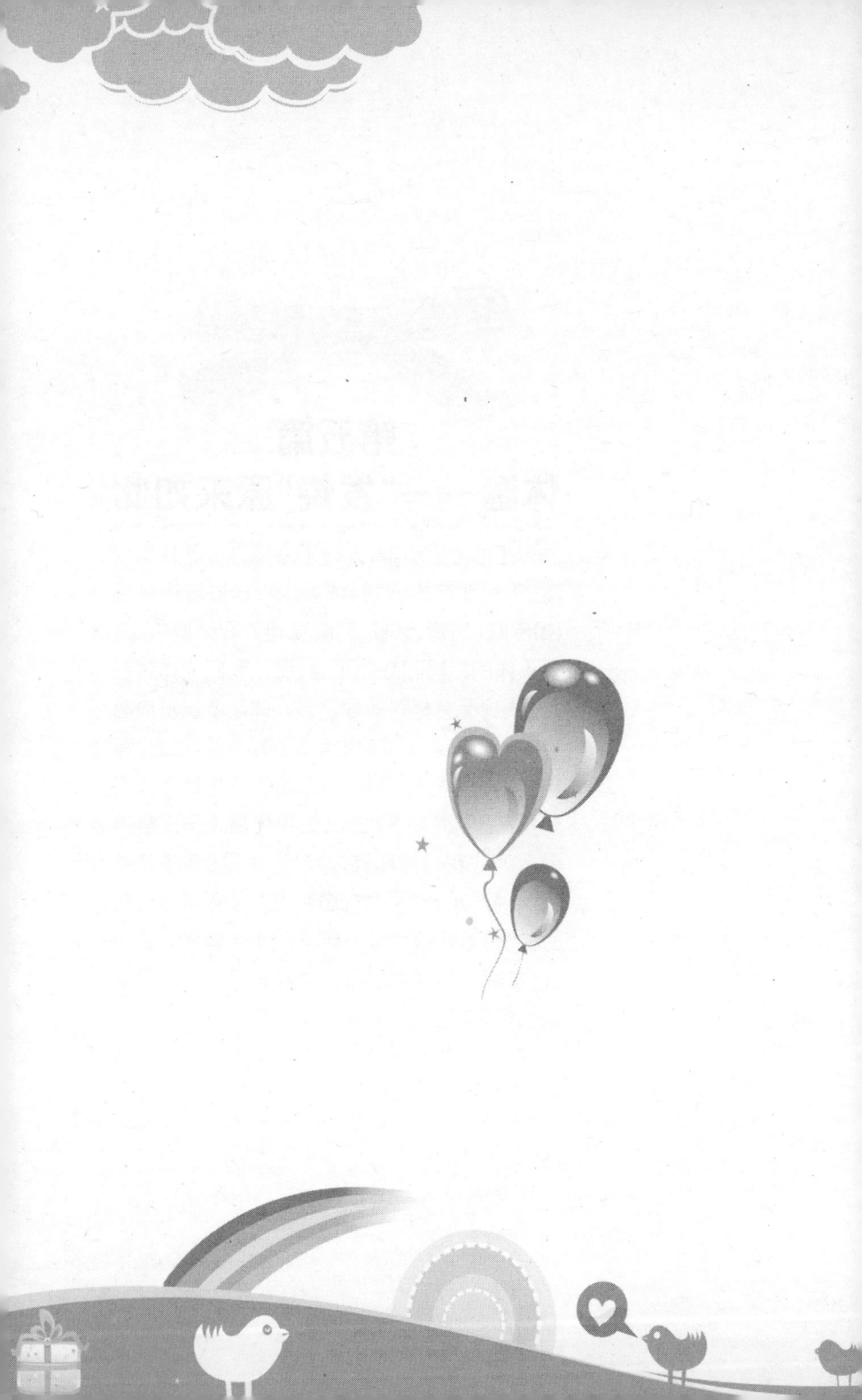

第五篇 体温——"发烧"原来如此

一、有哪些方式可以测量体温？其正常体温分别是多少？

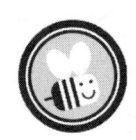

卫生故事

到底有多少种体温测量方法？

付敏，16岁，表弟生病住院，她买了很多好吃的去看表弟。这天，她早早地起床，来到病房，正好看到护士拿出一支温度计，使劲向下甩了甩，然后递给弟弟，让他夹在腋下10分钟测量他的体温。看到这里，她突然想起有次大清早的时候看到刚起床的小姨嘴巴里面含着一支温度计，说是测量体温；在2003年非典期间，她也经常看到有人拿一把类似于枪的工具对着自己的额头扫描，也说在测体温……

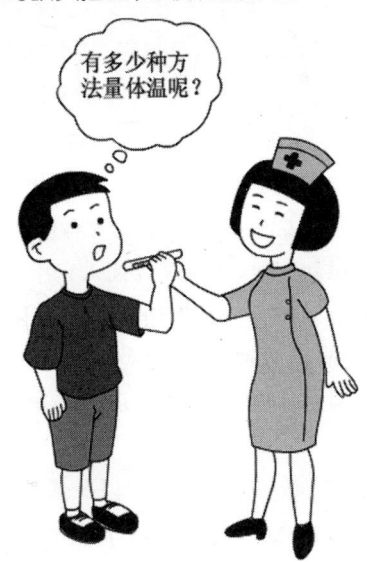

有多少种方法量体温呢？

主人公的困惑

仔细想想,原来一个简单的体温测量都有这么多方法啊,可我看到的也许仅仅是一部分体温的测量法,实际生活中,我们到底有多少种方法可以对我们的体温进行测量呢?为什么弟弟是夹在腋下测量,小姨却要含在嘴里呢?那个拿枪扫描额头测量体温又是怎么回事呢?我们不是恒温动物吗?那在不同的部位测量出来的体温是不是一样的呢?我们人的正常体温到底是多少呢?是不是我们所有人的正常体温都是一样的呢?原来,日夜伴随我们的体温中也可以包含很多知识啊!

我们的应对

从付敏同学的问题中可以看出,她善于观察、勤于思考,那么我们接下来就对她所提出的问题给大家讲讲体温的相关知识吧!

正常人的体温为37℃左右(大致介于36.2℃~37.3℃,华氏98.6℉),但是在身体各个部位的温度却不尽相同,其中以内脏的温度最高,头部次之,皮肤和四肢末端的温度最低。直肠温度范围在36.9℃~37.9℃;口腔温度比直肠低0.3℃~0.5℃,介于36.4℃~37.6℃之间;而腋窝下的温度又比口腔低0.3℃~0.5℃,介于36.1℃~37.4℃。因此,针对不同部位,我们就有不同的体温测量方法,现在我们主要有以下四种常用的方法:

(1)口测法:早晨起床时,将温度计插入口中,压在舌下,嘴巴紧闭5分钟左右,测量体温,这种方法一般用于基础体温的测量。需要注意的是,在使用这种方法前15分钟,不可吃喝东西。

(2)腋测法:将温度计夹在腋下7~10分钟,测量体温,这是最常见的体温测量方法。

(3)肛测法:这种方法一般用于四岁以下孩子体温的测量,因为对较大孩子使用这种方法会存在因挣扎用力而导致温度计断裂的危险。使用这种方法时,需将温度计洗净、擦干、涂上凡士林,插入肛门2~5cm左右,测量体温。

(4)红外线测温法:测量耳部和额头的体温时常用的是红外线体温测量仪,就是付敏同学说到的类似枪的工具。在使用时,需根据被测对象的年龄,将按键调制为成人或儿童,然后对准其耳后或额头进行扫描,测量体温。这种方法测量出的体温比口腔体温低1.4℃~2.16℃,如果用这个方法测量出的体温超过35.6℃时,则提示可能已经发热。因为这种方法操作简单、快捷,所以一般用于公众场所大量人群中发热病人的测量。

根据以上方法,我们可以对自己或他人的体温进行测量。虽然我们是恒温动物,但我们同一人的体温在一天内也不是完全一样的,昼夜间体温的波动可达1℃左右。一般在清晨2~6时体温最低,7~9时逐渐上升,下午4~7时最高,继而下降,昼夜的温差不会超过1℃。体温在性别、年龄上也略有不同,如女性略高于男性;新生儿略高于儿童;年轻人略高于老年人;而老年人的体温最低。另外,体温也受到肌肉活动、精神紧张、进食等因素的影响。如运动、沐浴、进食、精神紧张等因素的影响均可出现体温一时性升高。安静、睡眠、饥饿、服用镇静药后可使体温下降。

各个击破

人体进行体温测量的目的在于及早发现人体是否出现体温异常的情况,如发热或体温过低。而人体出现异常体温则意味着身体可能出现了某些疾病或异常:

1.发热

由于致热原作用于体温调节中枢或体温调节中枢功能障碍等原因引起体温超出正常范围,称为发热。根据发热程度(以口腔温度为标准),我们可以划分出四种类型。低热:37.3℃~38.0℃;中度热:38.1℃~39.0℃;高热:39.1℃~41.0℃;超高热:41.0℃以上。引起发热的原因主要包括感染性发热和非感染性发热。

(1)感染性发热:这是由于各种病原体,包括病毒、细菌、真菌、肺炎支原体、立克次体、螺旋体与寄生虫等,引起急、慢性全身或局部的感染

129

性疾病所致。感染性发热又分为细菌性感染、病毒性感染等。如细菌性肺炎、麻疹、伤寒、脑膜炎、钩端螺旋体病及疟疾等常见病。感染性发热占发热原因的50%~60%。

(2)非感染性发热:其他多种因素引起的发热,因为这种发热在没有"发炎"时也能发热,所以,医学上称之为非感染性发热。非感染性发热主要有以下几种情况:

①中枢性发热:因体温调节中枢功能紊乱而引起的中枢性发热,如中暑、重度安眠药中毒、颅脑出血等。这种发热的特点是高热无汗。

②吸收热:因无菌性坏死物质被吸收后引起的吸收热,常见于大面积烧伤、大手术后组织损伤、内脏梗死(如心肌梗死、肺梗死等)、白血病等引起的组织坏死与细胞破坏,吸收后引起的发热。

③变态反应性发热:常见的如风湿热、药物热、红斑狼疮、输血输液反应等引起的发热。

④内分泌与代谢障碍所引起的发热:甲状腺功能亢进时产热增多、严重脱水病人散热减少等均可引起发热。

⑤神经功能紊乱引起的发热:自主神经功能紊乱影响体温的正常调节,也可引起发热。这种发热多为低热,并常伴有头晕、失眠、心悸、食欲差等症状。

⑥心力衰竭或某些皮肤病引起的发热:慢性心力衰竭时由于尿量减少、皮肤散热减少,同时由于心衰所引起的肢体水肿又起到了隔热作用,所以体温升高而发热。一些皮肤病,如广泛性皮炎、鱼鳞病等,也会使皮肤散热减少,引起发热,不过这种发热多为低热。

2.体温过低

当体温在35.0℃以下时称为体温过低。常见于早产儿和全身衰竭的危重病人。一旦体温降到极限值36.0℃,人的反应能力和判断能力都会减弱;当降到35.0℃时,走路会觉得困难;当降到33.0℃时,人就会失去理智;如果降到30.0℃,人则会失去知觉;如果体温降到20.0℃,人的心脏将停止跳动。

对体温过低的病人,应密切观察病情变化。注意适当保温,使室温保持在24.0℃~26.0℃为宜。

第五篇 体温——"发烧"原来如此

贴心话

人的体温为什么恒定在37℃左右?

人们的外貌、身体情况可能千差万别,但体温却是清一色的37℃,人体是怎样维持体温恒定的呢?科研人员给出了科学的答案。耶什华大学爱因斯坦医学院的两名研究人员发现,37℃的体温是一个完美的平衡点:如果太低则会引发真菌感染,如果过高又需要不停地进食以维持代谢。

他们的研究发现:体温每升高1℃,细菌的存活率会下降6个百分点,继发感染的几率也相应降低。这就意味着,数以万计的细菌都能够坦然寄生于爬行动物、两栖动物和其他冷血动物体内,但只有其中的少数几百种才和哺乳动物有缘。

他们设计了一个数学模型,分析在30℃~40℃之间的体温抑制真菌感染的获益和维持体温成本(需要额外的食物供应)之间的关系。结果表明:最小成本下最大获益的理想温度是36.7℃,这非常接近正常的体温水平。

谜语

三角儿、四棱儿、扁的乎的圆;冰凉儿、棒硬儿、热的乎的粘。

——打一医疗用具(体温计)

格言

良好的健康状况和由之而来的愉快的情绪,是幸福的最好资金。

——斯宾塞

欢乐就是健康,忧郁就是病魔。

——哈利德顿

动动脑

1. 医院的医生为什么要监测病人每天的体温呢?
2. 当体温出现异常时,意味着什么?

二、走出"低烧"的误区

卫生故事

退烧药,用还是不用?

最近这两天,王强的小姨非常担心,因为他的表弟(4岁)李杰又发烧了,但李杰的发烧又有点奇怪,体温既不算高,也不低,始终在37.6℃~38℃之间,有点像是正常的,但又比正常的37.5℃要高点,额头也不算烫,看李杰似乎也没觉得有什么不舒服。这就把王强的小姨弄糊涂了,到底这算不算发烧啊?如果不是发烧,那为什么和我们平时37.5℃左右的温度又不一样呢?如果是发烧,那应该怎么办呢?能不能吃点退烧药先把烧退下去啊?是药三分毒,万一又不是发烧,孩子还那么小,乱吃退烧药会不会出什么问题啊?小姨也拿不定主意了,于是赶紧送到了儿童医院,医生问及李杰是否患有疾病或正在吃什么药,小姨赶紧回答没有……后来,经过仔细的检查,医生告诉小姨,李杰没什么事,小孩子出现这种发热的情况是正常的,还夸小姨没有乱给李杰用退烧药呢!

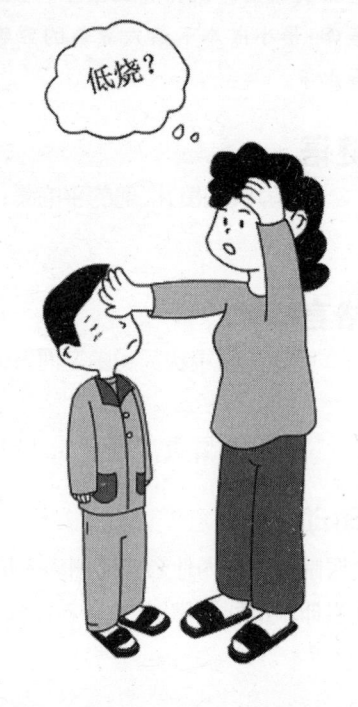

第五篇 体温——"发烧"原来如此

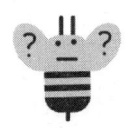

主人公的困惑

我有时感冒的时候也会发烧,那时候爸爸妈妈说我的额头总是很烫,能明显感觉出来,而我自己也觉得头很晕,总是迷迷糊糊的,一点精神都没有,也不想吃饭,一量体温,总是38.0℃~39.0℃左右,有一次还达到了39.5℃,把爸爸妈妈吓坏了,赶紧送往医院,吃了退烧药才好的,医生说如果烧不能及时退下的话,可能还会烧坏脑子!可李杰发的烧怎么和我的不一样啊,我所有难受的症状他都没有,但是他的体温又高于正常体温,他这种情况算不算发烧呢?如果是发烧的话,那他可也得赶紧治疗,比如吃点退烧药,这样赶紧把烧退下去,医生不是说不及时退烧会烧坏脑子吗?可小姨并没有这么做,为什么医生还夸奖她做得对呢?

我们的应对

在现实生活中,很多家长因为过于关心孩子的身体健康,一发现孩子有点异常就赶紧检查或治疗,像李杰这样"发烧"的情况,很多家长都会盲目地以为孩子发"高烧"了,怕把孩子脑子烧坏,所以赶紧给他服用退烧药。其实像李杰这种"发烧"明确的说法叫"低烧"。到底什么是低烧呢?

低烧是指体温在37.3℃~38.0℃。长期低烧是指持续发烧两周以上,不包括间断发烧。

其实低烧只是一种症状,很多疾病(如风湿、结核、慢性炎症、免疫力低下等)都会引起低烧;长期心理紧张、情绪不稳定也会引起体温中枢紊乱,造成不明原因的持续低烧。在服用抗生素的过程中,会产生药物热;如果服用鱼肝油过量、出现维生素D中毒或身体的任何系统出现问题时,均可能出现低烧。通过血、尿、便等常规检查很难查出低烧的原因,比如一些因细菌感染引起的低烧,要通过细菌培养才能发现。

长期低烧也可以是生理性的,这种低烧多为37.2℃~37.5℃(腋下体温),表现为精神好、食欲好、无病症表现,通过各方面的检查也没有发现不正常。在这种情况时最好同时测量肛温,如肛温在38.0℃以下,则不应认为是发烧(肛温较腋下温度高1℃),对于儿童来讲,这种低烧,也算是正常的。因为正常体温的标准是根据多数人的数值,并非为绝对数值。

各个击破

低烧可分为功能性低烧与器质性低烧。

1.功能性低烧

其临床特征是体温较正常升高0.3℃~0.5℃左右,一般不超过38.0℃。常见的有:

(1)生理性低烧:常见于女性经期前或妊娠期;

(2)季节性低烧:在夏季出现微热、乏力、食欲减退、入秋自然缓解的症状,称为夏季微热;

(3)环境性低烧:长期工作在高温环境中,约有10%的人会出现低烧;

(4)神经功能性低烧:临床上多见于20~30岁的青年,表现为患者体温较正常人升高0.3℃~0.5℃,低烧时间数月至数年不等,体重不减轻,一般情况较好,这类患者约占长期低烧患者总数的1/3左右,预后良好。

2.器质性低烧

很多疾病都会引起器质性低烧,常见的疾病如结核、胆道感染、慢性病灶感染、尿路感染、风湿、肝炎、肿瘤等。另外,甲亢、贫血、结缔组织病、链球菌感染后状态等疾病也会引起低烧。

不明原因的低烧是不能滥用药的。发热本是机体抵抗疾病侵袭的反应之一,如果低热病人服用退热药,并不利于疾病的治疗,反而会导致白细胞下降、再生障碍性贫血等危险。只有当体温升高到38.0℃以上时,才应考虑使用退烧药。如果出现持续低烧,应尽早就医,应进行全面检查,因为一些早期恶性肿瘤或早期细菌感染的症状也是低烧。

开心一刻

最近身体老是发烧

一天,一吝啬鬼买了两支雪糕刚要吃,突然见到一熟人走过来,于是匆忙藏到衣服里。聊了一会,熟人看到他衣服老是滴水,于是摸了一下,问他怎么回事。

吝啬鬼答:"最近身体老是发烧、出冷汗。"

谜语

抽薪 ——打一医学用语(退烧)

格言

有这么三位医生:第一位叫节食,第二位叫安静,第三位叫愉快。

——毫厄尔

疾病是逸乐所应得的利息。 ——培根

动动脑

1. 什么是低烧?
2. 出现低烧时,为什么不能急于用退烧药?

三、高温环境为什么要出汗?

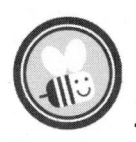

卫生故事

为什么夏天易出汗,冬天却很少出汗呢?

哎,这天可真热啊!39℃,电风扇转出的风都是热的,汪明坐在房间里做作业,额头总是不停地冒汗,滴到书本上;前胸后背上全是汗,连屁股上都是汗,穿的背心、短裤都快湿透了,为什么热天我们要出汗啊?冬天的时候想出汗热乎点都不行,夏天却是想凉快点都很难,只有把房间里的空调打开才能凉爽点!可一出房间,全身又被热空气包围,汗珠子又会不断地冒出……

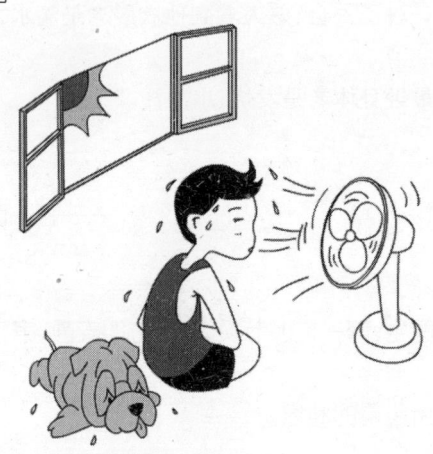

主人公的困惑

除了夏天我们容易出汗之外,其实我发现还有很多地方都很容易出汗,比如桑拿房、冬天我们洗热水澡的地方、钢铁工人在炼钢炉旁边的地方……这些地方都有个共同的特点,就是都属于高温环境,那为什么在高温环境下我们会出汗呢?我身边有个同学,他就和我不一样,我特别容易就出汗了,而他呢,即使在夏天,出的汗也没我多。像我这样容易出汗好吗?

我们的应对

有个谜语问:什么东西最不怕热,什么东西最不怕冷?答案是:汗水最不怕热,鼻涕最不怕冷。因为越热的环境下,出来的汗水越多,而越冷的环境下,鼻涕也出来得越多!那为什么越热的环境,我们越容易出汗呢?

要回答这个问题,我们来看看我们皮肤上汗腺的组成以及汗液的形成过程:

1.汗腺的组成

我们的皮肤分三层:表皮层、真皮层和皮下组织。在皮肤的真皮层中除了含有大量的胶原纤维和弹性纤维外,还有丰富的毛细血管和感觉神经末梢。另外,皮肤还含有皮脂腺、毛发、汗腺、指甲等皮肤附属物。汗腺处于皮肤的真皮层中,分为分泌部和导管两部分,在汗腺周围围绕有丰富的毛细血管。

2.汗液的形成

当环境温度较高时,汗腺周围的毛细血管扩张,血流量增多,汗腺分泌部细胞从血管中吸收水、无机盐和尿素等物质,形成汗液,通过导管到达体表被排出。这就是"出汗"。

一般而言,一个人的体表皮肤分布着300多万条汗腺,腋窝、额部、脚底和手掌等部位的汗腺最为丰富。当环境温度升高时,体温会随之升高,汗腺周围的毛细血管扩张,血流量增多、加快,汗腺分泌部细胞从血管中吸收的水量增加,汗液形成增加。同时,大量体热经血液带至皮下,通过汗腺以出汗的形式将多余的体热蒸发掉。所以,为了降低体温,机体就会增加汗液的分泌。所以,环境温度越高,我们出汗就越多。

但我们人与人之间并不是完全相同的,所以有的人汗腺较多,而有的人汗腺较少;有的人新陈代谢功能强,有的人新陈代谢功能较弱……这些原因都会导致我们每个人的出汗量不同。相比较而言,汗腺较多的人、新陈代谢功能较强的人会比汗腺较少、新陈代谢功能较弱的人出汗量更多、更快!但有些疾病也会导致人出汗较多(非高温环境下),这种情况下,应及时就医!

各个击破

同样是出汗,天气炎热时出汗、蒸桑拿时出汗和运动后出的汗有什么不同吗?其实,天气炎热时和蒸桑拿时出的汗都只是在人体浅表层出汗，属于被动出汗，而运动后的出汗才是真正的深表层出汗，也就是让人从里向外出汗，属于主动出汗。这种出汗是人体进行的自我调节，出汗后不仅让人感觉很舒服，还能起到以下7大作用：

1. 排出毒素

主动出汗能加快人体的体液循环和代谢过程，将体内堆积的乳酸、尿素、氨等毒素排出，还能保障鼻子、皮肤、肺脏、大肠这一系统畅通。

2. 控制血压

高血压是一种由于血管内径变窄、变硬，单位血流量受到限制而出现的一种现象，运动出汗可以扩张毛细血管，加速血液循环，增加血管壁弹性，达到降低血压的目的。

3. 促进消化

不出汗、气血运行慢了会影响消化，导致人吃不香；神经活动也会因此受到影响，导致人晚上睡不香。

4. 防止骨质疏松

不少人以为出汗会导致体内钙质随汗液流失，对此，卫生部北京医院药学部临床药师张亚同指出，只有水溶性的维生素才会随汗液流失，钙虽然溶于水，但溶解度很低，不太会随着汗液排出。相反，出汗有利于钙质的有效保留，防止骨质疏松。

5. 增强记忆

美国针对2万中学生进行的一项长期教育实验表明，主动运动流汗对学生会产生积极正面的效果，记忆力、专注力都能得到大幅度提升。

6. 护肤美容

总不出汗的人，皮肤代谢缓慢，一些废弃物难以排出。出汗可以清洁毛孔，达到美容护肤的功效。

7. 减肥

当人体运动并达到一定强度时，脂肪便会燃烧转化成热量，通过汗液排出体外。

所以，希望青少年朋友们能在空余的时间，多运动锻炼，多主动出汗，拥有一个健康的身体，以更旺盛的精力投入学习中去。

第五篇 体温——"发烧"原来如此

贴心话

人体排出汗液时，会同时将体内的一些代谢废物排出体外，因此多出汗是有利于身体健康的，但在出汗的时候也会带走大量的水分和无机盐。大量出汗使体液减少，如果不及时补液，可导致血容量下降，心率加快，排汗率下降，散热能力下降，体温升高，机体电解质紊乱和酸碱平衡紊乱，引起脱水，严重时导致中暑。脱水导致机体的一些主要器官生理功能受到影响，如心脏负担加重，肾脏受损。钠、钾等电解质的大量丢失可导致神经—肌肉系统障碍，引起肌肉无力、肌肉痉挛等症状。脱水还使运动能力下降，疲劳产生。研究发现，当脱水量达到体重的2%时，运动能力可下降10%~15%；达5%时，运动能力下降20%~30%。

所以，在大量出汗后，应及时补充水分和无机盐。一般来说，如果出汗量不大，补充常见的饮料，如矿泉水、白开水、茶水、碳酸饮料、果汁、绿豆汤、牛奶、运动饮料等均可。如果出汗量大，则最好补充含有一定量电解质的运动饮料、盐水、菜汤等。出汗量大时不要单独狂饮白开水，以免引起低钠血症。

谜语

十字津头一字生。　　　　　　　　　　　　——打一字（汗）

格言

疾病有成千上万种，但健康只有一种。　　　　　——白尔尼
身体是你终身必须携带的行李。行李超重越多，旅程越短。
　　　　　　　　　　　　　　　　　　　　　　——A.H.G.

动动脑

1.同样是出汗，夏天出汗、桑拿房蒸出的汗与运动出的汗一样吗？

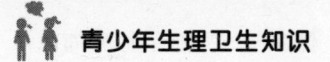

2.大量出汗后,会带走什么?我们应该怎么做?

四、寒冷时为什么要打寒战?

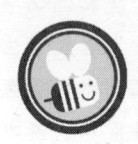

卫生故事

打寒战,要感冒了?

十二月了,寒冷的冬天到了!初三的吴鹏下了晚自习,一出教室门,外面的冷空气袭来,让他不禁打了个寒战!走在回家的路上,一阵寒风吹来,他又打了个寒战,全身鸡皮疙瘩都起来了,吴鹏拉了拉衣服的领子,将拉链拉到了顶,拉紧围巾、抱着身子、顶着寒风赶紧回家。

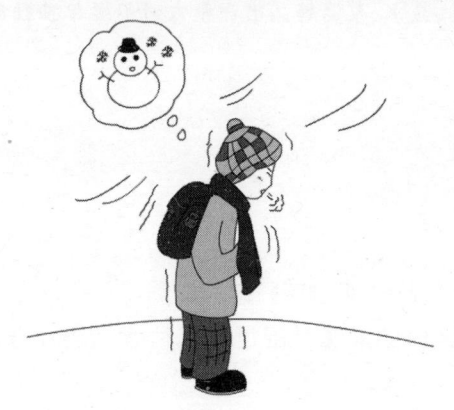

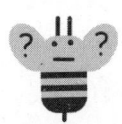

主人公的困惑

为什么从教室出来的时候我会打寒战,但过会儿就不打了呢?为什么一阵寒风吹来,我又不禁打了个寒战呢?人为什么会打寒战啊?打寒战不是感冒的前兆吧？我记得好像有次感冒发烧的时候，我也打过寒战，那看来寒战并不是如它的名字一样，只在寒冷的时候出现，那我们一般什么时候会打寒战呢？

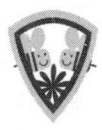

我们的应对

机体为了抵御外界寒冷的气候，维持正常的体温，会通过打寒战的方式来产生大量的热量，从而保证机体的正常生理功能。所以从教室出来时打的寒战产生的热量使得机体在寒冷的环境中不再感觉那么寒冷，也就不打寒战了，而寒风吹来时，机体通过前面寒战所产生的热量已经消耗或不足以抵御外界的寒冷时，机体再次通过打寒战的方式来维持人身体的热平衡。

当人体感到寒冷时，机体急需能量补充，打寒战的时候肌肉紧张，这个时候细胞会产生能量来支持肌肉运动。而产生的能量中除一部分用于细胞自身活动外，很大部分会以热能的形式散失，所以人冷的时候会打寒战，而打完之后就感觉没那么冷了。由于低温引起的寒战属于冷诱导的温度调节寒战，冷通过刺激体表温度受体和颅内温度神经元，同时作用于下丘脑的体温调节中枢，使肌肉、心肺活动增强，产热增加，以保持身体的热平衡。由此可见，在寒冷时打的寒战并不是感冒的前兆，而是机体自身的一种保护性行为。

各个击破

但寒战并不是如它的名字一样仅在寒冷时发生，在某些疾病（如急性发热性疾病）及某些疾病的治疗过程中（如急性腹膜炎的急诊手术、麻醉后、多种原因导致的低氧血症等）、输液或输血导致的热原反应中都可能会出现打寒战的情况。研究表明，年轻病人麻醉后寒战的发病率高于老年病人，这可能与年轻病人机体对低热的保护机制比老年病人完善有关。另外，对2595例进入观察室的病人进行观察发现：男性病人寒战发生率显著高于女性病人,青壮年病人高于小儿和老年病人。而寒战的发生与病人的身高、体重无明显关系。

另外,人们在生活中常常可以看到,有的人(尤其是儿童)在发热前先出现寒战,寒战过后往往表现为高热。这是因为多数患儿的发热是由致热原所引起。中性粒细胞和单核细胞内含有致热原前质,在一定的刺激条件下,白细胞可被激活,并且释放致热原。致热原通过血流到丘脑下部的体温调节中枢,体温调节中枢受到刺激后,就会产生兴奋,冲动通过交感神经引起皮肤毛细血管收缩,血流减少,这时皮肤温度就会下降,从而刺激温度感受器引起骨骼肌张力增加,肌纤维呈微细收缩,皮肤内竖毛肌收缩。因此会出现寒战,我们会看到皮肤出现"鸡皮疙瘩"。

在寒战后出现的发热一般都是高热,多见于重症感染,应该积极做好治疗和护理工作。在儿童出现寒战时,应进行保温,尤其是四肢等末梢部位的保温,给予服用热饮料。在高热时,要及时降温,并随时观察病情变化,防止发生惊厥。

贴心话

感冒,别名为急性上呼吸道感染,上感、发烧、发热、伤风是最常见的呼吸系统疾病。中医将感冒分为风寒型感冒、风热型感冒、暑湿型感冒和时行感冒(流行性感冒)四种类型。

风寒型感冒:起病较急,发热、畏寒、甚至寒战、无汗、鼻塞、流清涕、咳嗽、痰稀色白、头痛、周身酸痛、食欲减退等。这种感冒与病人感受风寒有关。可选用伤风感冒冲剂、感冒清热冲剂、九味羌活丸等药物治疗。若兼有内热便秘的症状,可服用防风通圣丸治疗。风寒型感冒忌用桑菊感冒片、银翘解毒片、复方感冒片等药物。

风热型感冒:主要表现为发烧重,但畏寒不明显,鼻子堵塞、流浊涕,咳嗽声重,或有黄痰黏稠,头痛,口渴喜饮,咽红、干、痛、痒,检查可见扁桃体红肿,咽部充血,舌苔黄厚。可选用感冒退热冲剂、板蓝根冲剂、银翘解毒丸等药物治疗。

暑湿型感冒:此类感冒多发生在夏季。病症表现为畏寒、发热、口淡无味、头痛、头胀、腹痛、腹泻等症状。治疗应以清暑、祛湿为主。可选用藿香正气水、银翘解毒丸等药物治疗。

时行感冒：病人的症状与风热感冒的症状相似。但时行感冒病人较风热感冒病人的症状重。病人可表现为突然畏寒、高热、头痛、怕冷、寒战、头痛剧烈、全身酸痛、疲乏无力、鼻塞、流涕、干咳、胸痛、恶心、食欲不振，婴幼儿或老年人可能并发肺炎或心力衰竭等症状。治疗应以清热解毒为主。病人可选用防风通圣丸、重感灵片、重感片等药物治疗。如果是单用银翘解毒片、强力银翘片、桑菊感冒片或牛黄解毒片等药物治疗，则疗效较差。

谜语

姜汤。　　　　　　　　　　　　——打一种服饰（防寒服）

格言

人一生可以干很多蠢事，但最蠢的一件事，就是忽视健康。

年轻时放弃健康获取财富，年老时会放弃一切财富去恢复健康。

动动脑

人为什么会打寒战呢？

五、发热时应该怎么处理？

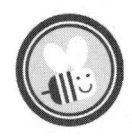

卫生故事

今天怎么总是晕晕的？

朱峰，13岁，初一，今天下课被老师批评了，说他上课睡觉，还把脸

青少年生理卫生知识

都睡红了,说他都上初中了还这么懒,怎么这么不思进取……朱峰内心感觉到非常委屈,其实他不是想上课睡觉,而是今天不知道为什么,总觉得头晕沉沉、迷迷糊糊的,脸还烫得很,上课的时候本来很认真地听老师讲课,可总听不进去,听着听着就走神睡着了……回到家中,奶奶一看朱峰耷拉着脑袋,满脸红扑扑的,就问:"小峰,你怎么啦?"并伸手去摸摸他的头,想安抚安抚他,结果一摸到他的头,怎么这么热,一摸他的额头,好烫!奶奶的第一反应是拿温度计测量体温,一测,38.3℃,小峰发烧了!难怪他这么没精神!现在需要赶紧退烧,烧坏脑子可怎么办?

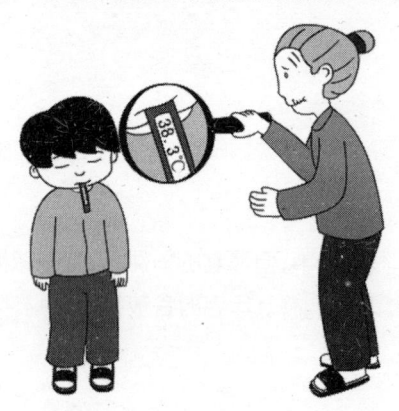

主人公的困惑

奶奶一摸我额头就知道我发烧了,她怎么知道我发烧了呢?奶奶说我这么没精神、上课打瞌睡、满脸通红、头晕、思维不集中都是因为发烧所引起的,那人为什么会发烧呢?发烧是一种疾病吗?发烧后,不及时退烧,真的会如奶奶说的那样把脑子烧坏吗?那如果奶奶没发现我发烧了,我再继续烧下去岂不是要变成白痴了。现在想想,真的很后怕!

我们的应对

根据前面的知识,我们知道人的正常体温恒定在37.5℃左右,当人

第五篇　体温——"发烧"原来如此

体由于致热原作用于体温调节中枢或体温调节中枢功能障碍等原因导致体温超过正常范围时,可以称为发热,俗称的发烧。当体温在37.3℃~38.0℃之间时,我们称之为低热或低烧;当温度高于38.0℃时,我们可以分为:①中度发热:38.1℃~39.0℃;②高热:39.1℃~41.0℃;③超高热:41.0℃以上。前面也已经讲到引起发热的原因主要包括感染性发热和非感染性发热,这里就不再赘述。以下主要讲讲发热的几个时期和发热会给人体带来什么影响。

发热阶段可分为体温上升期、高热期和退热期三个时期。体温上升期的特点是产热增加、散热减少;高热期时,机体产热和散热在高水平上保持平衡;而到了退热期,机体的产热减少,散热增加,因此,机体的温度逐渐下降,机体逐步恢复正常。

异常的机体温度,会对人体几大系统的功能和体内物质的代谢情况产生如下影响:

1.对人体功能的影响

(1)循环系统:当处于体温的上升期时,外周血管收缩,血压稍升高;在高热期时,外周血管扩张,血压稍下降;因为热血的刺激,窦房结和交感神经兴奋,心率加快,体温每升高1℃,心率每分钟则加快10次。

(2)中枢神经系统:在发热的初中期,交感神经兴奋,胃肠分泌和蠕动功能减弱,导致食欲下降、便秘;食物在肠内腐败发酵;发热时,中枢神经兴奋,则表现出烦躁不安,如果是中枢神经抑制,则表现为精神沉郁、反应迟钝,在高热期时甚至可能出现昏迷;如果体温过高,则可使脑细胞变性,出现头痛等情况。

(3)呼吸系统:发热时,血温升高、体内酸性代谢产物增多、呼吸加快加深,目的在于加大对氧的吸入,加强散热;当出现持续高热时,可能会导致呼吸中枢抑制,此时会出现呼吸很浅、精神沉郁、出现酸中毒。

(4)泌尿系统:在发热初期,交感神经兴奋,肾血管收缩,尿量减少,分解代谢变强;在发热后期,副交感神经兴奋,肾血管扩张,此时尿量增加。

(5)消化系统:在整个发热过程中,因交感神经兴奋,胃肠蠕动减弱,消化液分泌减少,故肠内容物易干结而便秘,肠内容物因发酵、腐败而引起身体中毒。发热时,食欲减退,便秘、腹泻可交替发生。

2.对体内物质代谢的影响

发热时,体温每上升1℃,基础代谢率提高7%~13%。肝脏和肌肉中的糖分解增强,血糖浓度升高;脂肪大量消耗,机体日渐消瘦;蛋白质分解代谢加强,血液中含氮物质增加,尿中排氮量增多;维生素大量消耗,尤其是VB、VC等容易缺乏;同时,分解不全产物增多,会出现乳酸增多、酮血症和"负氮平衡"等。

发热时,水分从呼吸、皮肤蒸发等方面丧失较多,加之进食减少,退烧时出汗较多等原因,容易发生机体脱水现象。

各个击破

因此,出现发热时及时、正确的处理对维护机体的健康就显得尤为重要。但如果发热的程度是在你能耐受的范围内,最好不要急于服用解热、退烧药。发烧是体内抵抗感染的机制之一,我们的身体借由升高体温来调动自身的防御系统杀死外来病菌(一般来说,病菌在39℃以上时就会死亡),从而缩短疾病时间、增强抗生素的效果。如果你在感冒初起时(37℃~38.5℃)使用药物来退烧,会使体内的细菌暂时变成假死状态,并使它们产生耐药性,一旦死灰复燃,往往更难治疗。

另外,可以采用以下的方法进行机体发热的处理:

1.冷敷

如果高烧让你无法耐受,可以采用冷敷帮助降低体温。在额头、手腕、小腿上各放一块湿冷毛巾,其他部位应以衣物盖住。当冷敷布达到体温时,应换一次,反复直至烧退为止。也可将冰块包在布袋里,放在额头上。

2.热敷

假使体温不是太高,可以采用热敷来退烧。用热的湿毛巾反复擦拭病人额头、四肢,使身体散热,直到退烧为止。但是,如果体温上升到39℃以上,切勿再使用热敷退烧,应以冷敷处理,以免体温继续升高。

3.擦拭身体

蒸发也确实有降温的作用。专家建议使用冷自来水来帮助皮肤驱散过多的热量。虽然你可以擦拭(用海绵)全身,但应特别加强一些体温较高的部位,例如腋窝及鼠蹊部。将海绵挤出过多的水后,一次擦拭一个部位,其他部位应以衣物盖住。体温将蒸发这些水分,有助于散热。

4.泡澡

如果发热症状不严重的情况下,泡个温水澡是最舒服不过的处理方法了,它同样可以起到缓解发热的症状。如果是婴儿应以温水泡澡,或是以湿毛巾包住婴儿,每15分钟换一次。

5.补充液体

当你发烧时,你的身体会流汗散热;但当你发高烧时,身体会因为流失太多水分而关闭汗腺,以阻止进一步的水分流失,这使你的身体无法散热。解决之道就是补充液体,喝大量的白开水及果菜汁,其中果菜汁含丰富的维生素及矿物质,尤其是甜菜汁及胡萝卜汁。如果你想喝番茄汁,应选用低钠的产品。发烧期间应避免固体食物,直到状况好转。如果呕吐情形不严重,还可以吃冰块退烧。

6.适当服用止痛药

若感到非常不舒服,可服用止痛药。成人服用2片阿司匹林或2片扑热息痛(对乙酰氨基酚),每4小时服用一次。扑热息痛的优点是较少人对它过敏。由于阿司匹林与扑热息痛(对乙酰氨基酚)的作用方式有些不同,因此你若觉得使用任何一种皆无法有效地控制发烧,不妨两种并用,每6小时服用2片阿司匹林及2片扑热息痛(对乙酰氨基酚)。服用这些药物时,需先经医师同意。

但需谨记的是,18岁以下的青少年千万不要服用阿司匹林,因为阿司匹林可能使发烧的儿童爆发雷氏症候群,这是一种致命性的神经疾病。儿童可以用扑热息痛(对乙酰氨基酚)代替。以每磅体重服用5~7毫克的方式,计算服用量,每4小时服用一次。记住,增加使用频率或超过适当剂量,都有危险,一定要在医生的指导下服用。

7.注意穿衣适量

如果你感到很热,脱下过多的衣物,使体内的热气可以散发出来。但如果因此而使你打寒战,则说明衣物太少,应该增加,直到不冷为止。

如果患者是小婴儿,则需特别注意,因为他们还不会表达他们的感受。其实,给小孩穿过多的衣服或把他们置于酷热的场所,都可能会引起发烧。同时,不要使室内温度过高,建议不要超过20℃,要让室内适度地透气,保持柔和的光线,以帮助病人康复。

贴心话

甲型H1N1流感是一种因甲型流感病毒引起的猪或人的一种急性、人畜共患呼吸道传染性疾病。甲型H1N1流感潜伏期较流感、禽流感潜伏期长,具体时间暂不确定。甲型H1N1流感的早期症状与普通人流感相似,包括发热、咳嗽、喉痛、身体疼痛、头痛、发冷和疲劳等,有些还会出现腹泻或呕吐、肌肉痛或疲倦、眼睛发红等。

部分患者病情发展迅速,来势凶猛,突然高热、体温超过39℃,甚至继发严重肺炎、急性呼吸窘迫综合征、肺出血、胸腔积液、全血细胞减少、肾衰竭、败血症、休克、Reye综合征、呼吸衰竭及多器官损伤,导致死亡。患者原有的基础疾病也会加重。

谜语

  失火的天堂。   ——打一疾病用语(高烧)
  天空失火,原因不详。   ——打一疾病用语(高烧)
  上山灭火。   ——打一疾病用语(退高烧)

格言

  智者要事业不忘健康,愚者只顾赶路而不顾一切。
  你有一万种功能,你可以征服世界,甚至改变人种,你没有健康,只能是空谈。

动动脑

1.发烧一般会经历几个时期?
2.发烧的时候马上吃退烧药的做法正确吗?

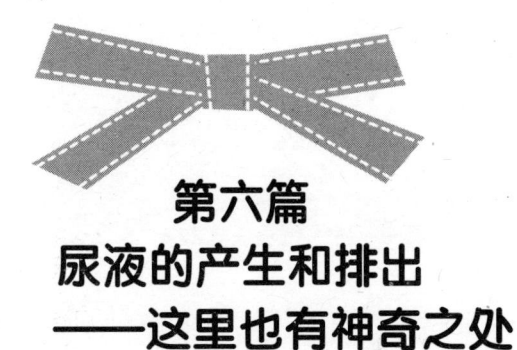

第六篇
尿液的产生和排出
——这里也有神奇之处

　　小朋友们,水是生命之源,水是组成我们身体的重要物质之一,也是我们的身体生长发育的重要营养物质之一。水不仅参与构成机体的细胞构成,而且通过水的代谢,我们可以将体内的代谢产物排出体外,这就形成了尿液或汗水。水的代谢与我们的健康息息相关。让我们一起走进我们的身体,学习水在机体内的代谢过程,了解到尿液的产生、排泄等知识,对我们的身体有进一步的了解。关心身体,关注健康。

第六章
出租屋生死对决
——足坛出青帮之二

一、喝水与排尿的关系你是否真的了解?

水是生命之源,这句话大家可谓耳熟能详。水不仅是构成我们身体的基本物质,而且,它的另外一项重要作用就是带走机体产生的多种废物。喝水是生命体通过口腔摄入水以补充自身细胞内水分,是生命体新陈代谢的重要一环,喝水不仅补充生命体微量元素,而且通过机体代谢,带走机体产生的许多废物。这时,水就变成了另外一种形式——尿。很多时候,尿液能反映我们的身体是否健康。尿液的多少、颜色等就像密码一样传递着机体的健康信号。读懂这些信号,有助于我们更好地了解我们的身体,保护我们的健康。现在我们就来读懂这些密码。

(一)喝水和排尿

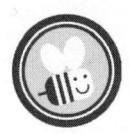

卫生故事

水喝得多,尿就多吗?

王晓明是一名12岁的男生,就读小学六年级,身高145cm,体重42kg。和其他普通的男孩一样,王晓明特别喜欢运动,篮球、足球、羽毛球等等都是他喜欢的活动。课间、放学后都会在操场运动、嬉戏。可是最近几天,晓明有点闷闷不乐。活动也不那么积极了。细心的老师发现了,仔细一问,原来晓明怀疑自己生病了,还是很严重的——"尿毒症"。老师也吓了一跳,晓明好好地怎么会怀疑自己生了这么严重的病呢?原来,晓明从报纸上、网络上,甚至大人的交谈中知道要"多喝水"才健康,于是最近他很注意多喝水,除了一日三餐注意喝牛奶、汤之外,每天上午、下午都会喝两大杯水。可是,水是多喝了,尿怎么却不多呢?甚至反

青少年生理卫生知识

而比前几天还少些。平时每1~2堂课后都会想上厕所,可最近一上午才会去一次,而且小便量还不多,颜色也挺黄的。偶尔听大人说起"尿毒症"就是排不出小便,不就是这个样子吗?晓明越想就越觉得自己的症状像"尿毒症"。于是成天闷闷不乐。

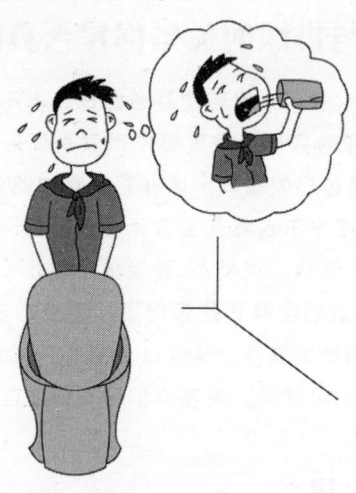

主人公的困惑

我们喝的水在体内循环,带走我们产生的废物,就形成尿排出,水喝得多,自然尿就应该多啊。爷爷奶奶在家就是这样,水喝得多一点,甚至有时粥喝多了,上厕所的次数都会增多。尤其是晚上,睡前要是水喝多了,晚上起夜的次数都会增加,像我整天喝的水比爷爷奶奶多,怎么上厕所的次数却比他们少呢?这难道不是生病吗?

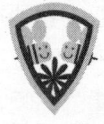

我们的应对

在日常生活中,我们的确发现,一般情况下,多喝水就会多排尿,这似乎成了一个常识。那困扰王晓明同学的问题究竟是怎么回事呢?首先让我们来看看尿的生成与排放。我们都知道肾以泌尿的方式排出机

第六篇　尿液的产生和排出——这里也有神奇之处

体产生的毒素及代谢产物，是人体主要的排泄器官。组织器官的代谢产物经过血液循环运输到排泄器官，排出体外的过程称排泄。人体最大的排泄器官其实不是肾脏，而是皮肤，其次还有呼吸道也是一个重要的代谢产物排出体外的途径。皮肤以汗腺分泌汗液来完成排泄过程。环境温度升高，或者因为我们活动增加，大量代谢产物就随着水分通过皮肤的毛孔，以汗液的形式排出体外，同时，我们的呼吸也会加快、加深。一部分水分也随着呼吸活动排出体外。

那么让我们来看看尿液的产生。血液循环通过肾脏，大部分液体及代谢废物被肾脏过滤出去形成尿液。肾脏分为肾髓质和肾皮质。在其中肾脏基本组成单位称为肾单位。肾脏有一系列感受器能敏感地感知血液中各种离子的浓度，尤其是钠离子、钾离子。当我们的机体大量出汗时，循环血量相对减少，血液中钠离子浓度降低，这相当于一个信号告诉肾脏：现在身体里的"水"不多了，注意节约。这时，进入肾脏的血管，我们称之为入球动脉收缩，可供过滤的血液减少，因此，形成的尿液就相对减少。

王晓明同学一天中虽然饮用了不少"水"，但是由于他活动量较大，身体中大量液体随着汗液、呼吸排出体外，自然可供肾脏过滤的液体相对减少，尿液自然减少。这是机体的一种自我调节，并不是患上了什么"尿毒症"。

各个击破

水是人体的重要构成部分，也是营养来源之一。科学研究证实，人只要有水喝，20天不吃食物也饿不死，但如果没有水喝，3~7天就会死于脱水。

水分在机体内是运动的，它在不断地吐故纳新，所以我们要保持它在机体内的动态平衡。据专家介绍，在一个健康的机体中，每天所获取的食物将提供1000mL水，机体代谢将产生300mL的水，每天外部还将供应1500~1800mL的水。每人每天排尿可能排出水分1500mL，皮肤蒸发会消耗掉500mL水，呼吸也会排出500mL。这样，每人每天需要2500mL水量的供应和消耗，才能保证水分收支平衡。

同样，废水——尿液的排泄也是非常重要的，在机体水分摄入充足的情况下。正常成人每天日间平均排尿4~6次，夜间就寝后0~2次；尿液应该是淡黄澄清的，影响排尿的因素很多：

1.年龄和性别

婴儿排尿因反射作用进行，不受意识控制，3岁以后才能自我控制。老年人因膀胱张力降低，常有尿频现象；老年男性因前列腺增生而压迫尿道，常引起滴尿及排尿困难。女性在月经期、妊娠期时，排尿形态也有改变。

2.饮食与气候

食物中含水量多或大量饮水，可使尿量增加。咖啡、茶、酒等饮料有利尿作用。食物中含钠盐多可导致机体水钠潴留，使尿量减少。气温较高时，呼吸增快，大量出汗，尿量减少。

3.排尿习惯

排尿的时间常与日常作息有关，如晨起、睡前排尿等。排尿的姿势、排尿的环境如不适宜，也会影响排尿活动。

4.治疗因素

如利尿剂可使尿量增加，手术中使用麻醉剂、术后疼痛可导致术后尿潴留。

5.疾病因素

神经系统受损可使排尿反射的神经传导、控制排尿意识障碍，导致尿失禁。肾脏疾病可使尿液生成障碍，导致尿少或无尿；泌尿系统的结石、肿瘤、狭窄等可造成排尿功能障碍，出现尿潴留。

6.心理因素

紧张、焦虑、恐惧等情绪变化，可引起尿频、尿急或因抑制排尿而出现尿潴留；暗示也会影响排尿，如听觉、视觉及身体其他部位的感觉刺激可诱导排尿。

一旦排尿次数明显增加或者减少，以及尿液颜色、性状改变都提示我们的健康出现了问题。应当积极寻求专业医护人员的帮助。

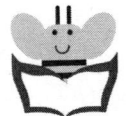

贴心话

出入平衡,健康之道。水在我们的机体中维持着动态平衡,同学们要注意适时补充清洁的饮用水,尤其是运动后,保证肾脏能产生足够的尿液,带走机体的代谢废物。有尿意的时候,注意不要憋尿,过度的憋尿容易造成膀胱的过度紧张而失去收缩能力反而造成尿潴留,排尿困难,甚至尿失禁。

谜语

中丞。　　　　　　　　　　　——打一种液体(水)

小心翼翼。　　　　　　　　　——打一种液体(水)

格言

人可三日无餐,不可一日无水。

人老夜尿多,睡前水少喝。

是生命之源,水是生命之本。

动动脑

冬天对着玻璃哈气,玻璃为什么会起雾?

(二)排尿——身体"下水道"的工作

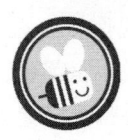

卫生故事

尿频一定是病吗?

萍萍是一名10岁的女孩,现在正在上小学4年级,成绩很好,性格有点内向,平时不爱说话。最近妈妈忽然发现她上厕所的次数多起来了,尤其是睡觉前,上了厕所刚躺下,又要嚷着上厕所,上了厕所回来躺下一会又要去,每次小便又只有几滴尿液排出。每天晚上反反复复许多次才能睡着。睡着了之后一觉睡到早上也不会起来上厕所。妈妈刚开始还以为萍萍不想睡觉,故意这样的,但是每次萍萍都说急得不得了,不像撒谎的样子。妈妈又问了老师,老师也发现萍萍下课的时候也爱上厕所,每次课间都要去好几次,经常都是上课铃响了她才急急忙忙地跑进教室。

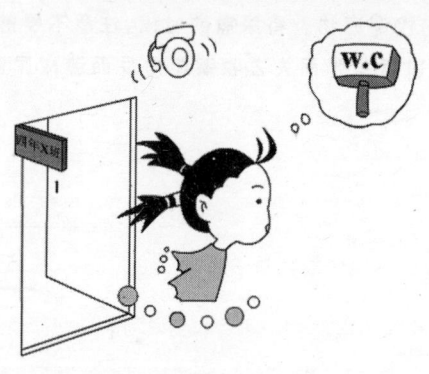

主人公的困惑

莫非我生病了?尿道发炎了,还是老年人说的肾虚?

我们的应对

我们经常会在电视上看到这样的情景,演讲比赛或者考试马上就要开始了,演讲者或者参加考试的人却老是往厕所跑。影视作品也是来源于生活。生活中,这种场景也经常发生。那么,这些人是不是都患上了"尿路感染"呢?从上面的知识中我们知道,排尿不仅受膀胱容量的影响,同时也受大脑皮层的控制,当某些外界刺激影响到大脑的排尿中枢时,大脑就可能发出一些"错误"的命令。这些刺激包括一些精神刺激以及行为刺激。例如,幼儿时期,有时幼儿园的老师会给小朋友们强调:小朋友们,要记得上厕所哟,不要尿裤子!这样类似的语言老师会反复地

第六篇 尿液的产生和排出——这里也有神奇之处

说,无形中,就会对幼儿形成一种暗示,他们的注意力就会集中在上厕所这个行为上,稍微有一点尿意,甚至一些其他刺激比如、冷、饿,或者改变一些活动,他们的第一反应就是上厕所。这已经形成了一种条件反射。这种反射不仅会出现在幼儿身上,也会出现在儿童、青少年甚至成人身上。特别是在受到外界压力影响的情况下比如考试、比赛等,更容易出现。医学上,我们称这种行为为"精神性尿频"。性格内向,比较安静的人更容易受到此类刺激的影响。严格说来,这不是一种疾病,只能算一种排尿习惯的改变,仅仅会出现尿频,而不会出现尿急和尿痛,它和尿路感染没有一点关系。

各个击破

"尿频、尿急、尿痛"这些都是我们经常能从医生那里听到的词汇,这些词语往往都代表我们的身体罹患了某些疾病。生活中,我们也时常会碰到跟萍萍遇见的一样的问题——尿频,也就是经常上厕所而实际上小便量也不多。这样的情况究竟是不是疾病呢?

要解决这个困惑,让我们首先来看看尿液如何从体内排出。

身体的泌尿系统就像城市的下水道一样,它将我们身体产生的一些废物通过一定的通道排出体外,维持身体的健康。

身体的水分通过消化道被吸收入血液,随着血液循环到达全身各处,参与我们机体的各种生理活动。机体所产生的某些代谢废物,如尿素氮、肌酐等就随着水分一起被带到肾脏。通过肾小球的滤过,肾小球内有一层类似过滤膜样的结构,我们称之为"基底膜",正常情况下,基底膜就像渔网一样,只允许分子量小的物质如水分子和一些电解质等通过,而一些分子体积较大的物质如蛋白质就不能通过。这样,血液通过肾小球的过滤后形成,水分以及代谢废物"原尿"进入肾小管。在肾小管,大部分的水分被重吸收,小部分含有浓缩的代谢废物的水分就形成了尿液。一个肾小球和一个肾小管形成一个肾单位,正常一个肾脏约有100~150万个肾单位。这么多肾单位产生的尿液逐渐汇集到另外一个管道——集合管。顾名思义,集合管就是收集各个肾单位所形成的尿液,并汇集到一起,集中到一个"容器"里面,这个容器,我们称之为"肾盂"。尿液在肾盂里面暂时停留,"水往低处流",由于重力的因素以及肾盂本身向下蠕动,尿液逐渐从肾盂进入输尿管,自输尿管进入膀胱。膀胱是一个容量比较大的器官,我们机体产生的尿液暂时储存在里面,如果时间、地点允许,就能通过尿道排出。(图6-1)

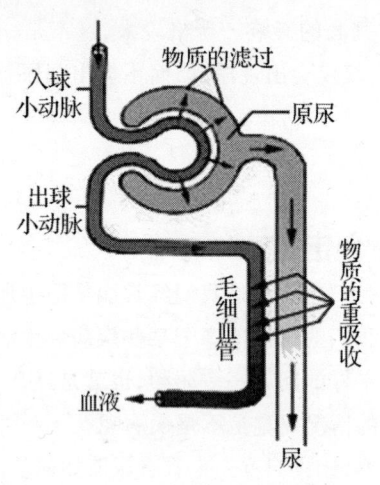

图6-1 尿液的产生

正常排尿是一种受意识控制的神经性反射活动。也就是说排尿活动同时受脊髓和大脑皮层同时调控。当膀胱内尿液达到300~400mL,膀胱内压升至60~70cm水柱左右时,逼尿肌受到膨胀刺激,发生阵发性收缩。膨胀刺激的冲动,对平滑肌加强以后,由神经纤维反映到脊髓反射弧,再传导到大脑中枢,大脑中枢作为"司令部",会评估当时所处的环境,判断是否适合排尿。如果当时在厕所里,大脑就会下达"可以排尿"的命令,而如果在一些不合适的环境下,比如在课堂上、大街上等,大脑就会命令位于膀胱出口的尿道括约肌收缩,把膀胱扣"扎住",不能排尿。当然,同时大脑会命令其他组织器官迅速行动去找一个适合排尿的地方。这就是婴幼儿需要时常穿尿不湿的原因。

正常情况下,排尿的次数是受膀胱容量影响的,膀胱一旦充满,就会有信号通过脊髓传导至大脑。此外,膀胱内容量与排尿感觉之间的关系还受精神因素和下尿路病变的影响。如果有细菌进入尿道或膀胱,就会形成尿路感染。这时,我们的身体就会派出身体的卫兵——白细胞去细菌战斗。这个过程,我们的身体会产生一些特殊的物质称为炎症刺激因子。它就会刺激膀胱,产生强烈的尿意,即使膀胱内只有很少的尿液,也会产生明显的尿意。这时,排尿次数就会明显增加,医学称之为尿频。同时,往往还伴有排尿疼痛和排尿急迫。医学上将尿频、尿急、尿痛这三种表现称为"尿路刺激三联征"。

而萍萍仅仅有尿频的症状,而且只有临近上课才出现,上课时这种症状又消失了,因此萍萍还是属于我们说的"精神性尿频",不是尿路感染。如何改变这种不好的习惯呢?第一,要舒缓压力。不要认为这是一种疾病,你越是重视这种行为,越想纠正,实际上也越是强化这种刺激。我们要逐渐淡化这种刺激,首先要树立良好的生活学习习惯,将注意力集中在自己感兴趣的地方。就像前面提到的萍萍同学,她在上课注意听讲的时候,就不会频繁上厕所。第二,学会转移压力。当我们碰到压力的时候,感到尿意时,试着干点其他事情,一旦我们的注意力转移到其他地方,尿频的感觉自然就会减轻。长期养成这样的生活习惯,这个"病"自然就会不治而愈。

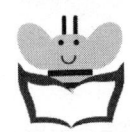

贴心话

虽然频繁地上厕所这种现象可能是精神方面因素造成的,但是我们也不要害怕被别人嘲笑而故意憋尿。膀胱充满后,有尿意就应该去上厕所,如果反复憋尿,反而会造成膀胱功能障碍,甚至不能收缩,导致尿潴留,或者尿失禁。因此,尿频、憋尿都是不好的排尿习惯。

谜语

江湾游泳池旁。　　　　　　　　　　——打一种液体(水)

不洗倒干净,洗了不干净。不洗有人吃,洗了没人吃。

——打一种液体(水)

格言

饮食饮食，饮大于食。
好水喝足，百病可除。
雪水沏茶喝，能活一百岁。
水停一日体生毒，人闲百日必生病。

动动脑

小明晚上喜欢看电视，妈妈让他关了电视睡觉，他老是说要上厕所，反反复复好多次，就是不上床，一看电视就立刻不叫上厕所了。小明这种行为是生病了吗？

二、突然变冷的时候，上厕所的人会增加？

卫生故事

为什么天冷老想上厕所

秋去冬来，季节变化。这几天，天气变化也挺厉害。前几天还艳阳高照、晴空万里，转眼就阴雨绵绵，气温也陡然下降了不少。因为下雨，不能在外打球，王小华和他的同学们下了课，眼巴巴地望着湿漉漉的操场，一脸的沮丧。这是新华小学，王小华在这里读小学5年级，他和他的同学们大约11~12岁，正是爱在操场撒野的年龄段，现在天气变冷，不能出去活动，的确比较难受。王小华看看外面还在下雨，只好拿出课本，随便翻翻。咦，又想上厕所了，这都是今天上午第3次上厕所了，今天早上也就吃了包子、鸡蛋，喝了一杯豆浆，和平常差不多呀，上午到现在也只喝了一杯水，还没平时喝得多呢，怎么又想上厕所了？看看离上课还

第六篇 尿液的产生和排出——这里也有神奇之处

早,急忙往厕所跑,一进厕所,奇怪,怎么这么多人呢?

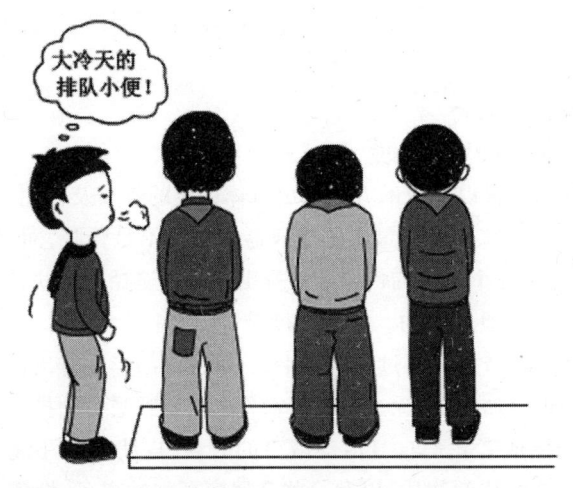

大冷天的排队小便!

主人公的困惑

每当天气凉下来,厕所常常需要排队。难道大家下雨没地方去,都跑厕所来了? 我喝水没有平时多,应该小便也比平时少才对啊,怎么反而小便还比平时多呢? 莫非生病了? 难不成大家都生病了? 这究竟是怎么一回事呢?

我们的应对

尿液是我们身体里的"废水",它能带走我们身体的废物。每天尿液的多少和我们每日饮水量有很大关系。每日饮入量和尿液维持着一定的动态平衡。我们每天喝的水在体内循环,除了参与我们身体的一些基本的生理活动之外,另外一个重要的作用就是带走我们身体产生的代谢废物。我们的身体都有一种调节机制,其中最重要的环节就是肾脏的调节。正常功能的肾脏通过产生尿液以维持我们身体内水分的一个正常水平。平时,我们喝水喝得多的话,排尿就会多。喝水少的话,排尿就少。这都是显而易见的道理。可为什么现在王小华和他的同学们喝水比平时少,小便却比平时多呢?是他们身体调节机制出了问题吗?

各个击破

我们都知道肾以泌尿的方式排出机体产生的毒素及代谢产物,是人体主要的排泄器官。人体最大的排泄器官其实不是肾脏,而是皮肤,其次,呼吸道也是一个重要的代谢产物排出体外的途径。皮肤是以汗腺分泌汗液来完成排泄过程的。环境温度升高,或者因为我们活动增加,大量代谢产物就随着水分通过皮肤的毛孔,以汗液的形式排出体外,同时,我们的呼吸也会加快、加深。一部分水分也随着呼吸活动排出体外。当外界温度降低或者我们自身活动减少的时候,皮肤分泌汗液就明显减少,同时,机体的代谢物质,以及一些金属离子如钠离子、钾离子在我们血液中的浓度就会升高,这时,我们的身体就会发出"命令",指示肾脏加快工作,将代谢废物、过高的钠离子和钾离子以及多余的水分通过尿液排出体外。肾脏就像一个水泵一样,不停地将这些物质过滤出去,于是,我们产生的尿液自然就会增加,上厕所自然就要排队了。

我们每天摄入的水与我们机体排出的水决定了尿的多少。水的排泄除了主要通过我们的肾脏和皮肤这两大器官外,还可通过呼吸道排出一部分水。呼吸道的排出量相对恒定,而皮肤排出水的量则受环境温度、湿度以及我们人体体温、运动量等诸多因素影响,变化较大。例如,在长跑后,汗液的分泌就明显增加,此时,尿液就会相对减少。而一旦环境温度降低,活动量减少,汗液分泌就会减少,此时,肾脏的滤过就会增加,尿液的量就会加大。

当温度下降时,活动减少,我们饮水也会比平时天气炎热时减少许多,有时甚至整个上午都不会喝水。这时,为什么还是有尿液,而且尿液还不少呢?这就要谈谈我们如何摄入水。我们机体摄入的水分在体内主要以两种形式存在。

(1)自由水的形式,自由水是指在生物体内或细胞内可以自由流动的水,也就是我们常说的可以喝的水。如人和动物血液中含水83%,多

第六篇 尿液的产生和排出——这里也有神奇之处

为自由水,可把营养物质输送到各个细胞,又把细胞产生的代谢废物运到排泄器官。它的数量制约着细胞的代谢强度,如呼吸速度、光合速度、生长速度等。自由水占总含水量的百分比越大则代谢越旺盛。

(2)结合水,这种"水"是以另外一种形式存在于我们所吃的食物中。即便是干燥的饼干,也含有结合水,它不能被"喝"进去,只能在我们体内经过代谢后形成水。实际上,我们人体摄入的水分大部分来自于结合水。所以,天冷的时候我们"喝"水很少但是同样能够产生许多尿液。

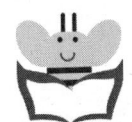

贴心话

冬天来临,我们活动减少,尿液相对夏天可能较多,这是一个正常的生理现象,大家不必焦虑,更不必惊慌。只要没有出现尿频尿急尿痛或者尿液混浊等现象就大可不必紧张。如果实在觉得上厕所次数过多,可适当增加运动量,就可以减少上厕所的次数。

谜语

池塘里睡觉,江河里奔跑,海洋里舞蹈。　　——打一种液体(水)

一样事物极其软,几把钢刀劈不开。　　——打一种液体(水)

格言

人体不是滤器,莫把饮水当儿戏。

人以食为天,食以水为先。

凡味之本,水为最始。

水为万化之源,土为万物之母。

喝水不小心,健康就担心。

动动脑

冬天天气冷,不口渴就不喝水,省得老是跑厕所,这种行为正确吗?

三、平日里一天尿几次,烈日军训时为什么会很少有尿意?

卫生故事

军训时的发现

"立正!""稍息!""向右转!""齐步走!"烈日下,操场上,这样的口号此起彼伏,这是××中学初中一年级的同学正在进行入学前军训。9月的阳光还是那么热辣辣的,照在操场上一片明晃晃。操场旁边的树木耷拉着脑袋,树叶也无力地下垂着,只有知了还很有精神,一声一声地和着操场上的呼号声。训练场上,各班的同学们虽然穿着单衣,但还是长衣长裤,汗珠顺着头发往下滴落,不少同学的背上、前胸都浸出了汗珠。终于,教官一声"解散,休息"。大家终于松了一口气,急忙跑到操场边树荫下休息,每个人都抱着水杯咕嘟咕嘟地喝水,只有一名同学习惯性地跑去厕所,站了许久,才解出很少的尿来,而且颜色还很黄。平时一天尿几次,现在军训,喝水更多,怎么反而排尿减少了呢?

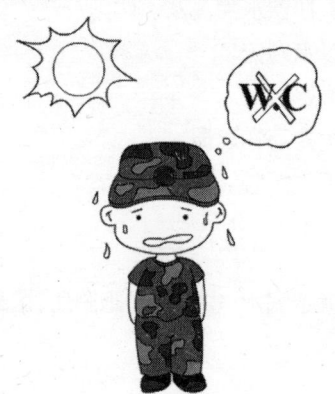

第六篇　尿液的产生和排出——这里也有神奇之处

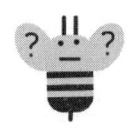

主人公的困惑

这么热的天,坚持在烈日下军训,每天衣服都要被汗水浸湿几遍,在操场上走几圈,站半小时军姿都会让同学们的头发被汗水打湿。军训时,每次休息的时候同学们都要喝好多的水,学校也专门准备了凉开水放在操场旁边,每天都要喝掉好几大桶。每个同学喝的水都比平时多了去了,但上厕所的次数却比平时少了许多。喝了这么多水,肚子里面能装下吗?它们都跑到哪里去了?怎么只喝了水,没见尿排出来呢?

大热天,同学们坚持军训,既锻炼了身体,也磨炼了意志。当然,这么热的天气坚持训练,肯定免不了喝水。几乎每个同学休息的时候都是咕嘟咕嘟喝一阵子,甚至听见肚子里面叮当作响。但是,一会儿,肚子就不鼓了,也没有叮当作响的声音了。为什么呢?

我们的应对

既然喝了这么多水,总得排出来啊。因为水的作用不仅参与人体基本生理功能,还带出机体产生的代谢废物。尤其是大运动量之后,机体产生的废物更多,更需要排出。对于我们人类来说,存在两种主要的途径进行排泄作用。其一为肾脏产生尿液,经排尿作用排出体外;排汗是另一种排泄途径,它可以排走水分及盐,但其实这个机制的主要目的是降温。此外还有一种为呼吸作用所产生的二氧化碳,经肺部呼出体外。在炎热的天气或者我们运动量增加的时候,为了给身体降温,皮肤的毛孔就会开放,汗腺就会分泌大量的汗液,通过汗液的蒸发作用,带走过多的热量,同时也可带走较多的水分与代谢废物。有科学家做过检测,发现汗液的成分与尿液极其相似。所以天气炎热时军训,虽然喝了许多水,但是小便却很少。那么,让我们分别来看看皮肤与肾脏这两个主要排泄器官的工作吧。

1. 皮肤的排泄功能

皮肤是机体最大的器官,处于机体和外界环境之间。它是保护人体

165

免受外界机械、化学、物理侵袭的第一道防线,完整而良好的皮肤可减少外界对机体的影响,维持机体的正常生命活动。皮肤的生理作用除了感觉、保护作用外还有调节体温以及排泄作用。体温是机体内物质代谢过程中产生热量的表现,也是机体细胞进行各种生化反应和生理活动必不可少的条件之一。皮肤是体内热量散发的重要组成部位,可以通过皮肤血管收缩、立毛、排汗减少等形式来调节体温,也可以通过辐射、对流、传导、蒸发等物理方式来散发热量;皮肤具有一定的分泌和排泄功能,这主要是通过汗腺分泌汗液和皮脂腺排泄皮脂进行的。皮肤通过出汗排泄体内代谢产生的废物,如尿酸、尿素等,可代替肾脏部分功能等作用;并且汗液在一定程度上可冲淡化学物的酸碱度,保护皮肤。皮肤表面的皮脂膜呈弱酸性,能阻止皮肤表面的细菌、真菌侵入,并有抑菌、杀菌作用。当外界气温较高时,皮肤毛细血管网大量开放,体表血流量增多,皮肤散热增加,使体温不致过高。当气温较低时,皮肤毛细血管网部分关闭,部分血流不经体表,直接由动静脉吻合支进入静脉中,使体表血流量减少,减少散热,保持体温。当气温高时,人体大量出汗,汗液蒸发过程中可带走身体的部分热量,起到降低体温的作用。

2. 肾脏的功能

肾脏是我们人体非常重要的一个器官,它就像我们人体的下水道一样,排出废物,保持我们身体健康。它的主要功能有四个方面。(1)尿的生成。血液流经肾脏,其中的除细胞与大分子蛋白外的大部分血浆成分通过肾小球毛细血管内皮、基底膜及足细胞裂孔膜构成的滤过膜滤入肾小囊形成原尿,在流经不同节段肾小管的过程中通过尿液的浓缩和稀释,最终形成尿,汇入肾盂,排出体外。(2)排泄代谢产物。机体在新陈代谢过程中产生多种废物,绝大部分代谢废物——包括以尿素氮、肌酐、尿酸等为代表的一百余种代谢废物和毒性物质,通过血液进入肾脏,经肾小球滤过或肾小管分泌,随尿液排出体外。(3)维持体液、电解质平衡及体液酸碱平衡。在肾脏,血液中的水和电解质通过肾小球滤入原尿;原尿中的水和电解质在流经不同节段肾小管时以不同的比例被重新吸收,同时部分重要的金属离子将被分泌入管腔。通过肾脏的尿浓缩与稀释过程维持机体水、电解质以及酸碱的平衡,从而维持内环境的稳定。(4)内分泌功能。可见,肾脏在维持机体内环境稳定方面发挥着重要的功能。当我们身体水分充足情况下,每日尿量约1500mL,其中500mL为基本排水量,伴随代谢产物排出(每日尿量少于500mL,即为少尿),其余为机动排水量,随进水量的增减而变动。而一旦水分丢失严重,比如大量出汗等,尿量就会相应减少,这也是一个信号,提醒我们应当注意补充饮水。

各个击破

保护我们的身体健康,应当适量饮水,科学饮水,要做到以下几个方面:

(1)要适量喝水,不暴饮。在一般情况下,一个人每天要从体内排出约2.5kg的水,绝大部分需要通过喝水和食物来补充,因此每天要喝2000mL以上的水才能保持水分的平衡。但暴饮会加重心、肺、胃肠的负担,引发消化不良、胃下垂,甚至心、肺衰竭等病症。

(2)要定时喝水,勿只口渴时饮水。早晨应少量、多次饮水,这不仅可补充晚上水分的耗损,还能促进消化液分泌,增加食欲,同时可刺激胃肠蠕动,有利于定时排便及降低血压。口渴是大脑中枢发出要求补水的信号。口渴说明体内水分已经失衡,到这时再补水,往往事倍功半。

(3)要喝开水,不喝生水。目前认为白开水是最好的饮用水。喝生水的害处人人皆知。生水里含有致病的细菌,此外,水中的氯与没烧开的水中残留的有机物相互作用,可产生一种叫做三羟基的致癌物质。据调查,经常饮用生水的人患膀胱癌、直肠癌的可能性会增加。

(4)要喝新鲜开水,不喝"陈水"。新鲜开水,现烧现喝,不但无菌,而且含有机体所需要的多种矿物质。不喝放置时间太长的水,不喝自动热水器中隔夜重煮的开水,不喝经过多次反复煮沸的残留开水,不喝盛在保温瓶中已非当天的水及蒸过饭菜的蒸锅水。这些"陈水"虽然无菌,但却煮掉了人体所需要的矿物质,而且还可能含有某些有害物质,如亚硝酸盐等。

(5)要喝加盐温热水,不要喝冰水。炎热的夏天,大量出汗后光喝不加盐的淡开水,进入体内的水分不仅不能保留在组织细胞内,反而更容易随汗液或尿液排出体外,结果越喝越渴,还可能引起心慌、无力等低钠血症。这时,应该多喝一些盐水,以补充丢失的水和盐。热开水进入机体后,会迅速渗入细胞,使不断出汗而缺水的机体及时得到水分的补充。冷饮虽会带来暂时的舒适感,但大量饮用冰镇饮料,会导致汗毛孔宣泄不畅,机体散热困难,余热蓄积,而易诱发中暑。

谜语

用手拿不起,用刀劈不开,煮饭和洗衣,都得请它来。

——打一种液体(水)

流流动动,动动流流,虽然没腿,游遍五洲。 ——打一种液体(水)

格言

心善人轻,水好血净。

有水就有生命,换水就不换血。

生命在于平衡,补水必须科学。

动动脑

夏天,剧烈活动后,衣服被汗浸湿干了之后留下来白色的东西是什么?

四、饮水、排汗、尿结石是否有关联?

卫生故事

小刚的烦恼

班上来了一名新同学,来自新疆的小刚,他是汉族人,以前一直住在新疆石河子,现在跟随爸爸妈妈回到家乡。十岁的小刚在新疆出生,一

第六篇　尿液的产生和排出——这里也有神奇之处

直住在新疆,会说汉语,也会一点维吾尔语,很快就和新同学熟悉起来。大家非常好奇那个遥远的地方是什么样的,经常问起新疆的生活怎么样,食物是否好吃,可以骑骆驼吗,葡萄是不是特别甜等,小刚都会给大家仔细地讲解。小刚的生活习惯也和大家差不多,除了还不太习惯这边的饮食,其他都还蛮好。就是有一点,小刚不太喜欢喝水。有时一上午都不见他喝水,一整天都很少见他上厕所。问他为什么不喝水,他老是回答不渴。突然,有一天,上体育课,正跑步时,小刚突然弯腰,蹲下来,老师关切地问怎么了,小刚捂着腰,脸色苍白,豆大的汗珠顺着脸庞滴下来,痛得说不出话来。老师急忙把小刚送到医院。后来才听说原来小刚肾脏上长了一颗结石,后来做了手术才治好。结石?那不是大人才会得的病吗,小刚才十岁,怎么会有结石呢?

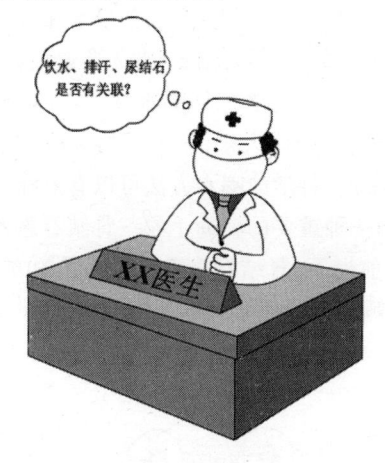

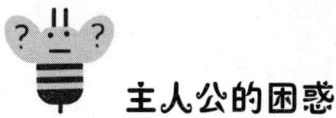

主人公的困惑

小刚才十岁,居然就患有肾结石,而且听医生说这颗结石应该长了挺长时间了,只有做手术才能治疗。小刚这么小,怎么会长结石呢?和他不爱喝水有关系吗?听爸爸说,新疆那里患结石病的人不少,为什么呢?和他们吃的东西有关系吗?前段时间我们军训,出了好多汗,尿解得不多,我们会不会也长结石呢?

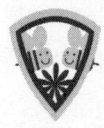

我们的应对

肾结石指发生于肾盏、肾盂及肾盂与输尿管连接部的结石。多数位于肾盂肾盏内,肾实质结石少见。边缘多光滑,但也有不光滑呈桑葚状。肾是泌尿系统形成结石的主要部位,其他任何部位的结石都可以原发于肾脏。肾结石最常见的临床症状就是疼痛、血尿。疼痛的时候非常剧烈,甚至可能伴有呕吐。结石形成的主要原因和饮食有很大关系,饮食中矿物质含量高的话,尿里面的矿物质浓度也会很高,这时,如果喝水较少,尿的浓度进一步提高,尿里面就可能形成一些细小的结晶,如果结晶持续增大,就形成结石。尿结晶或小的结石可以顺着输尿管进入膀胱,从尿道排出,但大的结石就不能排出,如果卡在肾脏、输尿管或尿道,就会引起剧烈疼痛。因此,要预防结石,首先要避免高矿物质的饮食,而且,要注意多饮水。肾结石患者怎样喝水好?水,对于每个人来说都是必不可少的,对于普通的健康人来说,怎样喝水是没有太多要求的。但是对于肾结石患者来说,科学的喝水方法可以有效降低肾结石的复发几率,是治疗肾结石的一种重要的辅助手段。肾结石患者怎样喝水好?在正确治疗肾结石的前提下,肾结石患者科学喝水的方法是:每日喝水可分别于晨起、餐间、睡前。清晨时饮水量可达500~1000mL。为了保持夜间尿量,睡前应饮水500mL,排尿后再饮水300~500mL,余下水分别于餐间饮服。(图6-2)

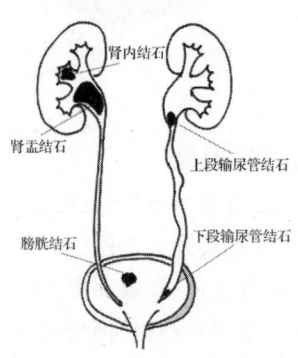

图6-2 泌尿系统结石

各个击破

1. 肾结石形成的主要原因

肾结石形成的原因很多,比如,饮食因素、遗传因素、疾病因素等。其中最常见的是饮食因素以及饮食习惯。在某些地方,饮水中矿物质含量较高,也就是人们常说的水质比较"硬",这种水煮沸后,可以看到容器下面会有较多的水垢。长期饮用这种水,患结石的可能性会大大增加。我国的新疆、贵州等几个省份就是结石的高发区域。因为这几个省份,大部分是山区或者丘陵,饮水和地面水多来自岩石区域,水中矿物质含量较高,长期饮用,自然提高了结石发病率。

2. 喝水与结石

不喜欢喝水的人结石发生率也很高,饮水减少,尿里面的矿物成分浓度变高,就会逐渐形成一些小的结晶,这些结晶非常小,如果这时增加饮水,增加排尿量,可能将结晶冲走、排出。但如果仍然不积极饮水,小的结晶就会沉积下来,往往停留在肾脏里面,逐渐增大,形成结石。但直径小于0.5cm的结石有可能通过大量饮水,增加尿量而自行排出。所以,大量饮水可以很好地预防结石,而且,可能对早期结石有治疗作用。

3. 排汗与结石

有些医生发现,夏天结石患者似乎比其他季节多一些,尤其是从事一些重体力劳动或高温工作的人们。推测原因,可能因为他们长期在高温环境下工作,皮肤排汗大大增加,这时,如果没有及时补充水分,造成身体缺水,肾脏产生尿液减少,"下水道"没有水来冲洗,自然容易有"污垢"沉积而形成结石。

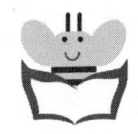

贴心话

俗话说"水停一日体生毒",饮水的重要性不言而喻。不论我们有没有出汗,都要积极补充水分,做到充分饮水,健康饮水,科学饮水。充分地饮水,保证足够的尿量才能带走我们身体的"毒素",预防包括肾结石在内的许多疾病。

谜语

不洗不脏,越洗越脏,洗了不能吃,不洗反能尝。——打一液体(水)

喝了没滋味,脏了不能洗,掉在地面上,再也拿不起。

——打一液体(水)

小风起,吹得劲,大刀砍,没有缝。——打一液体(水)

冷也吃得,热也吃得,弯也走得,直也走得,就是高了走不得。

——打一液体(水)

刀砍没有缝,枪打没有洞,斧头砍不烂,没牙能咬动。

——打一液体(水)

格言

药补不如食补,食补不如水补。

水是百药之王,水是营养之首。

动动脑

夏天运动完了,真口渴,干脆吃几支冰棍得了,就不用喝水了。这种做法对吗?

第七篇
感觉器官——没有它,我们将是木头人

我们生活的这个世界里有不同的物体、不同的形状、不同的颜色、不同的声音,但我们为什么会知道在天空中飞翔的是小鸟、在海里航行的是轮船,篮球是圆的、黑板是长方形的,天空是蓝色的、夕阳是金色的,因为我们通过眼睛可以看见;为什么知道现在上的是英文课而不是数学课呢,因为我们通过眼睛可以看见、通过耳朵可以听见。但是为什么有的人能看见、听见,有的人却不能呢?接下来就将为你揭开感官世界的神秘面纱。

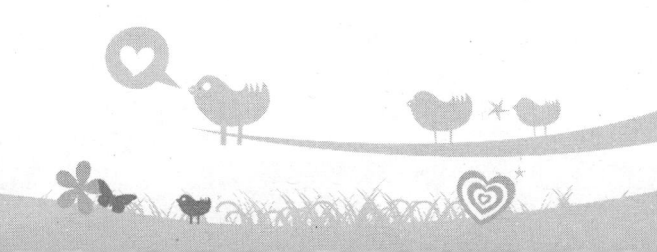

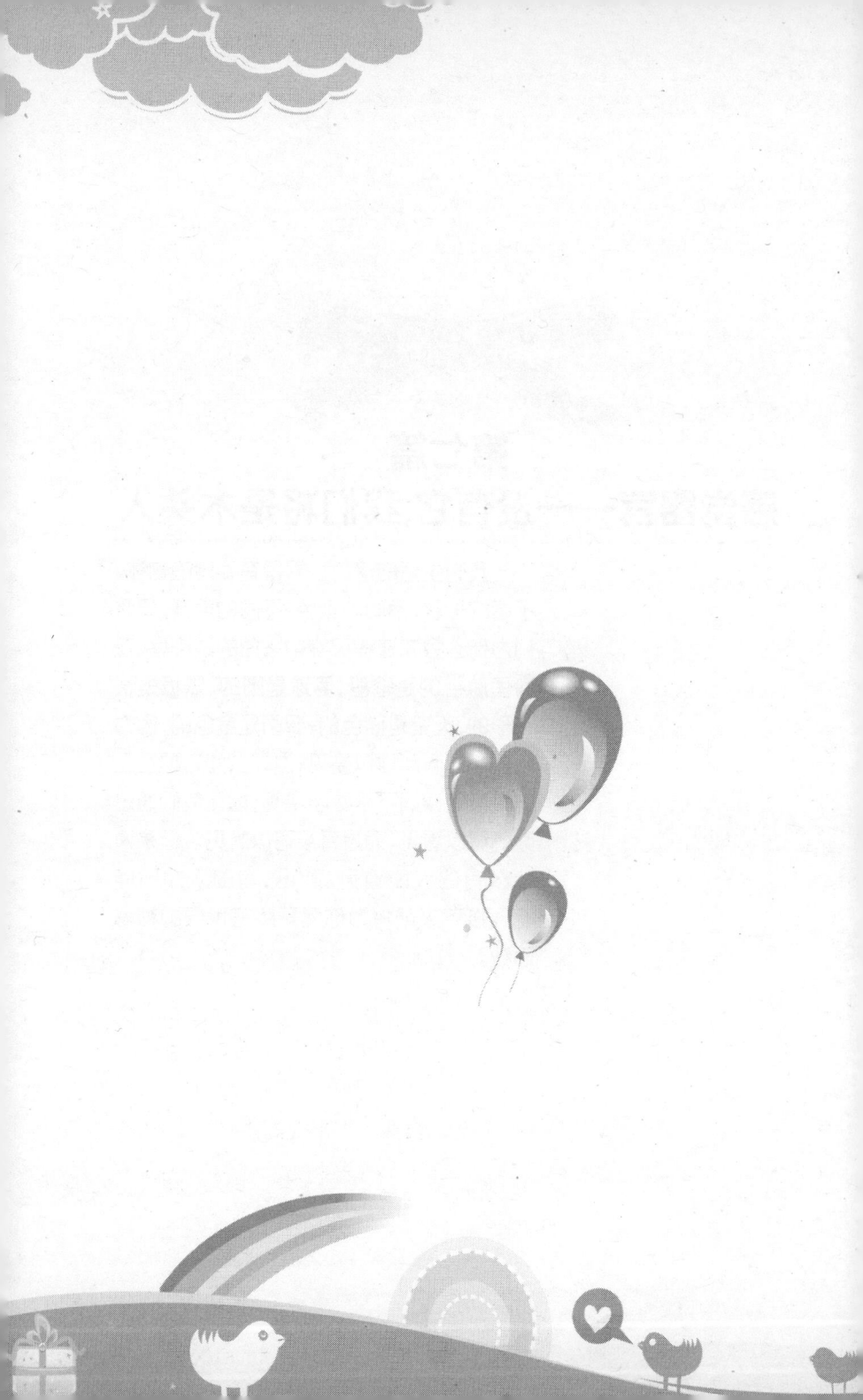

第七篇 感觉器官——没有它,我们将是木头人

一、眼睛为什么能看到东西?

眼睛是人体最重要的感觉器官之一,它由眼球和眼内容物(房水、玻璃体和晶状体)组成。因为眼睛,我们才能感知、认识这个多姿多彩的世界。因为眼睛,我们才知道彩虹是七彩的,天空是蔚蓝的,大海是湛蓝的,沙漠里有一望无垠的黄沙。还是因为眼睛,我们才能在车来车往的世界里自在穿行。但是,我们身边还有这样一部分人,他们也有眼睛,但是他们的眼睛里没有色彩。他们眼睛里的世界是单一的灰色,没有黑夜、白天之分,没有娇艳绽放的花朵,也没有徐悲鸿笔下栩栩如生的骏马。或许没有他人的帮助,他们还需借助盲杖或导盲犬在大街上踯躅前行;或许与眼睛看得见的人们一样,他们也必须承担起家庭责任,接受生命的挑战。与那样一些人相比,每天一睁眼就能看到光明的人,是何其幸福。

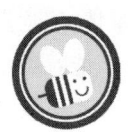

卫生故事

看不见:先天,后天?

王斌,今年12岁,是一名小学六年级的学生。王斌平时只爱玩,不爱看书,爸爸妈妈经常教育他要好好学习,他都听不进去。四月底的一天,王斌的班上为了迎接"5月5日全国爱眼日"的到来,老师经过联系,让他们与某所特殊学校的同龄孩子结成互助小组。王斌的互助同学叫秦风。当王斌第一眼看到秦风的时候,他并没有发现他们之间有什么区别。于是,王斌大方地伸出自己的右手说:"很高兴认识你,我们握个手吧。"他发现秦风听了他的话,先是向着他移动了一下,然后也伸出了右手,但他们两人的手在空中却没有交集。王斌忽然明白了,于是他立刻上前,一把握住了秦风的手。之后王斌才知道,原来秦风生下来的时候

眼睛还能看见一些,慢慢地就完全看不见了。那时家里没钱给他看病,所以耽误了,因此他才上了特殊学校。通过与秦风对比,王斌发现自己实在是太幸福了,但自己以前却不懂得珍惜,于是他开始反思。

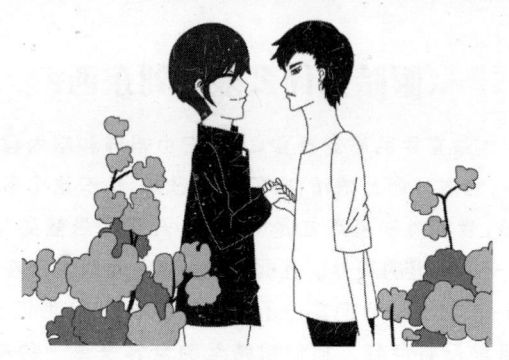

主人公的困惑

我有健全的四肢,还有一双明亮的大眼睛。每天一睁开眼睛,可以看见亲爱的爸爸妈妈,看见亲爱的同学和老师;可以看到天上飞翔的小鸟;可以读书看报、看电视、上网;可以做好多自己想做的事情,感觉真好啊。与秦风相比,我真的是幸福太多了。我们的眼睛为什么能看见东西呢?秦风的眼睛为什么看不见?他是后来才慢慢看不见的,这应该算是后天的失明吧?不知道还能不能治?如果能治好,那他就又能看到这个五彩缤纷的世界了……我平常总喜欢躺着看漫画书,妈妈无数次提醒我看书时要坐好,不能趴着躺着,否则以后眼睛会近视。虽然现在还没觉得视力有什么变化,但从现在开始,我一定要改掉我的不良习惯,好好地珍惜、爱护我的眼睛才行。

我们的应对

视觉的形成是由眼、视神经以及视觉中枢的共同活动完成的。由于光线的特性,人眼作为视觉的外周感受器官,对光线的刺激可以产生相

第七篇 感觉器官——没有它，我们将是木头人

当复杂的反应。当我们看东西时，物体的影像经过瞳孔和晶状体，落在视网膜上；视网膜上的视神经细胞在受到光刺激后，将光信号转变成生物电信号，通过神经系统传至大脑；再根据人的经验和记忆去分析、判断、识别等极为复杂的过程进而构成视觉，并在大脑中形成物体的名字、形状、颜色等概念（图7-1）。视觉形成过程中任一环节出问题，都可引起视觉问题，严重者会失明。对失明者而言，有些是先天造成的，有些是后天造成的，那么最重要的就是查明失明的原因，这样才能制订下一步治疗措施。

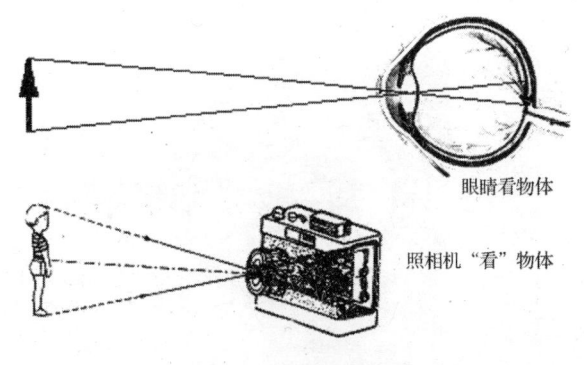

眼睛看物体

照相机"看"物体

图7-1 眼睛成像原理

晶状体位于虹膜、瞳孔之后，玻璃体之前，是一个富有弹性的透明体，其形似双凸透镜。我们视物时，眼睛通过调节晶状体的弯曲程度（屈光）来改变晶状体焦距，使形成倒立的、缩小的实像落在视网膜上。视网膜分辨影像的能力就叫视力。趴着躺着看书、在昏暗的光线下看书等不佳的用眼习惯以及长时间用眼都可发生眼疲劳现象，表现为眼睛发胀、头疼、眼花、眼睛酸涩、眼睛发干等症状。长期视疲劳可造成视力下降，表现为看远物时视物模糊。

各个击破

据统计，人们所得到的外界信息总和的85%来自于眼睛。眼睛在看东西时，只是外界的物体的影像被视神经细胞所感受。要使我们在主观

177

上能够看到这一物体,还必须经过视神经等一系列复杂的传导,直至大脑枕叶视觉皮质中枢。经过中枢的综合分析,包括两个眼睛传来的不完全相同的影像综合分析以后才能完成。这与只要按动一次快门,底片上曝光一次就可以显出影像来的简单照相技术是无法相提并论的。把眼睛比作一个特殊的"电灯泡"的话,其后面的视神经、视觉中枢就好像电线和电源一样,只要三者之一出现问题,"电灯泡"都不会亮,也就等同于我们的眼睛看不见。

眼球断面图

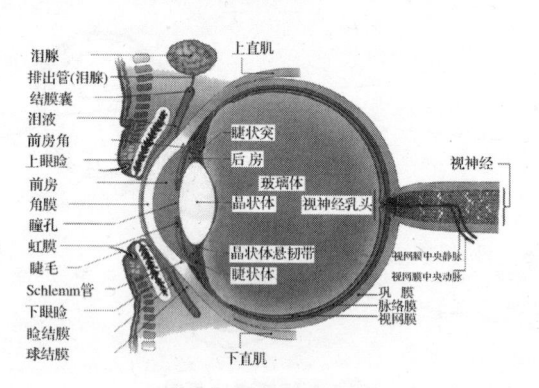

图 7-2 眼睛解剖图

眼球壁最外层由角膜和巩膜组成,角膜富含神经而感觉敏锐,是光线进入眼内和折射成像的主要结构。视物时,角膜及晶状体会把进入眼球的光线聚焦并投射到视网膜上,形成影像。如果光线焦点能够恰恰落在视网膜上,便能形成清晰的影像,则称为"正视"。相反,如果光线无法聚焦在视网膜上,便会出现"屈光不正"的问题,导致影像模糊不清。最常见的"屈光不正"有近视、远视和散光,它们需要不同的镜面进行矫正,矫正后光线会聚焦在视网膜上,就又可以看清楚了。(图 7-2)

视力也是眼睛视觉功能之一,如何保护青少年的视力,一直以来都是人们关注的焦点。养成良好的用眼习惯是保护视力的基础,对青少年来说主要是看书的姿势要端正,书本离眼睛的距离要适中(约 25cm),一次的阅读时间不宜过长等等。然后是坚持做眼保健操,做操的时候要求动作轻柔、准确。最后,还需要定期检查视力。

第七篇 感觉器官——没有它，我们将是木头人

沙眼是沙眼衣原体引起的一种慢性传染性结膜角膜炎，因其在眼睑结膜表面形成粗糙不平的外观形似沙粒而得名。由于沙眼也是引起失明的疾病之一，因此除了预防近视，我们还要预防沙眼。若有畏光、流泪、出现很多眼部黏性分泌物等症状时，必须及时去医院治疗。沙眼在急性期可以自愈或者治愈，并且不留后遗症。若转为慢性，症状又反复发作的话，晚期严重时可失明。

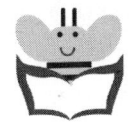

贴心话

眼睛不但能看近望远，是我们观察世界的窗户，还能正确辨别各种物体的形态、颜色等，产生美好完善的视觉，从而满足人们工作、学习、生活的需要。但从中国传统医学（中医）的角度来讲，眼睛还是透视身体健康的窗口，很多问题都能通过眼底反映出来。掌握了下面这些常识，可以让疾病得以早发现、早诊断、早治疗。

眼睛充血——巩膜炎；

眼白发黄——黄疸；

眼睛突起来——显示甲状腺有问题；

单眼睑下垂——显示需要立即就医。

谜语

上边草，下边草，当中一颗黑葡萄。　　——打一感觉器官（眼睛）

日日开箱子，夜夜关箱子，箱里一面小镜子，镜里一个小影子。

——打一感觉器官（眼睛）

格言

黑夜给了我黑色的眼睛，我却用它来寻找光明。　　——顾城

动动脑

1.眼睛问题会遗传吗？

2.在昏暗光线下看书或字太小会伤视力吗？

3.人老视力一定会变坏吗？

二、我是怎么患上近视眼的?

在静体状态下从无限远(5m以外)来的平行光线,通过角膜、房水、晶状体和玻璃体的一系列屈光系统,屈折后聚焦点落在视网膜上,因此能看清远处的"目的物",就叫正视眼。而近视眼就不同了,近视眼是指眼睛只能看见近处的景物,而远处景物则模糊不清的一种不正常的屈光现象。调查结果显示,在2011年,中国青少年近视发病率高达50%~60%,居世界第二位;并且学生近视呈现低龄化和程度逐渐加深的趋势。因此,关注青少年学生近视问题,确保他们健康成长不容忽视。

卫生故事

我看不清黑板了

魏红,今年13岁,是某重点中学一名初一的学生。魏红班上总共有50个同学,把教室挤得满满的。虽然会循环换座位,但由于身高的缘故,她先被安排坐在倒数第二排。魏红的妈妈会经常在她耳边念叨:"你进的可是重点中学,班上几乎都是以前成绩很好的同学,竞争很激烈啊。我们是好不容易才挤进去的,今后你一定要努力,为妈妈争口气,把隔壁的林玲比下去……"在妈妈的耳提面命下,听话的魏红总是抓紧一分一秒的时间学习。课间休息,她在看书;回家的公交车上,她也在看书;回到家除了吃饭、上厕所外,几乎所有的时间她都在看书。有时候看累了,她就放低书本,趴在桌子上看。有一天,魏红抬起头突然发现,当她坐在倒数第二排座位的时候,看黑板上的字很模糊。她眯了眯眼,好像又能看清了,所以她就没告诉妈妈。魏红还是一如既往地拼命学习,学期末的时候,她的期末考试总成绩排全班第二。魏红觉得没有辜负妈

第七篇 感觉器官——没有它,我们将是木头人

妈的殷切期望,心里很是欣慰。但当她拿起笔,准备抄下老师布置的课外作业时,她发现自己又看不清黑板了。她使劲揉了揉眼睛,发现还是看不清。眯着眼,虽然困难,但还算能看见。睁大眼睛,又看不清了。魏红不知道自己的眼睛是怎么了,她一回到家就赶紧把情况告诉了妈妈。妈妈带她到医院一检查,医生说魏红这是近视了,原因应该是用眼过度。医生说没关系,戴眼镜可以矫正,而且现在度数也不深,于是就为魏红配了一副近视眼镜。从此,魏红也成为"四眼"一族。

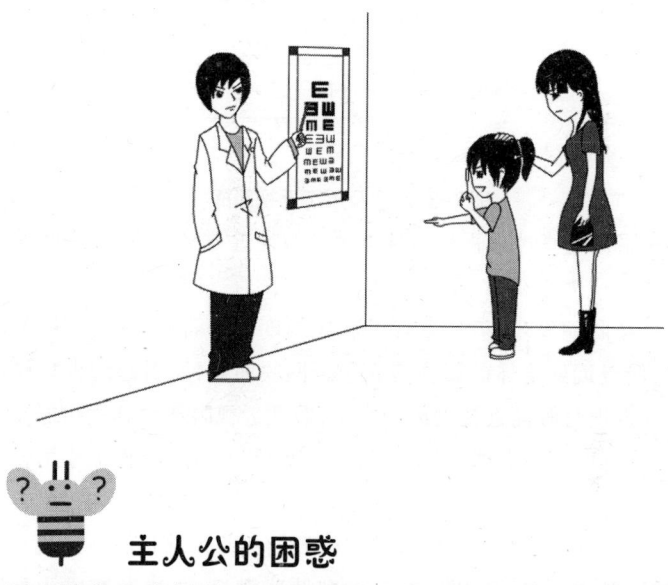

主人公的困惑

医生说我看不清黑板是因为用眼过度造成眼睛近视的缘故,如果不想让近视度数加深,就要改变用眼过度的情况,那可怎么改啊?意思是以后就不能再花像以前一样多的时间学习了吗?不花那么多时间的话,我的学习成绩肯定会掉下去的,同学们会一个个都超过我,那可万万不行!前一次刚开始看不清,后面不是又能看见了吗,这次会不会也那样呢?再说戴眼镜很不方便的,冬天进入暖气房、夏天从空调房出来都容易起雾,我可不可以不戴眼镜?医生说我现在的度数不深,什么是度数?如果一直戴眼镜,度数会增加吗?好像班上也有好几个同学戴眼镜,他们也都是近视眼吗?改天我可得去问个明白。

青少年生理卫生知识

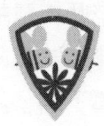

我们的应对

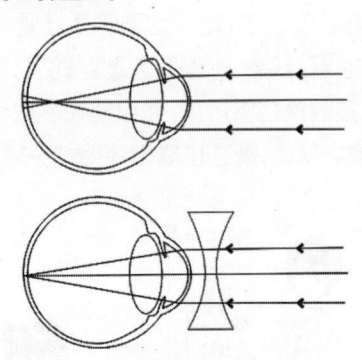

图7-3 近视及矫正近视原理

近视眼分为真性近视和假性近视。假性近视又称为功能性近视,此时眼球的体积大小正常、前后径也没有变长,它只是由于调节晶状体的睫状肌持续收缩发生痉挛,致使晶状体凸度增大而变厚,对光线的屈折力增强,使得远处物体的影像落在了视网膜前面,而引起的视物模糊不清。真性近视与假性近视的区别在于,假性近视眼球没有发生器质性改变;而真性近视存在眼球变长、前后径也变长,并且不能再缩小恢复的现象,即发生了器质性改变。(图7-3)

大多数情况下,青少年的近视眼刚开始的时候都是假性近视。由于用眼过度,或者没能及时发现、解除睫状肌痉挛,久之发展成为真性近视。要区分二者,到医院验光就可以了。假性近视重在预防,避免其向真性近视发展。因此,假性近视就不适合戴眼镜,它的治疗以调节放松为主,比如改善学习环境、远眺法等,也可以用眼药水散瞳。

如果是真性近视,就需要配一副合适的眼镜纠正。方法是让近视者戴凹透镜,使聚焦后的光线稍向后移,就恰好落到视网膜上。我们说的度数,是指眼镜片的屈光强度。一个屈光度,就等于一般人或眼镜店所讲的100°。视力越差,所需要的镜片度数也越深,镜片也会比较厚,就像我们笑称高度近视眼镜是"啤酒瓶底"一样。近视眼的近视程度可为轻度、中度、高度。300°以下为轻度近视，300°~600°之间为中度近视，超过600°为高度近视。平日只要坚持戴眼镜，近视程度一般不易再发展。

各个击破

在青少年学生中，近视眼的人数日益增多是我们有目共睹的事实，防治近视已经是刻不容缓的议题。前面已经提过，近视分真性近视和假性近视，在青少年中往往是两种近视同时存在。因此，青少年如果觉得视物模糊了，要及时去医院检查，弄清楚是哪一种近视才好尽早选择适合自己的治疗方案。

面对日益壮大的青少年近视眼队伍，预防近视就显得尤为重要。近视眼的发病原因是多方面的，主要有三种。①先天遗传因素：父母患有高度近视的，其子女患近视的概率会比较高。②后天环境因素：所有能使视力疲劳的外在因素。长期紧张、视力疲劳，是造成青少年学生体质下降、视力不良的主要原因。比如，青少年学生学习负担过重，课程多、作业多、考试多。③不注意用眼卫生：在公共汽车上看书，边走路边看书，躺着看书，甚至于无休止地看书。此外，营养不良或某些维生素、微量元素缺乏也会对视力造成影响。

要预防近视，青少年应该尽量做到以下几点。①建立合理的作息制度，按时学习、休息、睡觉，生活要有规律。②培养用眼的卫生习惯。看书时姿势要端正，眼睛和书本要保持合适的距离，如连续读书写字1小时，应休息片刻，变换姿势，让两只眼睛看看远处的景物（远眺法）。不躺着看书，走路、坐车也不要看书。看电视时间不宜过长，距离电视机不宜过近。③坚持体育锻炼，注意营养，每天坚持做眼保健操。④定期检查视力，发现视力下降，就要及时查明原因，采取措施。

贴心话

屈光不正是指眼睛在不使用调节的情况下，远处（5m外）的平行光线通过眼睛的屈光作用后,不能在视网膜上形成清晰的影像,而是在视网膜前方或后方成像。屈光不正都表现为视物模糊,除了我们熟悉的近视,还包括远视、散光和老视眼(老花眼)。远视与近视正好相反,是看不清近物。散光是由于光线在不均匀的角膜表面散射引起影像变形。老视眼的发生与年龄密切相关。屈光不正都需要矫正,近视时需要凹面镜,远视需要凸镜,散光是柱面镜。除了配合适的眼镜来矫正外,还可以选择手术。无论选择哪种方式,在矫正视力的过程中,切记要定期检查视力。

眼干——给予适合的滴眼液;

眼痛——需到医院就诊;

畏光——需及时到医院就诊;

看书——请保持眼睛与书本距离25cm左右;

看电视——距离电视机不宜过近;

看电脑——每隔一小时,休息十分钟。

谜语

黑线球,白线球,猜不着,看看我。　　——打一感觉器官(眼睛)

两间房子一样宽,大门常开也常关,房里可容千万人,难容沙粒在里边。　　——打一感觉器官(眼睛)

格言

默默地一瞥里常常蕴藏着千言万语。　　——奥维德

眼神里的语言,世界任何地方的人都能理解。　　——爱默生

动动脑

1. 什么是假性近视?

2. 什么是远视,远视眼要不要戴眼镜?

3. 什么叫屈光度?

三、色盲是怎么回事？

据三原色学说，可见光谱内任何颜色都可由红、绿、蓝三色组成。一个物体的颜色取决于该物体反射光或透过光的波长。当光线照到不透明物体上，物体表面会反射部分光线（吸收剩下的），那么物体的颜色就由反射出来光线的波长决定了。例如，物体反射出来的光线为红色波长，那我们就会感觉到物体就是红色的。不能辨认颜色，就叫色盲。目前全世界有超过2亿色盲患者，每年仍有数百万色盲婴儿诞生。色盲给患者的生活、工作都带来很多困扰，因此色盲已逐渐引起更多研究者的重视。

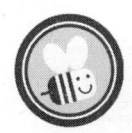

卫生故事

是红灯，还是绿灯？

刘雪，今年14岁，是一名初二的学生。刘雪是个乖巧的女孩，爸爸妈妈从小教她要助人为乐，她也时刻记在心里。有一天，同学约了刘雪去逛街，她站在十字路口准备过马路去对面跟同学会合。街边站了好多准备过马路的人，信号灯一变成了绿灯，大家都纷纷往前走。刘雪也跟在后面，打算小跑步过去。突然，她发现一个六七岁的小女孩还站在原地盯着信号灯。她走过去问："妹妹，你在等人还是要过马路啊？"小女孩回答说："我在等绿灯过马路回家。"刘雪抬头看看说："现在不就是绿灯吗？"正说着，信号灯转眼由绿灯变成了黄灯。小女孩也看到了，高兴地说："绿灯了，姐姐我们一起过马路吧。"说完就准备往前走，刘雪赶紧拉住她。看看小女孩，看看信号灯，再看看川流不息的车流，刘雪觉得自己眼没花啊，应该是小女孩看错了。看着身边的行人，刘雪坚定了自己的看法。等绿灯再次亮起,刘雪赶紧拉着小女孩一起走到对面。刘雪正准备送小女孩回家时,小女孩指着一位老太太说:"姐姐,那是我奶奶,她来接我回家了。再见!"说完冲她挥挥手,就向老太太迎过去了。刘雪回了句"再见",带着满脑子的疑问就找同学去了。见到同学,说起刚才的怪事,同学笑着说:"记得有一次,一个亲戚拿着一条灰色的裤子非说送我一条红裤子,听妈妈说她是色盲。那小女孩该不会也是色盲吧。"听了同学一番话,刘雪觉得明白了。

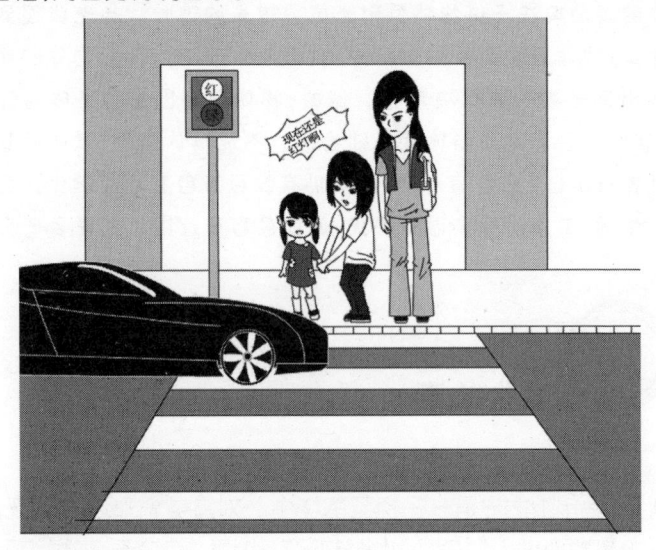

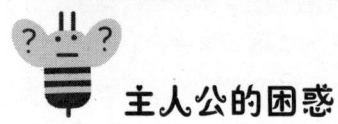

主人公的困惑

随着经济的发展,人们生活水平的提高,城市里家用轿车越来越多了,看每天大马路上的车多得像蚂蚁似的。人说马路如虎口,如果没有红绿灯,或者像那个小妹妹一样的有色盲的人要想过马路,还真得提心吊胆呢。有色盲还真挺不方便的,不过,为什么她们会得色盲,我们这些人没有呢?记得那个小妹妹是把黄灯看成了绿灯,而同学家的亲戚是把灰色看成了红色,她们两人的表现好像不一样,为什么呢?色盲也算是一种病吧,会不会遗传,好不好治呢?

我们的应对

色盲是一种先天性色觉障碍性疾病,由英国化学家约翰·道尔顿最早发现,因此又被称为"道尔顿症"。色觉障碍分为很多种类型,如果红、黄、蓝三种原色都不能辨认,就叫全色反,也叫三原色盲,是色盲中最严重的;主要不能辨认红色,就叫红色盲,也称第一色盲;不能辨认绿色,就叫绿色盲;只是辨认任何一种颜色的能力降低,就叫色弱。其中,红色盲和绿色盲常被合称为红绿色盲。色盲通常以红绿色盲较为多见,蓝色盲、全色反较少见。由于患者从小就没有正常辨色能力,因此不易被发现。

研究显示,控制红绿色盲的基因位于X染色体上,是隐性基因;Y染色体因为过于短小缺少了与X染色体相应的同源区段,因而没有控制色盲的基因。由此可以看出,红绿色盲的遗传方式是X连锁隐性遗传,男性红绿色盲基因只能从母亲那里传来。如果正常女性和男性红绿色盲患者结婚,父亲的色盲基因可随X染色体传给他们的女儿,不能传给儿子。女儿表现正常,但都是红绿色盲基因的携带者。女儿再把父亲传来的红绿色盲基因传给她的儿子,这种现象也称为交叉遗传,因而男性患者远多于女性。

各个击破

人眼之所以能够辨别颜色,依赖位于人眼的视网膜上的三种感光细胞——视锥细胞,它们分别对红光、绿光、蓝光最为敏感。当锥细胞不能正常地感受对应光刺激的时候,人眼便无法正确辨别部分颜色。通常,红色盲常把绿色视为黄色,紫色看成蓝色,将绿色和蓝色相混为白色。而绿色盲不能分辨淡绿色与深红色、紫红色与灰色,常把绿色视为灰色或暗黑色。由于一般情况下,色盲不容易被发现,需要通过检查才可以明确。

目前,多采用假同色图(色盲本)检查法,它是利用色调深浅程度相同而颜色不同的点组成数字或图形,在自然光线下识读。色觉障碍者有辨认困难，读错或不能读出，可按照色盲表规定确认属于何种色觉异常，此法适合大面积筛查。颜色混合测定器是Nagel根据"红+绿=黄"的原理设计出的一种光谱仪器，它可以定性又定量地判定红绿色觉异常。

由于色觉异常，色盲患者的升学、就业及生活等方面常常受到某些限制。因此，色盲的治疗也备受关注。色盲作为一种先天遗传性疾病，它的发病机制还不完全清楚，所以目前还没有十分有效的治疗手段。国外曾尝试进行视网膜移植，但至今仍未成功。

贴心话

正常人眼可见光谱的波长是380~780nm，可以分辨出包括紫、蓝、青、绿、黄、橙、红7种主要颜色在内的约120~180种不同的颜色。例如400~450nm波长的光，人眼感觉到是蓝光；500~530nm波长的光，人眼感觉到是绿光；570~580nm波长的光，人眼感觉到是黄光；600~780nm波长的光，人眼感觉到是红光。人的一只眼球内约有700万个视锥细胞，集中分布在视网膜中央凹部，故该处辨色能力最强；越向周边部，视网膜对红、黄、蓝3种颜色的感受力依次消失。

谜语

色盲。　　　　　　　　　　　——打一俗语（不分青红皂白）

格言

眼睛会泄露心中的秘密。　　　　　　　　　——乔·爱略特

美是到处都有的，对于我们的眼睛，并不缺少美，而是缺少发现。
　　　　　　　　　　　　　　　　　　　　——罗曼·罗兰

动动脑

1. 什么叫色盲？
2. 红绿色盲最大的特点是什么？
3. 色盲是怎么遗传的？

四、耳朵为什么能听到声音?

声音是物体振动产生并向四周传播的一种空气波动。声波是有能量的,它能使被接触到的物体产生振动,就像水波能让水面上的小船摇摆一样。物体振动越快,产生的音调就越高;振动得越慢,音调就越低。物体每秒钟振动的次数叫做频率。科学家为了研究方便,把每秒钟振动一次叫做一赫兹,只有振动频率在16~24000Hz范围之间的声音才会引起听觉。耳是听觉器官,但仍需要靠大脑与中枢神经系统将声音讯息转换成可以理解的讯息,我们人才能听到声音。

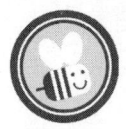

卫生故事

你大点声!

孙鹏,今年15岁,是一名初三的学生。平常学习任务比较重,再加上喜欢摇滚乐,所以只要一有空,孙鹏就会戴着耳机听他的摇滚乐。每天他在家里听,在大街上也听。走路的时候听,坐车的时候也听。在嘈杂的环境里,为了听得更清楚孙鹏会把音量调到最大。有一天,他又听着音乐走在回家路上的时候,因为听得太入迷了没注意到脚下,一不小心踩在一块香蕉皮上重重地摔了出去。孙鹏差点就摔了个五体投地,他觉得挺丢脸的,拼命忍着膝盖的痛爬了起来,拍拍身上的灰尘,一瘸一拐地迅速离开了。回到家里一检查,这才发现膝盖破了好大一条口子。孙鹏想自己包扎一下,又找不到医药箱,于是他就去问奶奶。奶奶已经八十高龄了,孙子的话没听清,就说:"你大点声!"孙鹏提高嗓门又问了一遍,奶奶还是没听清,就说:"你再大点声!"孙鹏凑到奶奶耳朵边,打算再问一次的时候,爸爸回来了。问清了原由,爸爸找出医药箱并帮孙鹏处理伤口。爸爸一边擦药一边说:"你看你光听音乐不看路,这下知道走路

青少年生理卫生知识

的时候要专心了吧,还好没骨折。长期听耳机尤其是在嘈杂的环境里听会影响听力的,你如果继续听下去,说不定不用等到六十岁,你就会成你奶奶这样重听。"爸爸的话,把孙鹏吓了一大跳,用耳机听音乐这么大危害啊。

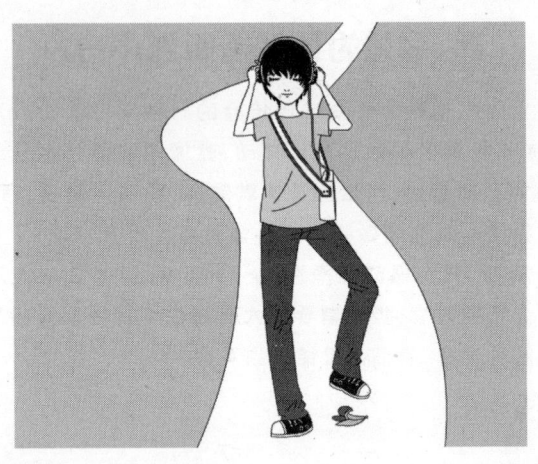

主人公的困惑

每天在路上的时间挺无聊的,听听音乐打发时间不是蛮好嘛,而且就是要听摇滚才带劲嘛!大街上、公车上那么吵,当然要把音量开大点了,要不怎么听得清楚呢?听不清还不如不听。爸爸说我长期这样会影响听力,现在听着耳机走在大街上的人比比皆是,如果有影响还会有人那么干吗,该不会是爸爸吓唬我的吧!不过今天摔这一跤还真挺没面子的,下一次我不打那儿过了。虽然摔得蛮惨的,但今天应该是偶然一次吧,大不了下次走路的时候小心点咯!奶奶耳朵听不见,应该是年纪大的缘故吧,我还早着呢!

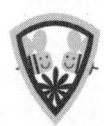

我们的应对

听觉的产生分两个阶段:第一阶段是声音的传导过程,参与的结构

第七篇 感觉器官——没有它,我们将是木头人

有外耳、中耳和内耳的耳蜗(图7-4)。而声音传入内耳有两条路径。一是空气传导,声音经过外耳廓收集到外耳道并对声音进行增压,进而引起鼓膜振动,随之带动听骨链把声音能量提高了1.3倍。因为鼓膜为一层薄薄的膜状物,它的振动频率一般与声波一致,最能感应声波的振动,并且能把声波的能量扩大17倍。二是骨传导,声波会引起颅骨的振动,把声波能量直接传到外淋巴。第二个阶段是声音的感觉过程。当空气传导和骨传导的声音振动了外淋巴后,内耳之中的毛细胞负责感受内淋巴液的流动。毛细胞由蛋白质纤维所组成,在达到一定的阈值时,将机械性刺激转为神经冲动,如同光线对视网膜上的视锥细胞刺激一般。神经冲动经由第八对脑神经——前庭耳蜗神经,传递至大脑皮质颞叶,产生听觉。

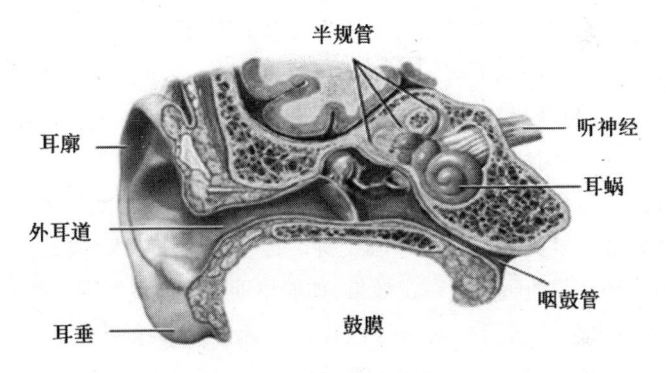

图7-4 耳朵解剖结构

听力是启动听觉器官接收语音信息的能力,引起听力下降的因素很多,噪音是其中一个。噪音是造成听力损伤的重要因素,也是耳聋的重要诱因。如果长时间在一个高分贝的噪音环境下工作或是生活,听觉细胞就会逐渐受到损伤,接着会出现耳鸣、听力下降等情况,最严重时就会导致噪音性耳聋。

听力损失在70分贝以内者称重听,在70分贝以上者为耳聋。耳聋可分为以下三种。①传导性耳聋:由于先天或后天的原因造成声音在传导过程中出现障碍所致的耳聋,常见于先天性外耳畸形、中耳炎、耳道耵聍栓塞等。②感音神经性耳聋:由于先天或后天的原因造成内耳的畸形或病变,致使神经向大脑听觉中枢传导听觉信号,产生障碍所致的耳聋,

常见于先天性内耳畸形、药物中毒性耳聋、爆震性聋、噪声性聋、突发性耳聋、老年聋、听神经瘤等。这其中以药物中毒性耳聋最多见,如链霉素。③混合性耳聋:上述两种耳聋的特点都兼而有之的耳聋,常见于长期的中耳炎。

各个击破

耳聋的预防,保护听力是重中之重,可以由以下几个方面着手:①对青少年来说,尽量不用或少用随身听,特别是避免音量过大;②远离或避免燃放大型烟花爆竹,预防噪声性耳聋;③长期在噪声强的环境中工作者,应佩戴防护耳罩;④耳道内有耳垢栓塞,应到医院由专科医生取出;⑤对突然发生的一侧耳鸣、耳聋,不可掉以轻心,应尽快到耳科就诊,以免延误最佳治疗时机;⑥老年性耳聋患者应到条件好的医院进行检查,选配合适的助听器以提高生活质量。

耳聋的治疗主要是针对病因治疗。①传导性聋。早期积极治疗急、慢性化脓性中耳炎和分泌性中耳炎等。传音结构修建术(鼓室成形术)对提高传导性聋的听力有一定效果,如能早期施行鼓室探查和鼓室成形术,可保存和恢复听力。对传导性聋较重者,可佩戴助听器,以提高听力。②感音神经性聋。感音神经性聋的疗效目前尚不理想,因此,关键在于早期预防,发病后及早治疗。

耳朵除了完成听觉外,还帮助我们保持平衡。人内耳有像蜗牛触角一样的三个半规管,里面有内淋巴。半规管的两个脚里边也有毛细胞,因此内淋巴流动的时候亦会带动毛细胞弯曲倾倒,产生一种运动的感觉。半规管主要是感受正负脚加速度的刺激,由于三个半规管所在平面互相垂直,故可以感受四面八方旋转运动的刺激。

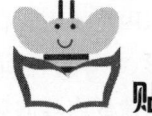

贴心话

青少年课业负担重,为了调节压力,大多都有用耳机听音乐的习惯。如果你也有使用随身听的习惯，请注意以下几点： 选择高品质、音量可调控的耳机，一旦遇到声响过大等情况可及时调整； 戴耳机收听的时间不应过长； 音乐声强最好能控制在80分贝以下，以感觉舒适悦耳为宜； 注意耳朵卫生，不要随意挖耳朵； 合理饮食。

谜语

掩耳盗铃。　　　　　　　　　　　——打一中国地名（蒙自）
隔墙有耳怎么提防。　　　　　　　——打一电脑用词（音量控制）

谚语

眼见为实，耳听为虚。
两耳不闻窗外事，一心只读圣贤书。

动动脑

1. 中耳包括哪些结构？
2. 内耳怎样保持身体的平衡？
3. 声音在中耳被增压的过程是什么？

五、感冒时耳鸣是怎么回事？

在现行的应试教育体制下，大多数青少年都面临学业负担过重的问题。青少年长期处于紧张和疲劳状态，在繁忙的学习当中抽出时间来进行体育锻炼的机会也不多。加之环境污染、营养状况不佳等因素，造成整体抵抗力下降。气温变化，当身体的抵抗力弱于感冒病毒的入侵能力时就会感冒。前面我们提到过普通感冒只有流鼻涕、打喷嚏、咽喉痛等表现的时候，无需专门治疗。但是如果出现了耳鸣，那就需要立即到专门的耳科就诊了。

青少年生理卫生知识

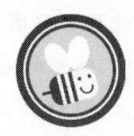

卫生故事

我的耳朵在嗡嗡叫

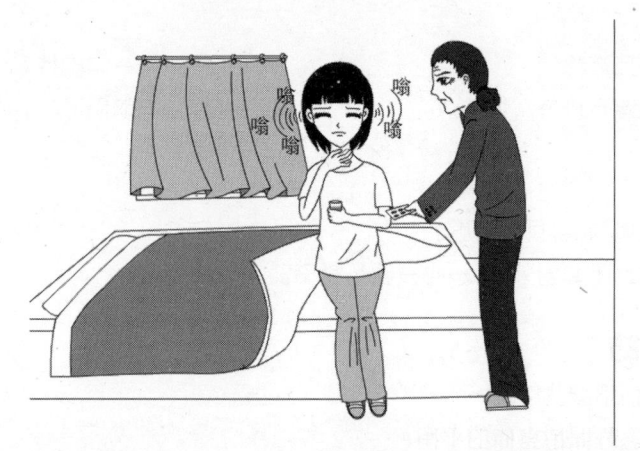

王晓非,今年12岁,是一名六年级的小学生。因为爸爸妈妈在外地上班,她就跟爷爷奶奶住在一起。爷爷奶奶年纪大了,走起路来不太方便。学校离家不太远,晓非觉得自己长大了,所以每天她都坚持自己上学、放学回家。有一天下午放学的时候,天突然下起了雨,晓非没带伞,她就想等雨小一点再回家。可是等了好一会儿,雨都没有停,晓非怕爷爷奶奶在家等着急了会来接她,雨大路滑万一他们摔倒了就不好了。于是晓非背起书包冲进雨里。等晓非到家的时候,衣服几乎都湿透了。等在门口的奶奶赶紧接过书包让她快快去换下湿衣服。谁知道还是晚了,当天晚上晓非就开始流鼻涕、打喷嚏。到了第二天,晓非感觉鼻子不通、喉咙痛了,于是奶奶拿了点"消炎药"给她吃。第四天,晓非说:"奶奶,我觉得耳朵里面有点痛,好像还有蚊子在嗡嗡地叫呢。"奶奶一听立马带她上医院去了。医生检查后说,晓非是感冒引起的急性中耳炎,需要马上治疗。幸好来得还算及时,否则可能造成鼓膜穿孔等并发症。晓非不知道这次"感冒"会这么严重,她非常后悔没有每天上学都带把伞了。

第七篇 感觉器官——没有它，我们将是木头人

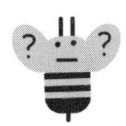

主人公的困惑

最近的天气怎么这么怪呢，说下雨就下雨。早知道这天气变化这么大，我就每天带伞了，也就不会淋雨感冒了。我前几次感冒的时候，不舒服的症状也是一样的，吃了奶奶给的药，很快就好了呀！怎么这次不但不见好，反而耳朵开始痛，还嗡嗡叫了？记得医生说，耳朵嗡嗡叫是因为中耳炎，什么是中耳炎呢？以后每次感冒也都会伴发中耳炎吗？医生说我的中耳炎很严重，要是耽误了会引起穿孔什么的，那又是什么意思啊？好复杂……

我们的应对

当人体抵抗力降低的时候，吹风、淋雨、长时间熬夜等都可以使人患感冒。如果两三天后感冒没有任何好转的迹象，甚至开始出现咳嗽、咳脓痰、高热、耳痛、听力下降、耳鸣等表现时，一定要立刻去医院专科就诊。在正常状态下，我们中耳内是有空气的，这部分空气一方面不断地被中耳内的黏膜吸收，一方面又经耳咽管输入新的空气，使中耳腔与外界即鼓膜的里外面气压相等，因而可以维持鼓膜振动，保证正常的听力功能。感冒时有咽炎或擤鼻涕方法不正确，都可以引起中耳炎。有些人擤鼻涕时习惯用两手指捏住两侧鼻翼，用力将鼻涕擤出，这种擤鼻涕的方法是非常危险的。鼻涕中含有大量的病毒和细菌，如果捏住两侧鼻孔用力擤，压力将迫使鼻涕向鼻后孔挤出，进入咽鼓管。病毒和细菌可使咽鼓管黏膜充血肿胀造成咽鼓管阻塞引发中耳炎，同时也可经咽管直接进入鼓室，引发中耳炎。

中耳炎就是中耳发炎，是一种常见病。急性中耳炎常发生于8岁以下儿童，其他年龄段的人群也有发生，它经常由普通感冒、咽喉炎等上呼吸道感染所引发的。它的主要表现有以下四点：①耳痛。急性中耳炎可有隐隐耳痛，可以是持续性痛或者抽痛。患儿常常是最先感觉到这点。

195

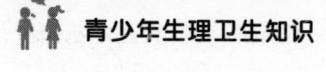

慢性中耳炎耳痛不明显。②听力减退。③耳鸣。④周围皮肤有发"木"感。急性中耳炎及时诊治，可以痊愈并且不再复发。如果耽误了治疗，转为慢性中耳炎，将不能根治。

各个击破

耳鸣只是中耳炎的表现之一，它是指在没有任何外界刺激条件下，人耳主观感受到的声音。耳鸣是发生于听觉系统的一种错觉，是一种症状而不是疾病。由耳部病变引起的耳鸣常与耳聋、眩晕同时存在。耳鸣使人心烦意乱、坐卧不安，严重者可影响正常的生活和工作。

中耳炎通常划分为急性和慢性两种。急性中耳炎又可分为化脓性和非化脓性中耳炎，急性化脓性中耳炎病情更重，可出现耳痛、流脓、高热、呕吐，严重时可以引起鼓膜穿孔及中枢神经系统感染（脑膜炎、脑脓肿）。慢性中耳炎大多由急性中耳炎治疗不及时、不彻底转变而来，主要表现为耳鸣、听力减退。急性中耳炎有很多诱发因素，例如感冒、咽喉炎、慢性鼻窦炎、慢性扁桃体炎、不正确的擤鼻方法等。因此，急性中耳炎的治疗，首先是祛除诱发因素，即治疗感冒等诱发疾病，提倡正确的擤鼻方法。其次是药物治疗，以药物滴耳为主。最后是并发症的治疗，如果鼓膜穿孔大影响听力，一定要进行手术修补。

贴心话

为了预防中耳炎，在日常生活中我们需要注意做好以下方面。①提倡正确的擤鼻方法：用手指按住一侧鼻孔，稍用力向外擤出对侧鼻孔的鼻涕，用同法再擤另一侧。如果鼻腔发堵鼻涕不易擤出时，可先用氯麻滴鼻液滴鼻，待鼻腔通气后再擤。②积极治疗鼻腔疾病。③预防感冒。④游泳时避免将水咽入口中。⑤游泳时戴耳塞，慢性中耳炎患者不宜游泳。⑥飞机起飞或下降时，可吃零食，使用吞咽、软腭运动、下颌活动等动作来减少得病机会。⑦戒烟，甚至二手烟。⑧不宜频繁挖耳朵。⑨避免长时间用耳机听摇滚类的高分贝的音乐。⑩注意休息,保证睡眠时间。

谜语

一个住这边,一个住那边,说话都能听见,到老也不见面。

——打一感觉器官(耳朵)

左一片,右一片,说话能听见,隔个山头不见面。

——打一感觉器官(耳朵)

格言

幸福的首要条件在于健康。　　　　　　　　　　——柯蒂斯

健康的身体乃是灵魂的客厅,有病的身体则是灵魂的禁闭室。

——培根

动动脑

1. 什么是耳鸣?
2. 急性化脓性中耳炎导致的最严重后果是什么?
3. 怎样预防中耳炎?

第八篇
神经系统
——每个人的头脑都有开发的潜力

人类发展进步到现代文明,取得了巨大的科学文化和经济政治成就,而人类大脑的潜力才发挥了极少部分,堪称是一个奇迹。到目前为止,没有任何一台电脑的能力可以与人类的大脑相提并论,任何其他动物的大脑和人类的大脑相比也都是相形见绌。人类的大脑中充满了创造力,从使用语言来表达与传授我们的思想,到发明宇宙飞船去探索太空奥秘,再到谱写悠扬婉转的乐曲诉说心中的悲伤……无论你是否意识到这种创造力的存在,它都无时无刻不在影响着你的生活。你要做的事情就是学会了解、掌握和运用它。

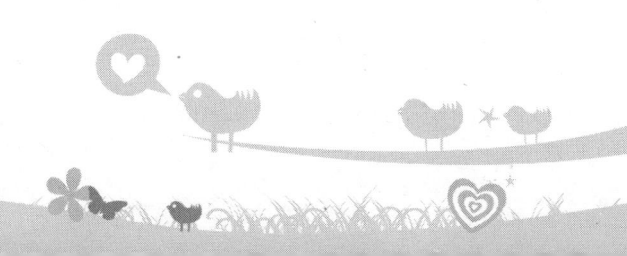

第八篇

快乐学习

——每个人的学习潜能及开发潜力

第八篇 神经系统——每个人的头脑都有开发的潜力

一、你听说过本能行为吗？

行为是指个体为了维持自己的生存和种族延续,适应不断变化的复杂环境时所作出的各种反应。行为主要分为两大类:本能行为和社会行为,前者是指先天遗传的,不经学习即可出现的典型、刻板、定型的行为模式,并且是有目的的指向性行为,如摄食、饮水、防御、性、睡眠、母性行为和好奇等。后者是指同种动物所激起,以对同种的其他成员有影响的行为,如家庭、学校、团体、医疗、健康行为、人际交往行为、领导与随从、侵略与攻击等。

人类行为的发展是一个连续不断的变化过程,现在的行为是过去行为发展的继续,是以渐变为基础的,而将来的行为又必然是现在行为发展的延续,称为行为发展的连续性,例如,婴儿的运动行为发展是从眼球运动→颈部运动→躯干运动→坐→爬→站→走而连续发展的。不会站何以会走？不会坐又何以会爬？可见下一行为是上一行为的连续。而本能行为是机体生而具有的先天的行为模式,它是我们社会行为发展的基础。那么,我们常见的本能行为有哪些呢？对我们的健康和生活有什么影响？

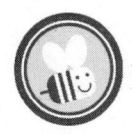

卫生故事

累了睡觉,不累不睡？

唐勋,今年14岁,初二的学生,平时学习成绩优秀,热爱篮球运动,喜欢看动画片。每天放学回家,唐勋都会第一时间完成当天的功课并预习第二天要学习的内容,学习非常地认真努力,平时家长都不允许唐勋看电视,只有周末在完成作业后才能看一个小时的电视。某个星期六,唐勋早早地完成了学习任务,像往常一样,周末可以放松放松,看一看自己喜欢的动画片。

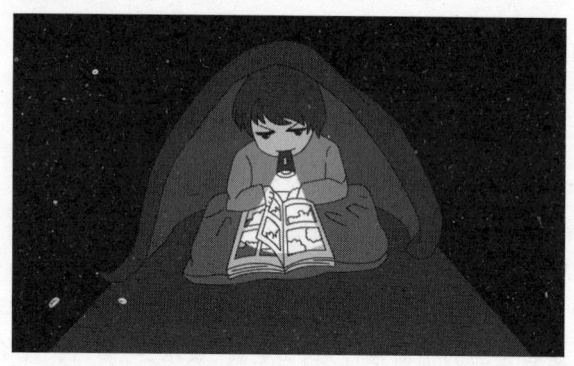

之前听班上同学说网上热播的动画片《灌篮高手》非常好看,动画片中流川枫、樱木花道、三井、藤真、阿牧等巧妙过人、潇洒上篮、天才发挥以及激烈精彩悬念迭起的比赛、喜剧搞笑的情节深深地吸引了唐勋。对于一部一百多集的动画片来说,每周看两个小时实在是太短了,唐勋觉得完全看不过瘾。可平时家长又不准看动画片,为了能过瘾,唐勋想到了一个好办法,买漫画书,晚上睡觉的时候打着手电筒悄悄地在被窝里看。就这样,唐勋天天晚上都看到凌晨两点多,有时候看到精彩部分,一直看到早上四五点,直到自己非常疲惫了才睡觉,这样的日子持续了十多天。刚开始唐勋的精神还不错,白天还能认真听课,感觉自己看了漫画后如同书中男主角拥有无穷精力,随着熬夜时间越来越多,睡眠的时间越来越短,在白天上课时,他明显感觉自己精力不足,老是感觉困倦,有时出现精神恍惚,甚至在上课时睡着了。前两天由于天气降温,唐勋还感冒了。

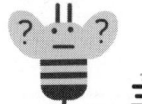

主人公的困惑

累了睡觉,不累就不睡觉,我认为睡觉仅仅是起补充精力的作用,精力不足时就睡觉补充,精力充足的时候就看书、学习、运动,觉得睡觉没有什么意义,浪费了大量的时间。如果我们人类也能像鱼缸中的金鱼一样,不用睡觉那该多好。我以前没看漫画书时,每天晚上十点钟准时休

第八篇　神经系统——每个人的头脑都有开发的潜力

息,上床后迷迷糊糊地感觉困了就睡着了,第二天六点半起床,整个白天都是精力充沛、充满活力;自从开始看漫画书后,只有晚上看漫画时感觉浑身是劲,每天都看到困了才睡觉,刚开始早上也能按时起床,精神也不错,为什么后来我会感觉越来越困、四肢乏力,精神不能集中,上课老师讲的知识也不能很好地理解,有时还出现精神恍惚甚至课上睡着呢?由于天气降温自己还感冒了,这对于热爱运动的我来说,感冒几乎是不发生的,难道睡眠不充足会影响我的身体健康?

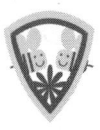

我们的应对

在日常生活中,我们每个人每天都会睡觉,人的一生中有三分之一的时间是在睡眠中度过的。大多数人认为睡觉浪费时间,睡眠的作用仅仅是为了第二天的清醒和保持活力,睡觉只有自己累的时候才需要,精神不错的时候根本没有必要去睡觉。其实,这样的认识是片面的,因为他不知道睡觉能够给我们生命机体带来什么好处,也不清楚不足的睡眠会给我们的健康带来何种伤害。

睡眠能促进人们体力与精力的恢复,促进脑功能发育,巩固记忆,帮助青少年长个子,促进成人修复,补充已死亡的细胞,使组织器官更新以保持其正常功能,现在同学们正处于青春期,更是需要充足、高质量的睡眠。医学证明,只有在睡眠中才分泌生长激素,生长激素的生理作用就是帮助青少年长个子。另外,睡眠还促进各种免疫细胞增生,维持正常数量(白细胞寿命仅数小时,淋巴细胞仅数天),以增强人体免疫力和对各种疾病的抵抗力,唐勋同学持续熬夜导致睡眠不足,致使免疫细胞数量减少,免疫能力下降而患病。

睡眠少或剥夺睡眠的人免疫力极度低下,易滋生疾病,且有注意力分散、烦躁、思维力和记忆力降低、幻觉、血压升高、血小板聚集性升高等现象及各种心身障碍症状产生,如果机体睡眠严重不足,没有得到及时的补充,身体会出现一些不可恢复的严重症状,例如,1959年,美国人彼得·特里普打破了连续不睡的世界纪录。他不断地聊天、玩游戏,在医生与护士的帮助下保持清醒,一共坚持了201个小时。在刚开始的几天里他还算正常,但随后就开始出现了幻觉——看到了实际不存在的蜘蛛网、老鼠和小猫,并在没有钱的地方寻找钞票。之后他再也没有从缺乏睡眠的伤害中恢复过来,而且性格变得好斗和偏执。睡眠不足会引起皮肤毛细血管瘀滞,循环受阻,使得皮肤的细胞得不到充足的营养,因而影响皮肤的新陈代谢,加速皮肤的老化,使皮肤颜色显得晦暗而苍白,尤其眼圈发黑,且易生皱纹。由此可见,睡眠不足会严重危害我们的身体健康。

各个击破

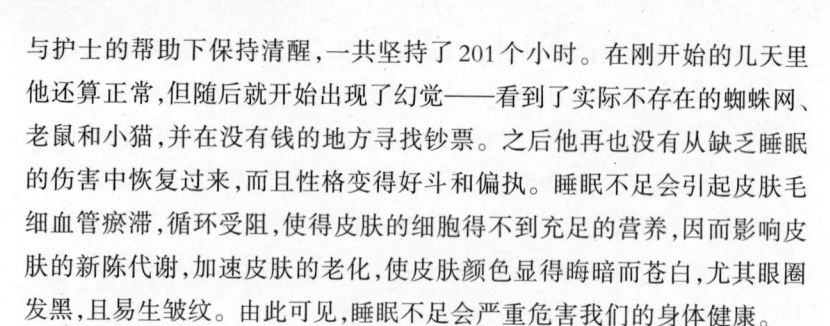

睡眠对于大脑健康是极为重要的。处于发育期间的青少年至少要保证8个小时的睡眠时间,并且必须保证高质量。如果睡眠的时间不足或质量不高,那就会危害生命或对大脑产生不良的影响,大脑的疲劳就难以恢复,严重的可能影响大脑的功能。但由于学业负担和丰富的娱乐生活,青少年为了学习赶夜车或为娱乐牺牲睡眠时间的情况非常普遍。这就要求青少年有良好的时间管理策略,对时间的分配进行规划,并有较强的处理事务和自制能力,才能保证在最佳睡眠时间准时入眠。

唐勋同学要恢复精力充沛、身体健康,首先,就应适当增加睡眠的时间,计划每天比正常作息时间多休息1~2小时,中午尽量午休片刻,持续2~4天,在自己感觉精力充沛、精神状态良好后恢复到原来的作息时间(晚上10点~清晨6点30);其次,改正晚上熬夜看漫画的坏习惯,对于自己感兴趣的《灌篮高手》,还是应该放在周末或者假期来观看,不能为自己"过瘾"而耽误正常的学习休息。

我们特别强调的是,现在中小学生虽然说"减负"了,但还有很多同学为了优异成绩挤压自己的睡眠时间,这实际上无论对成绩还是对自己的健康都是得不偿失的。我们认为,只有睡好觉,才能学习好。睡好觉并不会妨碍前程,睡眠时间必须保证!

另外,健康的睡眠不仅仅要保证充足的睡眠时间,青少年朋友还应注意以下一些细节:

第八篇　神经系统——每个人的头脑都有开发的潜力

1.做好睡眠准备

睡前忌进食、饮用刺激性饮料、情绪过度激动、过度娱乐与言谈,保证心情的平稳与安适。

2.注意睡姿

身睡如弓效果好,向右侧卧负担轻。研究表明,"睡如弓"能够恰到好处地减小地心对人体的作用力。由于人体的心脏多在身体左侧,向右侧卧可以减轻心脏承受的压力,同时双手尽量不要放在心脏附近,避免因为噩梦而惊醒。此外不要蒙头大睡或张大嘴巴,睡时用被子捂住面部会使人呼吸困难,导致身体缺氧;而张嘴吸入的冷空气和灰尘会伤及肺部,胃部也会受凉。

3.努力营造适于睡眠的环境

睡眠时光线要适度,周围的色彩尽量柔和,通风但不能让风直吹,尽量防止噪音干扰。由于一部分青少年可能生活在集体宿舍,因此营造好的睡眠环境也需要青少年发挥人际沟通与协调能力,使得不同生活习惯的人都能大致协调同步。

4.选择舒适的睡眠用品

舒适睡眠的第一要素,是要选择一个适合自己的好床垫,因为好的床垫不仅可以有效支撑身体的压力,还可以缓冲在睡眠中因为翻身造成的震动。

贴心话

保证充足睡眠对健康起着至关重要的作用,我们给青少年朋友介绍几个可以提高睡眠质量的小方法:

1.坚持有规律的作息时间,在周末不要睡得太晚。

2.睡前勿猛吃猛喝。

3.睡前远离咖啡和尼古丁。建议你睡觉前八小时不要喝咖啡。

4.选择锻炼时间。下午锻炼是帮助睡眠的最佳时间,而有规律的身体锻炼能提高夜间睡眠的质量。

5.保持室温稍凉。卧室温度稍低有助于睡眠。

6.大睡要放在晚间。

7.保持安静。因为安静对提高睡眠质量是非常有益的。

8.舒适的床。

9.睡前洗澡。睡觉之前洗一个热水澡有助于你放松肌肉,可令你睡得更好。

谜语

谁总是穿着鞋子上床睡觉。　　　　　　　　——打一动物(马)

一位公公精神好,从小到老不睡觉。身体轻,劲不小,左推右推推不倒。　　　　　　　　　　　　　　　　——打一玩具(不倒翁)

格言

睡眠银行规则:

1.每日须存入,但是不能累积。

2.能透支,但是利息(危害)马上开始。

3.太多欠款对生命有危害。

动动脑

1.睡眠的作用?

2.睡眠不足的危害?

二、如何加强记忆力,快速记住这些知识?

我们在上小学的时候就学过唐代诗人李绅的诗《锄禾》:"锄禾日当午,汗滴禾下土。谁知盘中餐,粒粒皆辛苦。"虽然已经过去了许多年,但仍能记住不忘。那么,什么是记忆力呢?所谓记忆力,就是人脑对信息的识记、保持、回忆和再认的能力。我们通常从记忆的广阔性、敏捷性、

第八篇 神经系统——每个人的头脑都有开发的潜力

精确性、持久性、备用性五个方面来评价记忆的好坏。

你看,一个人记忆力发展得好,是表现在很多方面的,不仅要记得快、准、牢,还要在该用的时候能够顺利提取出来。记忆是学习知识的基础,对此,我们如何来加强自己的记忆力,帮助我们更好更快地记住知识呢?

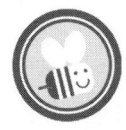

卫生故事

感兴趣的知识易记,不感兴趣的知识难记?

张强,男,今年14岁;李凌,女,14岁,均是某中学二年级三班的同学,同时也是同桌。这两名同学的综合学习成绩在班上排名中等,张强热爱旅游,家里买了一张大的世界地图,一有空就盯着地图看,每次地理考试成绩都特别优秀。李凌梦想出国学习,特别喜欢学习英语,经常随身携带一本《英汉简易字典》,一有空就把字典拿出来背,与班上同学相比,英语词汇量多得惊人。

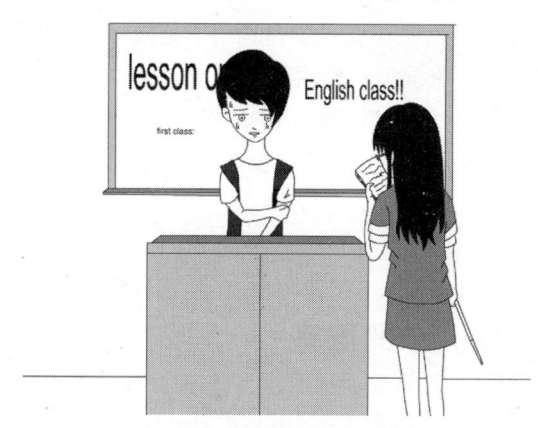

二年级三班的班主任是英语组副组长吕老师,吕老师教英语有自己的一套,吕老师对同学们非常严格,要求同学们每周都要识记新词汇词组以及背诵课文,每周三就成了同学们的"恐怖星期三",因为在那天的英语课上,吕老师要随机抽查大家背诵课文的情况,不能背诵的同学就

要抄写课文三遍。周三是英语早自习,由于平时其他科目的功课任务也较重,大家基本上都利用星期三早自习的时间来背诵课文。

今天又是"恐怖星期三"的早自习,记忆新单词和阅读课文后大家就开始拼命地背诵英语课文,张强、李凌也不例外。同学们一遍遍翻来覆去地大声阅读、双手捂住耳朵、全神贯注地盯着课本以及在草稿纸上书写课文发出沙沙的声音,在紧张的集体背诵中,三十分钟的自习时间很快地就过去了……

英语课上课铃声拉响,和往常一样,吕老师准备随机抽查同学背诵课文的情况。同学们都低着头,紧张地不断默背课文,这时候只有两三名同学的神色比较轻松(经过早上的背诵,已经记住了课本),李凌就是其中一位,吕老师开始点名,First one,罗佳……大家轻舒一口气,基本上都没有关心罗佳背的内容,而是选择后面的段落继续默背,Second one,李凌,毫无悬念,流利地背诵了其中一段,张强由于对英语不感兴趣,背了很久都不能记住课文,这时候既在庆幸没有抽到自己,也在抓紧时间背诵后面的段落。时间一分一秒地过去,吕老师又点名了,Last one,张强……这时没有抽到背诵的同学都舒缓了眉头,大吐一口气。张强缓缓地走上讲台,慢慢地开始背诵余下的段落,前两句勉强记得,开始背第三句话时,张强怎么也想不起来,额头开始冒汗……在吕老师提醒下张强吞吞吐吐地背诵了余下的内容,吕老师一向要求严格,指出张强背诵不够熟练,还需加强,抄写课文两遍。随后,吕老师开始讲解课文……

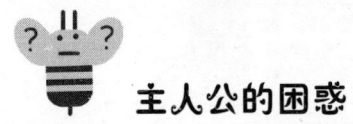

主人公的困惑

又是因为没能记住课文而被罚抄,一想到课堂上李凌悠闲背诵的表情,我就纳闷。为什么李凌用了一个早自习的时间就能把课文记住,而我却不能呢?是不是我的脑袋比较笨?如果是这样,为什么在记忆地理方面的知识时,我只需看两遍就能记住,而李凌却需要花更长的时间去记忆呢?之前总是很难记住的课文段落,在上了讲台模模糊糊的背诵后

第八篇 神经系统——每个人的头脑都有开发的潜力

居然大部分内容都能记住,再罚抄课文两遍后,基本上我已能记住文章段落,这又是为什么呢?如果我能有像照相机一样的记忆能力,过目不忘那该多好啊!

我们的应对

人们在漫长的社会生活与学习中需要记忆来学习和工作,但人却因个体差异不同而记忆好坏也不同。从上面的故事中,我们知道李凌对英语的记忆力强过张强,那是否就说明张强比李凌笨呢?其实,张强对自己的记忆力持悲观态度是没有科学依据的。

专门的研究告诉我们:人脑有140~170亿个神经细胞。每一个神经细胞通过其突触与其他任何一个神经细胞都可以建立起联系的网络。如果把这140~170亿个神经细胞的功能全都发挥出来,则可以储存1015比特(信息单位)的信息。这到底是多大的容量呢?有人假定,一个汉字按10个信息单位计算,一个人每小时读10000个汉字,一天读8小时,那么,大脑的容量就相当于一个人读300万年所接收的信息量。这是多么惊人的数字!这相当于当今世界上最大图书馆——美国国会图书馆全部藏书信息量的10倍!人脑储存信息的能力真几乎是无限的。至于有人之所以感到有很多事情想记都记不住,完全是记忆潜力挖掘不够或记忆方法不得当造成的。

从记忆的生理机制来看,对所学的内容有了浓厚的兴趣,就会积极主动而且心情愉快地学习,注意力高度集中,强化各感觉器官和思维器官的活动,形成大脑的兴奋中心,将各种知识信息不断地传给大脑的神经中枢,从而留下较深的印象,所以对英语学习有热情、有兴趣的李凌能轻松快速地记住课文。对地理知识感兴趣的张强也能很快地记住地理知识,这也说明了他的记忆力并不差。张强在讲台上试着背诵和罚抄课文的过程,其实就是通过适当的紧张感和眼手脑并用来强化感觉器官和思维器官的活动,促使知识信息在大脑神经中枢中留下较深的印象。

各个击破

那么,我们怎样来提高我们的记忆力呢?

(1)信心。我们做什么事情都应充分保持信心,记忆也不例外。每个人的头脑都有无穷潜力可挖,只要我们对识记知识有信心,加上运用科学的方法,知识就一定能记住。

(2)兴趣——记忆力的加速器。兴趣能帮助我们对所学知识专心致志,聚精会神,让信息和对象在大脑皮层中烙上深深的印迹。

(3)理解和复习——记忆力的金钥匙。理解的东西才能记得牢固,因为理解的实质是建立起各知识点的广泛联系。这样,在记忆时就可"顺藤摸瓜"。加强联系靠复习,经常复习就能记得牢,"重复是记忆之母。"

(4)适当休息——记忆力的润滑剂。适当休息就会使大脑皮层原来兴奋、劳碌工作的相应部位得以平静,消除疲劳。实验证明:在记忆新的事物时,每记忆30分钟后,中间休息5分钟,其效果远远超过长时间的连续记忆。

(5)科学的方法——记忆力的促进剂。掌握了科学的记忆方法,能够帮助自己用最少的时间和最少的精力,以最快的速度达到学习的目的。记忆的方法很多,如联想记忆法、比较记忆法、尝试记忆法、轮换记忆法、表格记忆法、提问记忆法、口诀记忆法等等。每种方法都有其独特的作用,同时也有一定的局限性。同学们要选择好适合自身的方法,多种方法综合运用,定会增强记忆力。

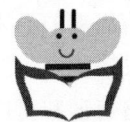

贴心话

记忆技巧:

一是歌诀法。一句"一三五七八十腊,三十一天整不差",就能帮你记住哪个月是31天。你还可以把书本上一些知识自编成歌诀,让它顺

第八篇　神经系统——每个人的头脑都有开发的潜力

口好记。

二是谐音法。如记忆圆周率3.14159,我们可以记成"山巅一寺一壶酒"。

三是形象法。马克思诞生于1818年5月5日,怎么记效果好?你可以形象化地想成:从马克思诞生,一巴掌一巴掌(1818年)打得资产阶级呜呜(5月5日)直哭。这样既形象又谐音,一下子就记住了。

四是推导法。比如,辛亥革命发生在哪一年?可以这样推导:它比中国共产党建立(1921)恰好早10年,是1911年,还可以由中国共产党诞生于1921年往前推导,前两年(1919)爆发"五四运动",再前两年(1917)爆发"十月革命"。

五是附会法。该记的东西本没这个意思,我们硬给它附会上这个意思。比如,富士山海拔12365米,我们硬把富士山说成是"两岁"的山——前两位数看成12个月为一岁,后三位数看成365天为一岁。

最后需要提醒一点:窍门总是爱和勤奋的人交朋友,越是爱动脑筋的人,越是容易找到记忆的窍门。

谜语

年届不惑记忆犹佳。　　　　　　　　　　——打一成语(念念不忘)

格言

记忆力并不是智慧,但没有记忆力还成什么智慧呢?　　——哈柏
背诵是记忆力的体操。　　　　　　　　　　　　　　——托尔斯泰
一切智慧的根源都在于记忆。　　　　　　　　　　　——谢切诺夫

动动脑

1.如何评价一个人记忆力的好坏?

2.科学的记忆方法有哪些?

三、锻炼左手开发右脑，锻炼右手开发左脑，是这样吗?

和一般动物不同，人类的大脑除了具有直接或间接调节与控制身体各个器官、系统的生理活动的功能外，更成为思维和语言的器官，使人类超越一般动物的范畴，能在生产劳动中组成社会。在这个意义上说，人与一般动物的不同正是在于脑的结构的不同。

人类的大脑由大脑纵裂分成左、右两个大脑半球，奇妙之处在于两半球分工不同。左半球支配右半身的活动，具有处理语言和进行抽象思维、逻辑推理、数字运算及分析等功能;右半球则支配左半身的活动，主司节奏、想象、总体形象、空间概念、音乐等。大脑两半球经胼胝体，即连接两半球的横向神经纤维相连。胼胝体负责大脑两半球之间的神经信息传导。可以说，左半球是抽象思维的世界，右半球是形象思维的世界，它们是两个不同类型的信息加工系统。这两个系统相辅相成，相互补充，相互制约，相互协作。各种生理机能都是大脑两半球协同活动的结果。(图8-1)

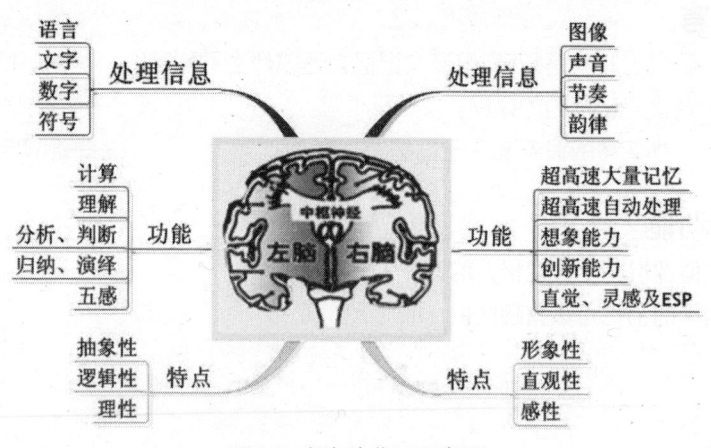

图8-1 左右脑分工示意图

第八篇　神经系统——每个人的头脑都有开发的潜力

左右脑的运作流程情形,是由左脑透过语言收集信息,把看到、听到、摸到、闻到、尝到,也就是视觉、听觉、嗅觉、触觉、味觉五感,接收到的信息转换成语言,再传到右脑加以印象化,接着传回给左脑逻辑处理,再由右脑显现创意或灵感,最后交给左脑,进行语言处理。

科学家发现,左右脑同时开动时,一个人的效率与效能将会大大地提升。因此开发大脑潜力的一个有效方法是,使另一半不常用的半脑也得到开发。就是说,经常使用左脑的人,要多做一些锻炼右脑的运动;而右脑比较发达的人,要多做一些锻炼左脑的活动。这样在思考的时候,就可以使左右脑都活跃起来,获得更高的效率。那么,锻炼左手开发右脑,锻炼右手开发左脑,是这样吗?

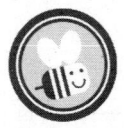

卫生故事

左撇子的烦恼

刘东,13岁,正上初中一年级,在农村长大。刘东从小到大,都以左手左脚为主,就连睡觉时头也偏向左侧。吃饭时使筷子用左手,拿笔写字用左手,走路先迈左脚。平时生活中用剪子、菜刀等等都是用左手。

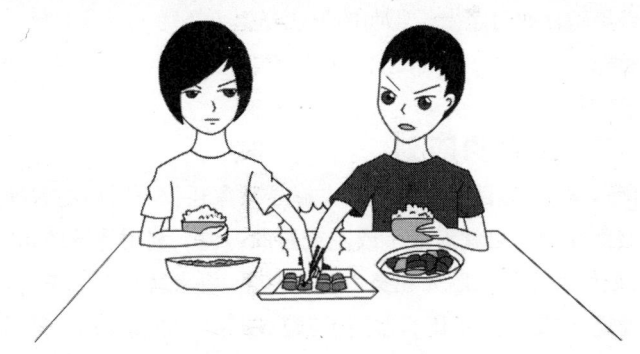

记得刚上小学的时候,老师纠正刘东的第一件事就是不能用左手写字。老师耐心地手把手地教,同学们没完没了地示范,刘东自己也不厌其烦地练习,但字就是写不好。为了能用右手写好字,刘东每天坚持抄字4页。就这样练习了两年,刘东写的字才勉强可以。

剪子和菜刀经刘东使用后，别人使着就不顺手了，甚至也不锋利了。用镰刀就更惨了！左手根本不能用的，用一次就报废了，农田里的活刘东差不多都干过。

大多数同学画圈的时候是顺时针方向，而刘东总是逆时针方向画圈。有一次和同学们一起出去吃饭，刘东用左手夹菜，坐在刘东左边的同学用右手夹菜，结果在他们夹菜时，不小心撞到了一起。看着大家都在用右手夹菜，刘东也试着用右手去夹，可使用起来，极其不方便，刘东惯用左手而同学们惯用右手，这让刘东感觉怪怪的。

主人公的困惑

为什么自己生下来开始就主要以左手左脚做事为主呢？和同学一起出去吃饭，我用左手夹菜，坐在我左边的同学用右手夹菜，结果导致我们在夹菜时相撞，大家都是用右手夹菜，说明夹菜相撞的起因在自己身上。自己尝试着用右手去夹菜，可使用起来，与用惯的左手相比，极其不方便，笨手笨脚的，感觉是左撇子的习惯让自己笨拙的！随后查阅了相关资料，资料上却说左撇子激活了人的右脑，左撇子的人更聪明，可自己的亲身经历却让我对左撇子聪明的说法产生了怀疑。

我们的应对

根据科学研究，目前专家们对左撇子现象还没有明确的解释，但他们发现胎儿在母体里就形成了或左或右的习惯。利用特殊的超声波成像技术，他们发现如果胎儿在努力吮吸左手，将来就是左撇子。从任何一个角度说，左撇子绝不比非左撇子笨！许多著名的政治家、科学家、艺术家是左撇子，如美国前总统克林顿、古巴领导人卡斯特罗、英国女王伊丽莎白二世以及威廉王子，家喻户晓的画家达·芬奇、喜剧演员卓别林、性感女星玛丽莲·梦露、自然科学家爱因斯坦、微软创始人比尔·盖茨都是左撇子，他们的成功充分显示左撇子是一个有创造性的群体。那么，

第八篇　神经系统——每个人的头脑都有开发的潜力

为什么人们有时会觉得左撇子有点笨呢？关键在于我们常用的工具都是为右手设计的，左撇子用起来颇不方便，自然显得笨拙一些了。如果左撇子朋友们不信，你们可以请右手族用左手拿剪刀剪下衬衣上的一粒扣子试试。人也许不会缺皮少肉，衣服戳个口子就难免了。

左撇子经常运用身体的左半身，而左半身主要是右脑支配，经常活用左半身的感觉和运动器官会刺激活化右脑细胞，在目前我们更多运用左脑的大环境下，左撇子的左右脑相比右手族发展得更平衡，从这个意义上说，左撇子要更聪明些。

各个击破

由此看来，不管是左撇子也好，右手族也罢，大脑的潜力都未能得到较好的开发，为了开发大脑能力，我们应该学会多用自己很少使用的大脑半球，使大脑两半球的潜能都得到最好的开发。那么我们在大脑潜能的开发上应遵循哪些原则呢？

（1）全面开发。开发能力最理想的是左右半球的潜力都得到充分开发。比如吃饭用筷子可以"左右开弓"，两手轮番上阵根本用不着分什么对错。就是写字握笔也不必硬性规定要用哪只手。以此类推，我们的许多动手活动都可以照此办理，从而促进两侧大脑的发育。如果我们的用脑较为明显地偏向某一侧，那么从全面开发的角度看，也应有意识地锻炼自己，使另一侧脑半球得到较多被开发的机会。就生活实际说，大多数人属左脑型的人，右脑没有得到足够的开发。所以大多数右手族不妨多做些左侧的肢体活动，如用左手拿筷子、左手拿剪刀、左手持球拍、左手取东西、左手抓握扶手，还可以左脚踢毽子、左脚跳绳子等等。

（2）因势利导。所谓左撇子、右手族不过是较多地使用右脑或左脑，并非只使用一侧半球。我们讲全面开发，也不是一定非要使两半球完全均衡发展不可。因此，在讲全面开发的同时也要讲因势利导。如果自己表现出较好的空间知觉能力，能描善画，思维具有鲜明的形象性，那就不妨顺势发展自己的美术才能。如果自己从小能说会道，就不妨发展自己的口头语言才能。如此顺应自己的优势,有侧重地发展自己的一技之长也是好事,但是这并不等于让自己的另一侧大脑半球越荒废越好。

贴心话

1.开发左脑的十种方法

(1)学习外语。随着你掌握一门外语的熟练程度的提高和掌握外语种类的增多,左脑会愈加发达。

(2)写文章。不妨多向一些报纸、杂志投稿。

(3)经常与人交谈。最好能对各种话题作深入而多方面的讨论,甚至辩论。

(4)写日记。通过写日记养成每晚对白天遇到的事进行反思和分析的习惯。

(5)订计划。每周开始时先对本周安排作一个较详细的计划,并按计划执行。

(6)多看一些推理小说和破案故事的书。

(7)做一些有意思的智力推理题。这种方法能训练抽象逻辑思维能力。

(8)利用家用电脑作编程练习。

(9)读报可提高分析问题的能力。

(10)打桥牌。

2.开发右脑的十种方法

(1)欣赏音乐或跳跳舞。这可以说是集休息、娱乐、提高艺术修养、开发右脑于一身的好方法,一举多得。

(2)绘画、练字、剪纸、摄影、做花木盆景等家庭美术活动和业余工艺制作。

(3)散步或郊游。

(4)下棋。围棋、象棋、国际象棋都可以。

(5)写报告、记笔记时多利用图形。制订工作计划也采用流程图。

(6)有意识地记忆各种面孔。注意别人眼睛、鼻子、嘴巴、眉毛、胡子、头发、脸型、脸色等特征。

(7)做几何题。立体几何题尤佳,同时通过一题多解训练自己的发散思维能力。

(8)读诗和作诗。注意感情投入和运用想象力。

(9)看小说。可能的话,扮作小说中的主人公表演一下以自娱。

(10)练习用左手写字、画图。这可促使右脑活动。

谜语

人类有个宝,用它来思考。我们看不见,智慧在里面。

——打一器官(大脑)

格言

大脑的力量在于运动而不在于静止。　　　　　　——蒲柏

人的大脑和肢体一样,多用则灵,不用则废。　　——茅以升

动动脑

1.左脑和右脑的分工有何不同?

2.大脑潜能开发应遵循哪些原则?

四、想戒烟,可为什么看到别人抽烟时却如此难以忍受?

全球约有47%的男性和12%的女性吸烟,每天还有8~10万年轻人成为长期烟民,到2025年,全球吸烟人数将达到16亿。现在每年有约400万人死于由烟草制品引起的疾病,在未来20年中全球由吸烟所导致的死亡将增加3倍。到2020年,被烟草杀死的人数将超过其他任何一种疾病,在世界范围内,死于与吸烟相关疾病的人数将超过艾滋病、结核、难产、车祸、自杀、凶杀所导致的死亡人数的总和。目前我国吸烟现状却

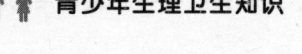

不容乐观:烟民人数不断增加,达3.2亿人,烟民平均年龄在降低,女烟民及青少年吸烟的数量在不断增加。

烟的主要危害有三方面:烟中煤焦油中有许多致癌物质引起癌症发生;烟碱刺激胃腺、胰腺引起胃液分泌增多和胰液分泌,烟碱和烟中CO还损伤血管内皮引起心血管疾病,损伤胃肠黏膜引起胃炎、胰腺炎;烟雾熏蒸呼吸道的慢性刺激,可引起气管炎、肺气肿、肺心病。烟草中有许多致癌物质,如亚硝基胺、多环芳香烃、放射性钋等可引起食管癌、喉癌、肺癌、口腔癌。为了减少煤焦油的致癌作用和减少烟碱的损伤刺激作用,发明了过滤嘴烟和"安全烟"。经过多年对过滤嘴烟和"安全烟"的实验研究和临床观察,这两种烟仍可引起肺癌、冠心病、脑血管病、胃炎、胰腺炎、气管炎等与烟相关的疾病,也可以成瘾,对胎儿仍有不利影响,"安全烟"并不安全。研究发现,烟的毒物不仅是CO、烟碱、煤焦油,还有许多不明的致病、致癌因素存在。用鼻子猛吸的鼻烟壶,诱发口腔癌、颊癌和牙床癌的概率要比不吸者高数倍。研究证明,咀嚼雪茄烟的人口腔癌的发生率也比正常人高,吸水烟的人毒副作用、成瘾作用和普通烟相似。

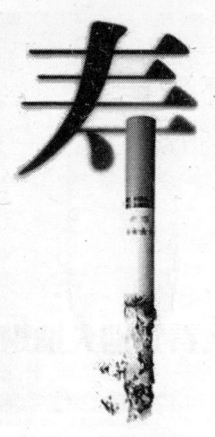

图8-2 吸烟减寿

据实验研究表明,一支香烟的烟碱可使一只白鼠致死,20支香烟的烟碱可毒死一头牛,在法国举行的一次吸烟比赛中,有人连吸了60支烟,当场就死亡了。吸烟不仅害己,而且还害他人,被动吸烟者所受毒害的程度也是惊人的,欧洲每年有将近14万被动吸烟者因此患癌症或心

第八篇 神经系统——每个人的头脑都有开发的潜力

脏病而去世。被动吸烟对青少年的伤害更大，在吸烟者的环境中生活的孩子，患气喘病、支气管炎、肺炎和中耳炎的人数明显增加。青少年是发育时期，更不应该吸烟。平均来看，若吸烟者从青少年时便开始吸烟，并持续下去，就会有50%的机会死于与烟草相关的疾病。其中半数将死于中年，或70岁之前，损失大约22年的正常期望寿命。由于长期吸烟，从青年时期开始的任何年龄段的吸烟者都比不吸烟者的死亡率高约3倍。

由此可见，吸烟的危害是相当严重的。

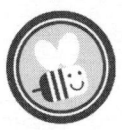

卫生故事

想说戒烟，却不是件容易的事

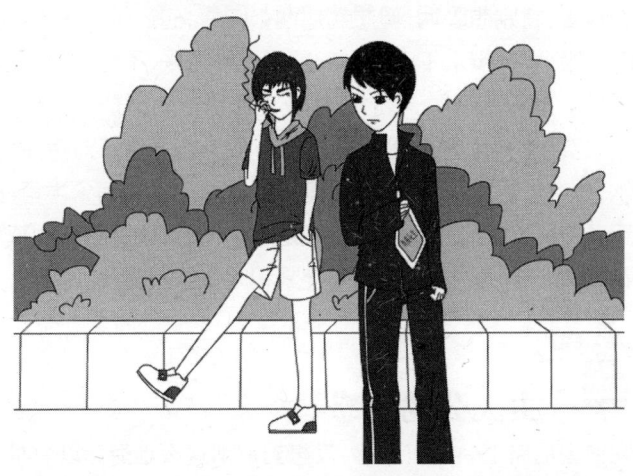

张桐，初三学生，初一的时候听别人讲吸烟可以解除疲劳，吸烟可以作为消遣，吸烟有助于脑力活动，吸烟有利交际，吸烟是享受，男子汉没有不吸烟的等如此多好处，自己就悄悄地开始学习抽烟，目前烟龄两年有余，平均每天抽半包烟。前段时间，张桐在翻阅杂志的时候看到一篇有关吸烟有害健康的文章，文章中讲吸烟会导致肺气肿，甚至肺癌，比不吸烟的人容易得心脏病，尤其是其中两张对比强烈的插图（图8-3）让他产生了恐惧感，觉得吸烟实在是没有什么意思，毅然决定开始戒烟。

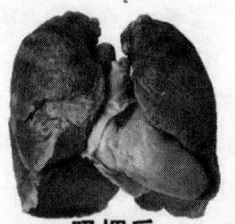

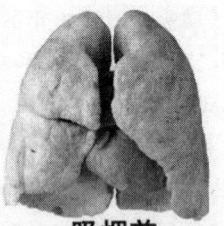

青少年生理卫生知识

吸烟后　　**吸烟前**

图8-3 吸烟后的肺与正常的肺对比图

以下是张桐第一天戒烟的感受:平时早上去上学的路上和课后休息时间,他会悄悄地找个隐蔽的地方抽烟,由于今天开始决定戒烟,早上一支烟都没有吸,整个上午张桐只是感觉有些不自在、不习惯。按照惯例,午饭后他也要吸一支烟,想到自己戒烟的决定,只好忍住不吸,此时张桐感觉有些难受,特别想吸烟,但想到那两张图片,他还是忍住了。由于早上中午没有吸烟,张桐下午上课时总感觉无精打采、不能集中注意力,而且老是犯困。下午放学时,平时的烟友刘伟递一支香烟给张桐,张桐忍住拒绝了,这时刘伟只好自己点燃香烟一个人抽。看着刘伟抽烟,张桐直咽口水,比之前更难以忍受,感觉自己的脑海中一直有个声音在呼喊,就抽一支、抽两口也行,张桐为不使戒烟半途而废,他就吃专为戒烟准备的鱼皮花生,以求转移注意力,同时赶紧和刘伟告别离开。

主人公的困惑

我在回去的路上一直很困惑,没想到戒烟这么难受。以前早上抽两三支烟,感觉是浑身舒服、精神也不错,而且人也有力气。而今天早上没有抽烟,感觉自己像变了一个人似的,感觉不自在。中午没有抽烟,上课还老是犯困,老师讲的知识也听不进去,心里总觉得发毛。特别是看着刘伟抽烟的时候,自己更是难以忍受,感觉自己的脑子迫切地催促自己去吸烟。想到这是自己第一天开始戒烟,就如此难受,这以后该如何办才好? 难道我就无法戒烟了吗?

第八篇　神经系统——每个人的头脑都有开发的潜力

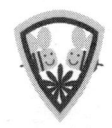

我们的应对

其实，张桐戒烟遇到的困惑是很多准备戒烟的人都遇到过的。戒过烟的人们有个共同的感受：吸烟容易，戒烟难。香烟与酒、吗啡、可卡因一样是成瘾物质，烟成为瘾癖是由于生理依赖性、心理依赖性、耐受性提高三者共同所致。烟瘾者对瘾物——烟的心理依赖性是指对瘾物的渴求、到处寻找必得的行为。生理依赖性是指瘾物对吸烟者的脑、神经系统作用后产生的生理变化或奖励作用以致此瘾物持续地在体内存在，才能避免发生特殊的、被称为戒断综合征的反应，从而产生对烟的躯体依赖性。烟的生理依赖性取决于烟中所含的烟碱。烟碱可兴奋神经肌肉内的烟碱样受体，吸烟者吸烟后可获得提神、镇静、解乏、解除肌肉疲劳，自觉情绪振奋，肌力增强的奖励作用，久之成为生理依赖性。生理依赖性是心理依赖性的基础、核心。吸烟者为满足吸烟后的提神、情绪振奋、解乏的生理作用而渴求吸烟。

据测量，吸一口烟所含的烟碱量相当于一片麻醉药片的药理作用。所以，每天吸取一包烟的烟客，每支烟吸10口的话，则每天便吸入200个小的麻醉炮弹，一年吸入73000个炮弹，相当于吃73000片麻醉药片，其依赖之深、毒害之大可想而知。烟客当90分钟不吸烟便会产生戒断综合征，出现全身无力、难受、无神、烟脑、易激动，重者甚至出现出汗、肌肉抽搐、发抖、呼吸困难、反应迟钝、失眠、胃肠障碍、注意力分散、判断力障碍等症状。

当张桐看见刘伟抽烟时，这时他的心理依赖性就开始发作，身体不断地发出指令让张桐去抽烟。张桐虽通过意志力克服了吸烟的冲动，但戒断综合征开始出现，就让他感觉浑身难受。

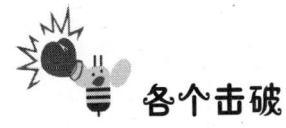

各个击破

张桐要想成功地戒烟，需要做到以下几点：

第一，清醒地认识到香烟对身体健康的巨大危害，这是戒烟的先决条件。如果自己没有意识到吸烟给自己、给家人朋友带来的危害，自己就很难从心理上下定决心去戒烟。建议张桐有机会去接触肺癌病人，参观肺癌病房以了解烟的致癌作用的可怕性。许多戒烟者所以下定决心立即戒烟都是看到吸烟的亲友死于肺癌的可怕或者由于自己已患了严重气管炎、肺心病、肺癌、冠心病、脑血管病才下定决心戒烟的。

第二，采取系统脱敏疗法，在2~3月内每周逐渐减少吸烟支数直至完全不吸。譬如头一周每天减少二支，然后逐周减少到不吸。先制订计划，每周减少的支数一定明确；然后执行计划，并定出奖罚的办法，达到减少支数目标的奖，达不到的罚，由亲友、家人监督，奖罚则必须结合生活实际。同时也可以将戒烟节省下来的钱拿去买自己特别想要购买的东西，以此来强化自己戒烟的举动。

第三，巩固，即不吸烟行为要巩固下去。执行计划时要回避扳机点，如遇到疲劳、烟友相聚、提神、烦恼等想吸烟的情况时要回避，不要将愁事或喜事作为"再吸一支"的借口。在想吸时要有代替物代替吸烟，如吃块糖、唱歌、吃尼古丁糖（戒烟糖）、自我奖励、换个场所等。也可用厌恶法代替吸烟，如故意吸烟同时想不愉快的事或联想恶心、呕吐。

第四，加强体育锻炼和保证充分的休息。青少年朋友必须牢牢记住，一旦开始吸烟就很难戒烟了。许多青少年烟民认为，当他们长大了以后就能戒烟。但是因为尼古丁会上瘾，所以他们很难真正戒烟。其实，吸烟会立即损害人的健康，而不是慢慢地影响人的生活。吸烟的青少年的肺发育通常比较慢，而且永远不可能拥有正常功能的肺。此外，青少年吸烟还可能引发咳嗽和支气管炎。如果有人叫你来一支烟，为了你的健康，请你礼貌地拒绝吧！

贴·心·话

吸进的是烟，燃烧的是生命！(图8-4)

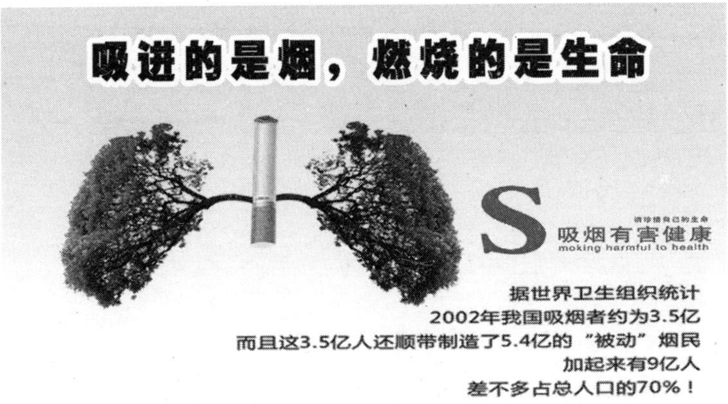

第八篇　神经系统——每个人的头脑都有开发的潜力

吸进的是烟，燃烧的是生命

吸烟有害健康
smoking harmful to health

据世界卫生组织统计
2002年我国吸烟者约为3.5亿
而且这3.5亿人还顺带制造了5.4亿的"被动"烟民
加起来有9亿人
差不多占总人口的70%！

图8-4　吸烟危害生命

谜语

体内条条似金黄,身上穿着白衣裳,好处坏处它都有,吃它不如不吃强。　　　　　　　　　　　　　　　　　——打一物(香烟)

生的不能吃,熟的不能吃,要边烤边吃。　　——打一物(旱烟)

格言

劳"命"伤财=吸烟。

离香烟越近,离健康越远。

动动脑

1.吸烟有哪些危害?

2.为何吸烟容易,戒烟难?

第九篇
内分泌——认识这些幕后工作者

通过神经系统、免疫系统和内分泌系统的共同控制与协调,使机体能适应不断变化的外界环境,保持机体内环境的相对稳定,满足机体各器官、系统活动的需要,完成生长、发育、生殖、代谢、思维和运动等功能,抵御内外部不良因素和病理变化的侵袭,维持机体健康。

内分泌系统(Endocrine System)是机体内分泌腺和散在内分泌细胞的总称。内分泌系统没有导管,分泌物直接进入组织液或血液。人体的内分泌腺主要有松果体、下丘脑、垂体、肾上腺、甲状腺、甲状旁腺、胰岛和性腺等。散在的内分泌细胞主要存在于下丘脑、胃肠道、肾脏和心房肌等部位。

由内分泌腺或内分泌细胞分泌的高效能生物活性物质,称为激素(Hormone)。它经由血液循环或组织液的运送,对靶组织或靶细胞起调节作用。其中经血液循环转运方式称为远距分泌(Telecrine),经组织间血液的直接扩散而作用于邻近细胞的方式称为旁分泌(Paracrine);而经神经纤维轴浆运输至其连接组织的方式称神经分泌(Neurocrine),由神经元分泌的物质(神经激素)进入血液循环并影响机体其他部位细胞的功能状态称为神经内分泌(Neurohormone)。如果内分泌细胞所分泌的激素在局部扩散又返回作用于该细胞的方式称为自分泌(Autocrine)。

第九章
内分泌——从儿童期进入工作者

第九篇 内分泌——认识这些幕后工作者

一、甲亢是不是因为没有吃够碘?

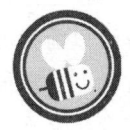

卫生故事

"变瘦"后的烦恼

最近,高一的陈琳瘦了很多,最令她开心的是,她竟然在没有任何药物也没有节食的情况下就瘦了,而且不但没有节食,她吃得比以前还多呢,嘻嘻,这不就是很多女生所希望的"吃再多都不长胖"的理想状态吗?但是,她在开心之余也发现似乎有些不对劲,首先,不知道是不是瘦了的原因,也或者是体力没以前好了,她总觉得心慌,而且睡眠也没以前好了,老做梦,并且她觉得她瘦了以后,脾气也变不好了,经常因为一些小事就很生气,也很容易发火,家里人都觉得很奇怪,她到底是怎么回事呢?

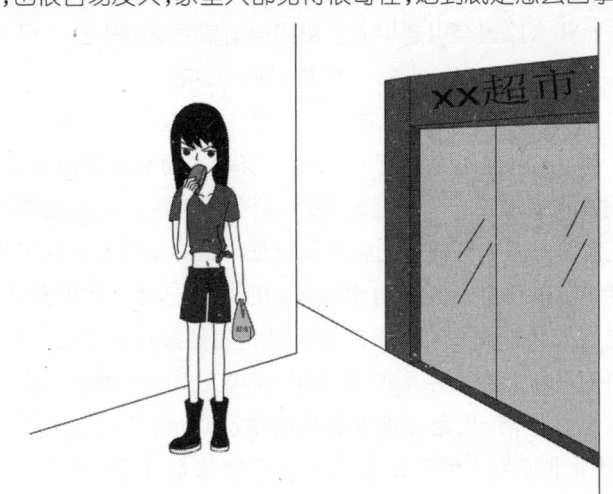

227

主人公的困惑

其实我也不知道最近我怎么就变瘦了,我也没节食什么的,怎么就变瘦了呢?难道到了老人们所说的"抽条"(变瘦)的时候了,女大十八变嘛!但是,我觉得我瘦了以后还没以前身体好,晚上睡眠不好,也经常觉得心慌,老爱因为一点小事跟别人争吵,另外,我还老出汗,以前我可没那么多汗,可能因为出汗多的原因吧,我经常觉得口渴,所以也喝很多水。除了这些以外,我没觉得有哪儿不对劲,但我的这些变化会不会是因为我变瘦了的原因啊,不会是生病了吧?听别人说得甲亢的人也会变瘦,脾气变得不好,应该不会得甲亢吧?听说甲亢是因为碘没吃够,我觉得我还是吃碘盐呀,每天需要的碘应该是补够了的呀,那这么说来,应该不是得了甲亢了……

我们的应对

关于甲亢,相信我们并不陌生,但是好像又不是那么了解。到底什么是甲亢?什么原因会引起甲亢?甲亢会有哪些症状?得了甲亢,对我们的身体有什么危害呢?大家一起来了解一下吧。

其实,甲亢不是一种特殊的疾病,而是一种起源于多种途径的临床综合征。狭义的甲亢仅指由于甲状腺自身病变而引起血循环中的游离甲状腺激素水平增高,产生神经、循环、消化等系统兴奋性增高、自主神经系统失常等一系列征候群的临床综合征。最常见的是毒性甲状腺肿、多结节性甲状腺肿伴甲亢和自主性高功能腺瘤三种。其中毒性甲状腺肿占甲亢病人的绝大多数。而广义的甲亢则是指凡是能使病人血液循环中游离的甲状腺激素水平增高,同时临床上出现有神经、循环和消化等系统兴奋性增高、代谢亢进等表现的情况均可称为甲亢。狭义的甲亢,还包括并非原发于甲状腺本身,甚至甲状腺本身功能无亢进,而血清甲状腺激素却升高的情况,如卵巢甲状腺肿、垂体腺瘤及药物性甲亢等。

甲亢的发病机理至今尚未完全阐明,现在主要有两种学说:

第一种学说——垂体促甲状腺激素分泌过多学说。该学说认为,甲亢是垂体促甲状腺激素分泌过多所致,但通过测定发现以下事实否定了这一传统学说:病人血液中的促甲状腺激素偏低、促甲状腺激素释放兴奋试验无反应、垂体切除后仍可发生甲亢等。

第二种学说——免疫学说。该学说认为,甲亢是一种自身免疫性疾病。近代研究证明:甲亢是在遗传的基础上,因感染、精神创伤等应激因素而诱发,属于抑制性T淋巴细胞功能缺陷所致的一种器官特异性自身免疫病,与自身免疫性甲状腺炎等同属自身免疫性甲状腺疾病。曾有204例本病患者的调查表明,60%的患者有家族遗传倾向。

通过对以上两种学说的了解,"甲亢是因为碘没吃够"的言论是不是不攻自破了呢?

各个击破

得了甲亢的话,在不同的人身上会有各种不同的表现,刚患病时,可能仅个别表现较为突出,随着病程的延长,临床症状才会变得非常明显。所以,注意观察身体的一些异常现象,有助于我们及早地识别甲亢。

(1)心慌。心跳加快是甲亢早期最常见的一种症状。正常人的心率是每分钟60~100次,早晨醒来或安静状态下的心率一般不会超过80次每分钟,如果超过了则要警惕是否患上甲亢;另外,在非剧烈运动的情况下,心率通常在每分钟100次左右,如果心率过快的话,就要及时到医院进行检查。

(2)食欲变化。近期突然出现容易饥饿、食欲旺盛等情况。

(3)大便改变。大便基本成形或不成形,每日次数较多。

(4)情绪异常。情绪很容易激动,易发脾气,常因一点小事而大发雷霆、怒气冲冲。

(5)动作异常。出现不自觉的手抖、脚抖等情况,做精细动作有障碍,比如不能夹菜、写字歪歪扭扭等。

(6)睡眠障碍。多梦、易惊醒、不容易熟睡。

(7)消瘦。尽管食欲旺盛,饮食较多,但人却明显消瘦。

(8)多汗。在夏季等出汗多的季节,如果跟往年同期相比,今年出汗特别多;或冬季多汗;又或者在别人不感觉热的情况下,你在出汗……则比较可疑,需要加以重视。

另外,需要注意的是,如果同时出现以上两种或多种症状就要考虑是否得了甲亢,应及时及早到医院进行检查。

那么甲亢到底对我们的身体有哪些危害呢?

(1)甲亢危害消化系统。表现为多食、易饿、消瘦。

(2)甲亢危害心血管系统。容易出现收缩性高血压,主要的原因是在过量甲状腺素作用下,心脏处于高动力状态,血排出量增加,引发收缩性高血压,表现为收缩压(俗称高压)增高、舒张压(俗称低压)降低、脉压差(收缩压-舒张压)增大,脉压差增大是甲亢性高血压的一个特点,而其他原因引起的高血压病一般无脉压差增大的情况。同时甲状腺激素能提高肾上腺能受体对儿茶酚胺的敏感性,这也是引起收缩性高血压的原因。甲亢还会引起心慌、心动过速、怕热、出汗等症状。

(3)甲亢危害神经系统。如出现失眠、乏力、双手发抖等情况,另外,甲亢还危害视力,如出现双眼突出、甲状腺肿大(图9-1)、深部肌腱反射亢进等表现。

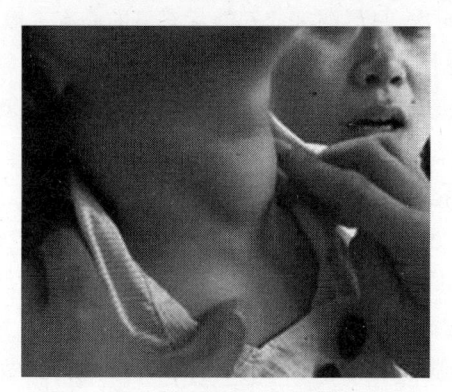

图9-1 甲状腺肿大症状

第九篇 内分泌——认识这些幕后工作者

贴心话

既然甲亢对人有那么多的危害,那么预防甲亢就显得尤为重要,下面给大家介绍一些预防甲亢的方法。

1. 多吃黄豆

黄豆等豆制品中含有大量植物雌激素,在预防乳腺癌方面扮演着重要角色。临床医学研究表明,黄豆及豆制品具有平衡体内雌激素的作用,当体内雌激素太低时,黄豆或豆制品会使它增加,但当雌激素太高时,黄豆或豆制品又会使它减少。

2. 不熬夜

睡眠不足会导致新陈代谢紊乱。经常熬夜或作息不正常的人不仅老得特别快,健康也会严重受损,所以尽量别熬夜。每晚睡眠4小时或不足4小时的人,身体新陈代谢在碳水化合物的处理上会出现问题。要提高睡眠质量,可以在上床睡觉之前的2~3小时内进行锻炼,在睡前泡个热水脚或者喝杯热牛奶也有好处。

3. 泡澡

泡澡是维持身心平衡最简单的方法之一,利用高温反复入浴的方式,可以促进血管收缩、扩张。每次泡澡3分钟,休息5分钟再入浴,重复三次,能在不知不觉中消耗大量能量,效果相当于慢跑一公里。同时,泡澡也能促进角质皮肤的更新,保持肌肤光滑细致。但是心脏不好的人并不适合常泡热水澡,可以换为传统的保健良方——热水泡脚,能使脚部微血管扩张,促进全身血液循环,达到健身的目的。如果同时使用精油泡澡或泡脚,效果会更好。

4. 随时做做按摩

体内淋巴液与血液循环是否通畅,会影响身体对于废物、毒素等物质的排出速度。正确的按摩手法,能维持血液循环的顺畅,加速代谢,顺利处理体内废物。从四肢末梢朝心脏方向按摩,可以推动淋巴及血液的流动,能使肌肉的代谢更加旺盛,为细胞提供更多促进新陈代谢的营养素和帮助脂肪燃烧的氧气，同时加速废物的排出。每天看电视的时候顺便做做按摩，轻轻松松就能更健康。

5. 献血

献血可以大大促进自身代谢的能力，不但不会损害健康，定期献血还是维持健康的方法之一。因此，只要身体健康，符合献血条件，就可以去献血。

6. 少吃快餐，远离毒素

快餐给女性带来的是心血管系统疾病和生殖系统肿瘤的高发病率。摄取过多的饱和脂肪会刺激雌激素过度分泌，脂肪中的类固醇可以在体内转变成雌激素，促使乳癌细胞形成。摄取人工激素过多，体内毒素过多，也会造成内分泌失调。因此，不要怕麻烦，多在家自己做菜煮饭。

7. 多做运动

预防甲亢的方法还包括有氧运动，要提升身体能量、保持身体健康，每周至少要做3次有氧运动，每次运动30分钟左右、运动后每分钟心跳达130下。千万别小看这短短30分钟的运动量，它不仅可以消耗热量、减轻体重，还能将氧气带到全身各部位，提高体内新陈代谢率、有效燃烧脂肪，效果会持续数个小时之久。

谜语

凡心一动落云端。　　　　　　　　　　——打一个汉字（亢）

格言

体弱病欺人，体强人欺病。

你有一万种功能，你可以征服世界，甚至改变人种，你没有健康，只能是空谈。

动动脑

1. 甲亢是不是因为没有吃够碘呢？
2. 甲亢初期一般有什么症状呢？

二、青少年的我们还这么年轻,不会患糖尿病吧?

卫生故事

我这么年轻怎么会得糖尿病?

闫凯今年升初中了,刚进校的第一天进行体检,他开心地拿着体检表和同学们一起排队体检。当轮到他时,一上秤,160cm,74公斤,周围同学都笑了,太重了,闫凯自己也觉得很不好意思!最后他抽完血之后就赶紧带着一颗受伤的心离开了!过了几天,体检报告下来了:闫凯,××,体重超重,××,空腹血糖水平偏高,初步诊断为糖尿病!……一看到"糖尿病"这三个字,闫凯笑了:怎么可能,糖尿病都是老年人才得的,我这么小,怎么可能会有,医生一定在开玩笑!

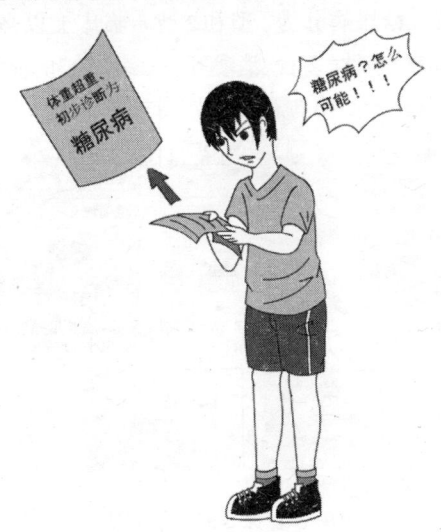

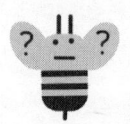

主人公的困惑

但体检报告上就是明确写了我是"初步诊断为糖尿病"啊,这种情况下,医生是肯定不会开玩笑的,那难道我真的患了糖尿病了?我爷爷有糖尿病,他的一些朋友也有糖尿病,那糖尿病应该是人老了以后才会得的病吧,怎么我这么年轻,也说我得了糖尿病呢?医生说是初步诊断,那有可能是验错了,或者是不是因为我头一天吃了什么含糖很多的东西,才会导致空腹血糖偏高啊?我是不是应该再去检查检查呢?太恐怖了,到底什么是糖尿病呢?得了糖尿病会对身体有什么影响啊?

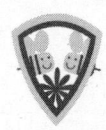

我们的应对

糖尿病(Diabetes)是由于遗传因素、精神因素、微生物感染及其毒素、免疫功能紊乱、自由基毒素等多种致病因子的作用,导致机体胰岛功能减退、胰岛素抵抗,从而引发的一系列糖、脂肪、蛋白质、水和电解质等代谢紊乱综合征。如果空腹(≥ 8小时无进食)血糖浓度$\geq 7.0 mmol/L$,可诊断为糖尿病。糖尿病分为1型和2型。临床上以高血糖为主要特点,典型表现为多尿、多饮、多食、消瘦等"三多一少"的症状。(图9-2)

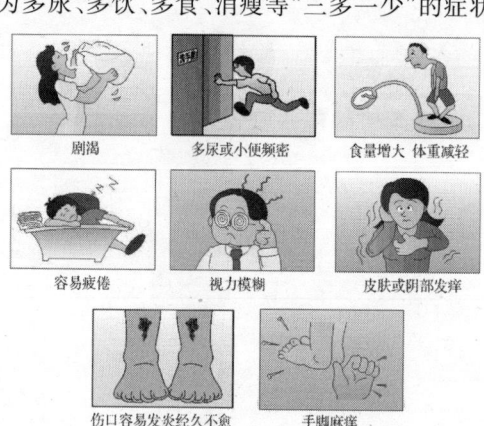

图9-2 糖尿病的一般症状

糖尿病(血糖)的主要表现是糖代谢紊乱,表现为血糖升高,如不加以很好控制,将进一步影响全身其他系统功能,比如糖尿病足、糖尿病肾病、糖尿病性脊髓病变以及眼底改变等等。常见的并发症有:

1.糖尿病酮症酸中毒

临床表现为早期食欲减退、恶心呕吐、极度口渴、尿量显著增多,常伴头痛、嗜睡或烦躁,呼吸加深加快并有烂苹果味。临床后期可能出现严重脱水、尿量减少,最终昏迷死亡。

2.高渗性非酮症糖尿病昏迷

此时血糖浓度常高于 33.3mmol/L,常突然出现嗜睡、幻觉、定向障碍、昏迷等症状。

3.常见的慢性并发症

心血管——冠心病、脑血管病

肾——肾小球硬化、肾衰竭

眼——视网膜病变

神经病变——肢体疼痛、肢端感觉异常

感染——皮肤化脓感染较为多见

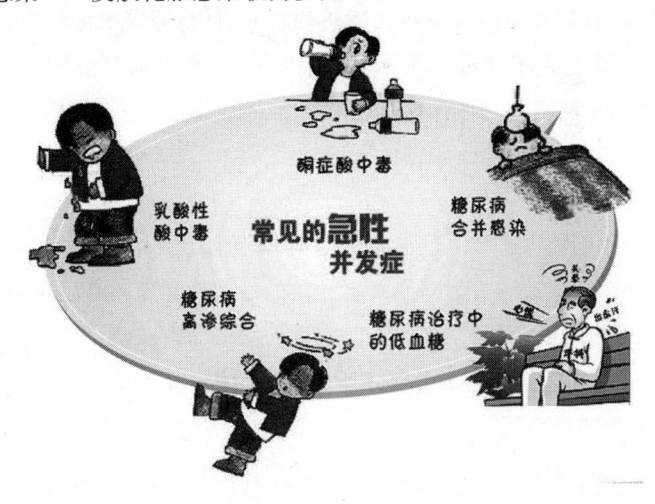

图9-3 糖尿病常见的急性并发症

糖尿病的发生与遗传、肥胖、感染、高热量饮食、缺乏体力活动等多种因素有关。随着经济的不断发展，居民收入不断提高，生活方式和膳食结构发生了很大的变化，营养过剩或不平衡日益增多，由此引发的与营养相关的慢性病明显增多，其中2型糖尿病就是较为严重的一种。糖尿病已成为全世界的多发病和常见病，在发达国家也被列为继心血管疾病及肿瘤之后的第三大疾病。我国目前大约有近3000万糖尿病患者。糖尿病患病率现呈上升趋势，糖尿病患者的数量不但在成年人中不断增长，青少年糖尿病患者（尤其是肥胖儿童糖尿病患者）也越来越多。因此从青少年时期开始"防治糖尿病"就显得尤为重要。

各个击破

可以从以下几个方面预防青少年糖尿病：

1. 饮食最重要

在孩子的饮食方面最好要选择有机食物，远离那些加工食品，注重高纤食品、低饱和脂肪或无转化脂肪的食品、低精炼碳水化合物和全谷物。饮用过滤水、白开水或矿泉水，少喝汽水。每日食用五种不同的蔬菜（包括两种熟食和三种生食），每星期至少食用七种不同的蔬菜。尽量多吃些生食，少吃油炸或油腻食物，避免甜食。

2. 运动很关键

青少年们可以选择一些简单的运动，像跑步、登山、游泳、溜冰、瑜伽等。这些运动能改善身体对胰岛素分泌的敏感性和预防糖尿病，增加血液运行和供应胰岛素给肌肉组织。有助于减低体内脂肪，保持适当的体重。提高HDL（胆固醇）水平以降低患心脏病的风险并降血压。

3. 检查非常必要

家长应注意自己的孩子是否有体重超标的情况，如果超过标准体重20%为肥胖（标准体重的计算公式参见本书第一篇体重背后的知识），如果发现孩子有肥胖现象，最好带孩子去做个血糖检查，如果有问题的话，可以尽早发现问题、解决问题。

已患上糖尿病的青少年应注意以下几个方面。

(1)饮食:禁酒,忌食葡萄糖、蔗糖、蜜糖及其制品。少食胆固醇高的食品,如动物内脏和蛋黄等,多食绿叶蔬菜。

(2)适当体育锻炼:适宜餐后一小时进行15~30分钟锻炼。活动前进食少量食物,如感不适,立即休息。

(3)预防感染:保持口腔、皮肤卫生,勤擦洗,勤更衣。

(4)根据医生的建议坚持用药,万万不可擅自停药!

(5)坚持用药,定时监测血糖。

贴心话

对于喜欢吃水果的糖尿病人,我们给出了以下建议:

推荐选用:每100克水果中含糖量少于10克的水果,包括青瓜、西瓜、橙子、柚子、柠檬、桃子、李子、杏、枇杷、菠萝、草莓、樱桃等。

慎重选用:每100克水果中含糖量为11~20克的水果,包括香蕉、石榴、甜瓜、橘子、苹果、梨、荔枝、芒果等。

不宜选用:每100克水果中含糖量高于20克的水果,包括红枣、红果,特别是干枣、蜜枣、柿饼、葡萄干、杏干、桂圆等干果,以及果脯应禁止食用。含糖量特别高的新鲜水果,如红富士苹果、柿子、莱阳梨、肥城桃、哈密瓜、玫瑰香葡萄、冬枣、黄桃等也不宜食用。

谜语

甜尿。 ——打一疾病(糖尿病)

格言

不要用珍宝装饰自己,而要用健康武装身体。 ——欧洲谚语

健康是人的第一幸福,第二是温存的秉性,第三是正道得来的财产,

第四是与朋友分享快乐。　　　　　　　　　　　——罗赫里克

动动脑

1. 什么是糖尿病?
2. 患糖尿病的病人是否都必须要吃药治疗?

三、雄激素并不属于男性的专利产品,女性体内也有,你是否知道?

性激素是指由动物体的性腺与胎盘、肾上腺皮质网状带等组织合成的甾体激素,具有促进性器官成熟、副性腺发育及维持性功能的作用。雌性动物卵巢主要分泌两种性激素——雌激素与孕激素,雄性动物睾丸主要分泌以睾酮为主的雄激素。

卫生故事

长"胡子"的女孩

16岁的吴茜郁闷了,因为她觉得她自己快要变成男人了!原来,爱美的她最近发现,她上唇与鼻子之间竟然出现了一些稍带黑色的"胡子",而且她还发现,她的腿毛也变得比以前更粗更黑了,这些不都是男人才应该有的症状吗?——黑黑的胡子、又粗又浓的腿毛……她真的受不了了,原本漂亮的她怎么可能会变成"男人"呢?因为这讨厌的"胡子"和腿毛,她变得不再自信了,上课也老走神,老在想,我怎么会变成男人呢?……

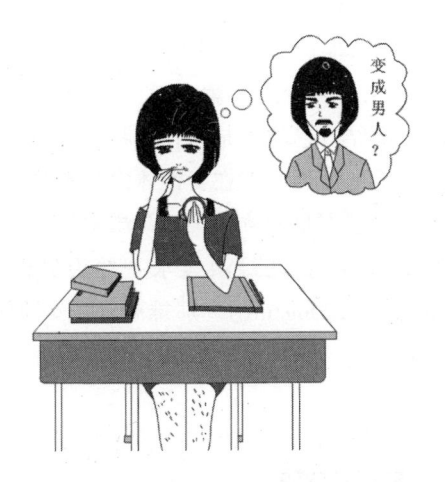

第九篇 内分泌——认识这些幕后工作者

主人公的困惑

我是一个爱美的漂亮女孩,很温柔娴静,连和"男人婆"这样的名字都无法挂钩的我,怎么会长胡子呢？腿毛又怎么会变粗变黑呢？在生物中学到了雄激素和雌激素的知识,说雄激素会促进毛发的生长,所以男性才会长出胡子和粗黑的腿毛,但我是女性,我身体里面应该是雌激素啊,怎么我也长胡子和粗黑的腿毛了呢？难道我的体内也有雄激素？如果真的有雄激素,是不是意味着我既是女性,又开始在往男性方面发展呢？难道我是传说中的两性人？太恐怖了,谁能给我一个明确的答案啊？

我们的应对

看到纠结的吴茜,你们是否有和她一样的想法呢？那她的想法对不对呢,看完下面的知识后,你们再来回答这个问题。

要回答这个问题,我们需要明白两点:第一,哪些器官可以分泌雄激素;第二,雄激素的作用。

其实,人类的睾丸、卵巢及肾上腺均可分泌雄激素。其中,对于男性而言,睾酮是睾丸分泌的最重要的雄激素,雄激素主要作用于雄性副性腺，如前列腺、精囊等，促进其生长并维持其生理功能；同时，雄激素也是维持雄性第二性征所不可少的激素，如家禽的冠、鸟类的羽毛、动物的角以及人类的须发、喉结等。这就是为什么我们看到男性会长喉结、黑黑的胡子、浓黑的腿毛的原因。那在女性体内又有哪些激素呢？其实，女性体内的性激素，除了大量的雌激素和孕激素外，还有少量由卵巢和肾上腺所分泌的雄激素，女性雄激素水平约为男性的1/10（女性25~100ng/mL，男性250~1200ng/mL）。那雄激素在女性体内又起着什么样的作用呢？

各个击破

女性从青春期开始，雄激素的分泌开始增加，促进阴蒂、阴唇和阴阜的发育，促进阴毛、腋毛的生长。因为雄激素具有促进毛发生长的作用，所以会在促进女性阴毛、腋毛生长的同时，促进其余部位体毛的生长，所以女性依然是会长"胡子"和黑色的腿毛的！只是不会真的和男人胡子、腿毛一样那么浓黑，请有疑虑的青少年朋友们打消心中的疑虑吧！另外，女性身体内是不能缺少雄激素的，雄激素能促进体内蛋白的合成，促进肌肉生长，并刺激骨髓中红细胞增生，在性成熟期前，雄激素能促进长骨骨基质的生长和钙的保留，也就是对女性长高是非常有帮助的意思！在性成熟后，雄激素可导致骨骺关闭，使生长停止，也使人身高的生长有所节制，避免出现肢端肥大等病症！另外，雄激素还与女性的性欲有着密切的关联！

看到这里，大家可能都松了口气，原来女性体内拥有的雄激素还有这么多好处呢！但还得告诉大家的是，如果女性体内雄激素过高，则会对雌激素产生拮抗作用，减缓子宫及子宫内膜生长及增殖，抑制阴道上皮增生和角化。如果患有肾上腺皮质功能亢进或多囊卵巢综合征的女性，会有体毛和阴毛向男性转化的倾向。

所以，女性体内的雄激素不能多也不能少！

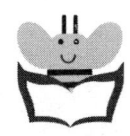

第九篇 内分泌——认识这些幕后工作者

贴心话

女性体内的雄激素——睾酮

女性体内的雄激素——睾酮的50%是由外周雄烯二酮转化而来的，肾上腺皮质分泌的约占25%，剩下的25%来自卵巢，主要功能是促进阴蒂、阴唇和阴阜的发育，对雌激素有拮抗作用，对全身代谢有一定影响。女性血液中睾酮的正常浓度应为0.7~3.1nmol/L，如果血液中的睾酮值高，叫高睾酮血症，可引起不孕。患多囊卵巢综合征时，血液中的睾酮值也增高。根据临床表现，必要时再测定其他激素。

谜语

在地愿为连理枝。　　　　　　　　——打一个成语（雌雄同株）

格言

拿体力精力与黄金钻石比较，黄金和钻石是无用的废物。

人一生可以干很多蠢事，但最蠢的一件事，就是忽视健康。

动动脑

1.女性体内有哪些性激素？

2.女性体内有雄激素，那男性体内有雌激素吗？

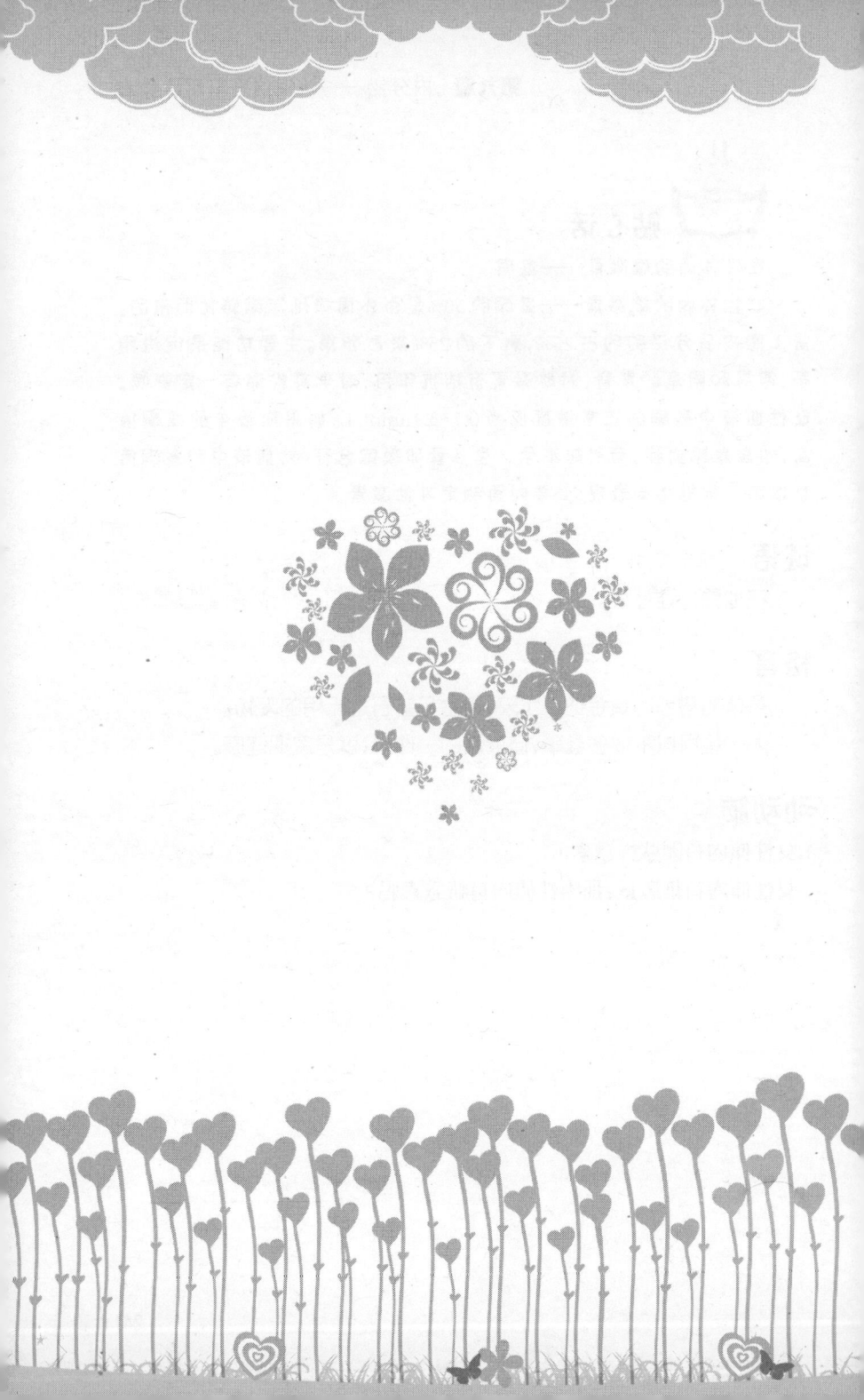

第十篇
生殖系统——男女都有各自的困扰

青春期是人体快速成长发育的一个高峰期。进入青春期后,说不清楚从哪天开始,我们的身体悄悄地发生了变化。男孩声音变粗,长出胡须和体毛,开始遗精,出现晨勃……女孩声音变尖,乳房隆起,开始月经……这些第二性征的出现使男孩和女孩从身体外形上区别开来。那么,我们的青春期,都有些什么烦恼呢?

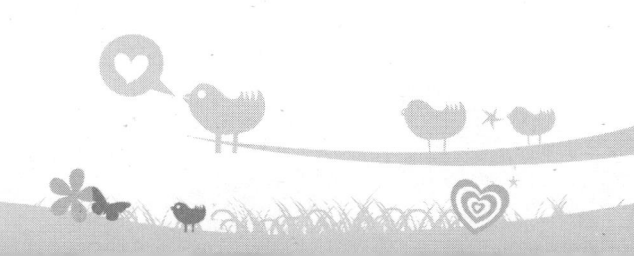

第十篇　生殖系统——男、女都有各自的困扰

一、遗精是怎么回事？

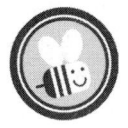

卫生故事

"做梦"也会带来烦恼

　　张毅，今年14岁，一名初二的学生，住校。那天他在寝室里看《红楼梦》，看到第六回，宝玉梦游太虚幻境醒后，袭人服侍宝玉穿衣时，"不觉伸手至大腿处，只觉冰凉一片沾湿，唬的忙退出手来……宝玉红涨了脸……含羞央告道：'好姐姐，千万别告诉人。'袭人亦含着笑问道：'你梦见什么故事了？是哪里流出来的那些脏东西？'"看到这里，张毅也不觉红了脸。想到前两天，睡觉时梦到一个漂亮女生正冲自己笑，高兴地往前追去时不小心绊倒。醒来才发现原来是在做梦，而且内裤里还冰冰凉凉，一摸黏黏糊糊，仔细一看内裤上还有些白色黏液湿了一片，当时很慌，就觉得是不是自己病了，但又不好意思跟别人说。现在想想自己的状况也和宝玉的情形差不多。就在这时室友李明凑了过来，"看什么呢，还脸红？……哦，宝玉遗精啊。"听到"遗精"这个词室友唐勇也感兴趣起来，他说道："这个东西我们乡里人都管它叫'跑马'，我12岁第一次'跑马'的时候，把被子弄脏了，我妈看到后就让我爸对我说，是我已经长大了。你们是什么时候跑的第一次，现在大概多久一次呢？"李明回答说："我第一次是13岁，现在差不多一个月就有一次。夜里忍不住'画地图'，被子一晒就硬邦邦白糊糊一片，还怕你们取笑，都是趁你们不在时拿出去晒。"唐勇又说："基本上我也就一个月有那么一两次，我还听有些老人说一滴精十滴血，'跑马'会伤元气，每次我在家里都要被逼着吃补药，也不知道是不是真的有必要。但我们乡里有个比我大几岁的哥哥，平时精

神不好,经常失眠、多梦、心慌、乏力,他就是三四天就要'跑'一次。"张毅听到他们这样轻松的讨论脸更红了。"咦,张毅你怎么脸更红了,难道你还没遗精过吗?不知道什么是遗精吗?"李明笑问道。(图10-1)

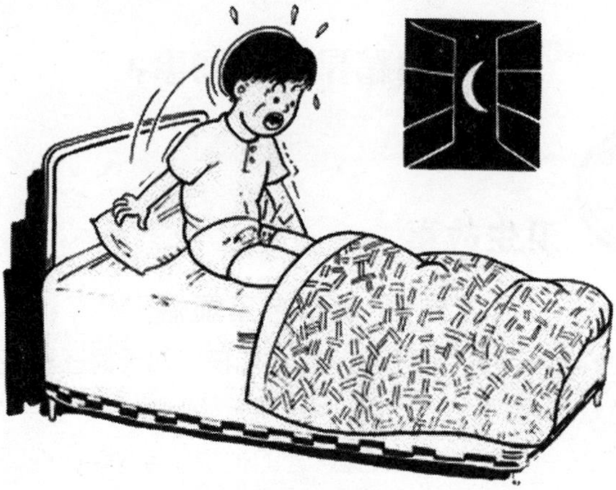

图10-1 遗精

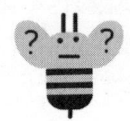

主人公的困惑

自从上了初中,我发现自己身体开始慢慢有了些变化:刚进初中时身高只有150cm,现在一年多就长了快20cm,现在都有168cm,都快有爸爸这么高了。体重也长了差不多10kg。声音开始变粗,仔细看好像是有喉结在长。外生殖器也在慢慢长大,周围还有些黑色的软毛长出来,现在又出现了他们说的遗精。难道就像他们说的那样,我也长大了?那到底是什么原因引起遗精的呢?宝玉是在梦游太虚幻境之后,我是在梦到漂亮女生之后遗精的,做梦和遗精之间有什么联系吗?唐勇是12岁,李明是13岁,我却14岁才第一次,我怎么比他们都要晚呢,是不是我身体不如他们好呢?尿床和遗精都是"画地图",尿湿被子晒晒就干了,为什么遗精后的被子一晒就硬邦邦白糊糊一片呢?像唐勇听老人说的"一滴精十滴血,'跑马'会伤元气"是不是真的呢?如果是真的,那为什么唐勇和李明

第十篇 生殖系统——男、女都有各自的困扰

每个月都有一两次但他们照样身体很好;如果是假的,为什么那个哥哥多"跑"了几次就会不舒服呢?那么大概怎样的频率才算正常呢?

我们的应对

我们长到十二三岁,大多数人就开始进入青春期,此时身体将发生一系列引人注目的生理变化,这个时期是我们男性成长发育的最佳时期。无论在形态上还是生理上,都有较大的改变。除身高、体重猛增外,主要是第二性征发育,如声音变粗,胡须和腋毛开始长出,生殖器官也逐渐向成熟的方面发展,长出阴毛,睾丸和阴茎增大,性腺发育成熟,并开始有遗精现象。而第一次遗精,就是男性青春期生殖腺开始成熟的标志。我们当中90%的男生在成长过程中都要经历遗精这门必修课。

男性生殖器由内、外生殖器2个部分组成。男性外生殖器(图10-2)包括阴囊和阴茎。内生殖器包括生殖腺体(睾丸)、排精管道(附睾、输精管、射精管和尿道)以及附属腺体、精囊腺、前列腺和尿道球腺。男性生殖器从青春期时开始发育,发育成熟后即具有了生殖的功能。睾丸的主要功能是产生精子和分泌雄性激素(睾酮)。精子与卵子结合而受精,是繁殖后代的重要物质基础,睾酮则是维持男性第二性征的重要物质。阴茎的主要功能是排尿、排精液和进行性交,是性行为的主要器官。

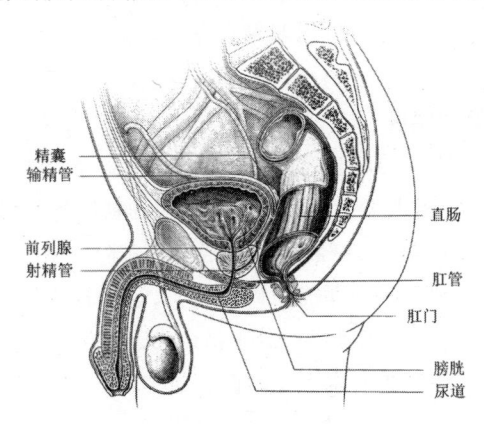

图10-2 男性外生殖器解剖图

遗精是指不性交而精液自行遗泄的现象。多数男孩是在13岁前后首次遗精。与此同时，睾丸开始制造第一批成熟的生命种子——精子。与女孩子月经初潮相似的是，男孩子首次遗精的年龄也有很大的个体差异，早一些晚一些均属于正常。随着年龄的增长、生殖器官的成熟，睾丸每时每刻都在产生精子，精囊和前列腺等也不断分泌精浆，这样精液在体内不断地积蓄，当达到一种饱和状态时，就会通过遗精方式排出体外，所谓"精盈自溢""精满则泄"。因此"画地图"后，被子一晒就成硬邦邦白糊糊一片。遗精一般可分为两类，睡眠梦中遗精称为梦遗，清醒状态下或无梦时遗精称作滑精，梦遗和滑精同为遗精，两者在本质上没有区别，正如古人医书说："梦遗滑精，总皆失精之病，虽其证有不同，而所致之本则一。"

各个击破

遗精频率

遗精次数和频率因人而异，与个人的身体素质有关。很长时间遗精一次，或一周、一月有1~2次；甚或有时连续几个晚上遗精，但以后又间隔很长的时间，这些都是正常的。如果持续1~2周以上的频繁遗精，或白天一有性冲动精液就自行流出，则需要去看医生。如果男孩子的生殖器官明显异常，如睾丸很小、阴茎发育异常、第二性征不发育或到了19岁仍未排精，就应到医院的男性科或泌尿科检查一下。

打破遗精认识误区

民间有一种错误的观念，认为"一滴精，十滴血"，视精液为体内的"真精"和"元气"。此观念让遗精者背负很大的精神负担和思想压力，有些人甚至出现精神萎靡、神经衰弱、失眠多梦、健忘等精神症状，或造成性欲减退、早泄、阳痿等性功能障碍。其实，这种担心是没有任何根据的。精液本身由精子及副性腺的分泌物构成，含80%水分、少量蛋白质、脂肪和很少的一些微量元素。遗精的精量多在3~4mL之间，由此损失的营养物质是很微量的，对人体来说微不足道。因此不必恐慌，更不必吃什么补药。

　　青春期的男孩子频繁遗精,主要与学习生活过度紧张,手淫和对与性有关的语言、文字及音像刺激反应敏感有关。防止频繁遗精,首先要安排好学习生活,注意劳逸适度;临睡前不要大量喝水,不应看刺激的言情小说、电视等,争取很快入睡。最好采用侧卧位睡姿,以减少对生殖器官的刺激。此外还要注意个人卫生,内裤应穿宽松些,注意保持外生殖器的清洁,预防炎症发生。

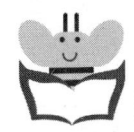

贴心话

　　青春期的到来,标志着男子发育至成年时期的开始,将是一个成熟的、具有繁殖后代延续种族生命的能力的个体。这是男性一生中最重要的时期,它与社会、家庭教育、个人的生活成长及精神心理状态有极为密切的关系。男子到了青春期,由于性发育成熟,在雄性激素作用下,会有性要求,对女方产生爱慕之情,这完全是青春发育过程中伴随着生理发育所产生的一种心理变化,属正常现象。但处理不好,缺乏应有的性知识,不讲究性道德,就容易犯错误。所以有人又把这一时期称为"青春危险期"。

　　家长对此应给予尊重,对其讲解科学的性知识,使他们懂得身体的这一生理变化。但是,性生理虽已成熟,性心理并不成熟,故需培养他们对生活的广泛兴趣和爱好,防止走上迷恋色情或犯罪的邪路。

格言

　　快乐最利于健康。　　　　　　　　　　　　　　——爱迪生

动动脑

1. 遗精是由什么原因引起的?
2. 频繁遗精可能与哪些疾病有关,应该怎样处理?

二、手机、牛仔裤对男生的潜在危害,你是否了解?

卫生故事

手机背后隐藏的健康问题

吴伟,男,16岁,刚上高一。因为上学要住校,家里人为了方便和他联系,就给他买了部手机。自从有了手机,吴伟平时每天只要一有时间就拿出来上网冲浪、打游戏。周末回家就和同学发信息、煲电话粥。不用手机时,就喜欢放进裤兜里。虽然妈妈嘱咐过要他注意手机辐射,不要经常用手机,不用时就放进书包或放在离自己远点的地方,但他很少照做,反而顶嘴说:"现在的手机已经很先进了,辐射也越来越小。哪像你们以前用的'砖头机',天线这么长,体积这么大,那辐射才叫大。"妈妈听到他的反驳,觉得吴伟说的也有一定道理,也就没太多干涉。(图10-3)

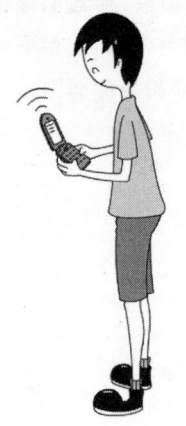

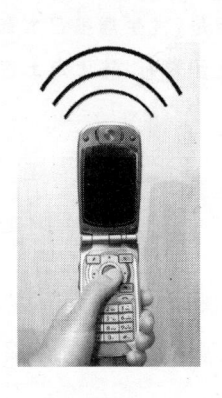

图10-3 手机辐射

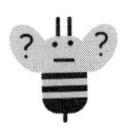

第十篇　生殖系统——男、女都有各自的困扰

主人公的困惑

20世纪80年代末期,那时我们都还没出世,手机就开始在中国出现,那像砖头一样的手机被称为"大哥大"。而如今,平均每11个中国人就拥有一部手机。逐渐普及的手机正改变着我们的生活方式。还真的不能想象没有手机的年代,人们不能及时沟通、联系的情形。但从手机诞生之日起一直到现在,关于手机辐射危害的话题也从来没停歇过。我认为科技肯定是在进步,手机技术的发展和革新,已经让手机从仅能通电话、发短信到今天可以上网、拍照、游戏等众多功能。那么手机的辐射也应该是越来越小,难道不是吗?如果手机辐射真是这么厉害,又会对我们造成什么影响呢?

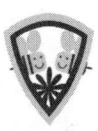

我们的应对

当我们使用手机时,手机会向发射基站传送无线电波,而无线电波会或多或少被人体吸收,这些电波就是手机辐射。一般来说,手机待机时辐射较小,通话时辐射大一些,当手机号码拨出而尚未接通时辐射最大,辐射量约是待机时的3倍左右。这些辐射可能改变人体的组织、细胞,对我们的健康造成不良影响。据《男科杂志》(Journal of Andrology)上发表的一份报告称,研究人员发现:手机发射的无线电电磁辐射会使男性减少精子数量、降低精子质量。尽管该结论尚不确定,但研究人员对数项人类精子的研究进行了关注。对人类精子状况研究分为两种情况:一种是将身体健康、不抽烟的志愿者的精子暴露在实验室中的无线电电磁辐射下,另一种是将那些经常在裤子前兜放置手机和不放置手机的志愿者精子进行对比。结果显示,暴露在无线电电磁辐射下的精子浓度、游动性、形态和存活率下降;裤子前兜放置手机的志愿者精子浓度较不放置手机的志愿者精子浓度减少。

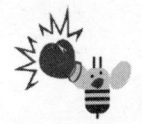

各个击破

目前尚不清楚无线电电磁辐射如何影响精子,但有一种理论认为,当手机长期放在裤子前兜时,其产生的热量会毁灭精子。还有一种观点认为,手机发射的电磁辐射能够穿透组织、干涉身体自身的电磁频率,导致精子异常。因此专家建议尽量让手机远离腰、腹部,不要将手机挂在腰上或放在大衣口袋里,更不要将手机放在裤子的前兜里。当使用者在教室、家中或车上时,最好把手机摆在一边。外出时可以把手机放在包里,这样离身体较远。

贴心话

手机辐射除了对精子发育有影响外,对人的头部和心脏危害也较大,它会对人的中枢神经系统造成机能性障碍,引起头痛、头昏、失眠、多梦和脱发等症状,有的人面部还会有刺激感。因此,人们在接电话时最好先把手机拿到离身体较远的距离接通,然后再放到耳边通话。此外,尽量不要用手机聊天,睡觉时也注意不要把手机放在枕头边。而心脏功能不全、心律不齐的人尤其要注意不能把手机挂在胸前。另外,电磁波辐射还会影响正常的细胞代谢,造成体内钾、钙、钠等金属离子紊乱。

格言

预防胜于治疗。　　　　　　　　　　　　　　——狄更斯

动动脑

1. 手机辐射除了对男生精子有影响外,还可能有哪些危害?
2. 针对手机辐射的危害,我们应该怎么办?

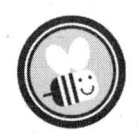

卫生故事
常穿牛仔裤也会影响健康

一个周末,妈妈带着吴伟逛商场,准备给他买几件衣服。路过一个牛仔专卖店时,吴伟径直走进去开始挑选起来。一边挑一边说:"妈,给我买两条牛仔裤吧。现在我们同学都穿这个,也挺好看的。"当选了几条穿上后,妈妈看到儿子穿着牛仔裤时很有型很好看,也没多说什么就买了下来。从那以后,吴伟的牛仔裤越来越多,穿的时间越来越长,就连夏天,穿的也是牛仔短裤。

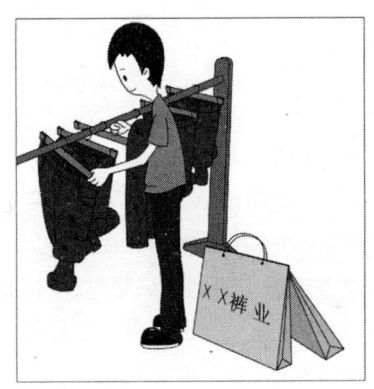

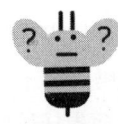

主人公的困惑

牛仔裤被誉为是一年四季永不凋零的明星,被列为"百搭服装之首"。牛仔裤的面料和花色也越来越多,还具备了良好的修身作用。早在1958年,就有美国报纸称:"90%的美国青年在哪儿都穿牛仔裤——除了床上和教堂里。"而今,牛仔裤更成了风靡全球的经典衣着。据统计,全球近90%的人至少拥有一条牛仔裤。美国人均拥有8条牛仔裤,年轻人高达11条。中国人均有4条牛仔裤。我周围同学每个人也都有几条心爱的牛仔裤,穿着它就觉得自己很有型、很潮。可有时穿着还是觉得有点紧、有点热,也不知道会不会对身体不好?

我们的应对

穿牛仔裤是一种潮流,能给人潇洒不羁的感觉,但如果我们穿牛仔裤长期久坐就要加倍注意了。牛仔裤的布料质地厚,紧贴皮肤,透气和散热的功能差。众所周知睾丸是男性制造精子的重要器官,正常情况下,个体睾丸每天约产生上亿个精子。而睾丸对温度的影响是极为敏感的,其制造精子的最适宜温度为36℃左右,人的体温只要接近40℃,就会影响精子的生成及其活力。经测试,穿牛仔裤后裤裆的温度正好临界这个温度范围,尤其是夏季。高温就会妨碍精子的产生,如果不借助体外保护措施保护睾丸,睾丸制造精子的能力就会受到病理性伤害。

各个击破

牛仔裤是当今时髦的服饰,那么怎样穿着才能不影响精子发育呢?其实,只要挑对了牛仔裤,并在生活中稍加注意,可怕的疾病便不会轻易"找上门来"。首先,要考虑的是版型。试穿时,可在扣好扣子后,把膝盖往胸前抬一下,看看是否舒适。其次,面料。牛仔裤的布料弹性、透气性能也要好,不妨选择加莱卡的,弹性面料既贴合身材又较为舒适。再次,型号。试穿时,蹲下并从镜子里观察自己的背后,如果臀部露出大半或腹部出现3条以上横肉就说明该牛仔裤的裤腰太低或尺码太小了。最后,不要常穿,应多备些宽松的棉质裤子替换着穿。而且,穿牛仔裤的同时穿柔软、通透和吸湿性好的内裤。这样体温就不会持续保持很高。

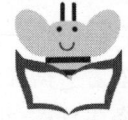

贴心话

长期穿紧身牛仔裤还可能导致阴囊湿疹、接触性皮炎,会挤压坐骨感觉神经,在大腿处引起皮肤麻刺的异常感觉。宁夏健康教育发布的《城乡居民健康教育读本》上甚至将其统称为"牛仔裤综合征"。一旦出现上述症状,就要引起重视。当然,这算不得什么大病,95%的人不用治疗,只要换上宽松的裤子,症状就能自行消失。

格言

　　疾病可以感觉得到,但健康则完全不觉得。　　　　　　——富勒

动动脑

1.什么是"牛仔裤综合征"?
2.我们应该怎样穿牛仔裤才能减少它的危害?

三、男生是否曾为"晨勃"感到惊慌?

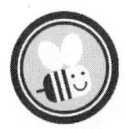

卫生故事

小刚克制不住的坏习惯

　　小刚,男,十三岁,那天他终于鼓起勇气来到学校心理咨询室。一走进咨询室坐下,他就耷拉着脑袋,涨红着脸说道:"我有一个难以启齿的问题,去年的某一天,清晨起来就看见我的阴茎很硬很长。当时把我吓了一跳,就用手去触摸。但这次无意间对生殖器的触摸带来了快感,于是便继续玩弄下去,直到达到高潮。事后自己很害怕,不知这是怎么一回事,只是觉得不应该这样做。几天以后,清晨又勃起了,我忍不住又做了一次,从此便一发不可收拾,很快成为习惯。就算没有清晨勃起,我也要在晚上睡觉之前做。几乎每天晚上,我都是在自慰后的倦怠中进入睡眠。但每次做完之后,我都觉得很懊悔,认为自己是个下流堕落的人。前几个月我偶然读到一本残缺不全的书,通篇都是对手淫的谴责,给我印象最深的一句话就是'手淫等于自杀'。以至于我将自己视力的退化、学习成绩不好,都归于自己的手淫'恶习'。我因此试图戒除手淫,

255

节制几天后,那种欲望又卷土重来,怎么也克制不住。"

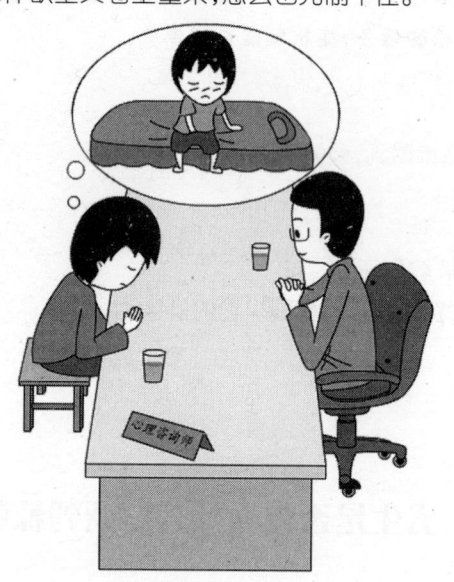

主人公的困惑

就这样,我陷入了一个很痛苦的怪圈,一面是不停地后悔、自责,一面又忍不住继续手淫。谁能告诉我,到底什么是晨勃?我为什么会出现晨勃呢?难道是我生病了吗?手淫对身体到底有没有危害,是不是真的等于自杀?怎样才能戒除手淫呢?我这样不断手淫是不是很不道德,是不是就我一个人这样啊?现在我的视力下降了,学习成绩也不好,看着父母关切的眼神,我真的很痛苦,但又无法开口告诉他们,怕他们认为我是一个下流堕落的孩子……

我们的应对

小刚的经历很有代表性,我们很多青少年朋友都有过晨勃的经历,也有很多朋友在无意和好奇中开始手淫。

第十篇 生殖系统——男、女都有各自的困扰

晨勃是指男性在清晨4~7点,阴茎在无意识状态下,不受情景、动作、思维的控制而产生的自然勃起。目前为什么会晨勃,在医学界仍无定论。正常男子的阴茎,除了在性刺激和某种外界刺激下会勃起外,通常处于松弛状态。但是有时内脏器官的反射作用也会导致阴茎勃起。最明显的是早晨清醒前时常会出现阴茎勃起,医学上称之为清晨勃起。这种自发的生理现象是不以人的意志为转移的,随着年龄的增长,阴茎的勃起次数和时间都会逐渐减少,对身体一般没有什么影响。(图10-4)

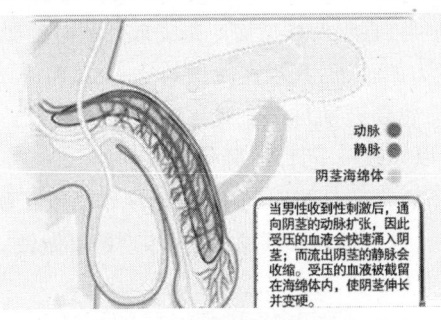

图10-4 勃起的生理过程

手淫是一种自慰行为,它既不能证明一个人是否堕落下流,也不存在对其他人造成伤害或影响。因此,如果我们没有这一行为就不要尝试,即使有了这种行为也不要懊悔。现代医学已经证明,手淫最大的危害在于对它的错误认识和由此形成的心理负担。就像小刚那样,认为自己是个下流堕落的人,把自己视力的退化、学习成绩不好,都归罪于自己的手淫"恶习"。也有的朋友在戒除手淫的过程中出现反复的行为时,就武断地认为自己是一个没有毅力的人,从而陷入深深的自责中,痛苦不堪。大量的研究已经证明,偶尔手淫(每月1~2次)属于正常的派生性活动,是无害的。但如果过分追求性快感,不加控制、次数频繁,甚至养成习惯,则对身体有害。

各个击破

戒除手淫确实较难,需要顽强的毅力和恒心。但青少年朋友正处于学习阶段,可以从以下方面进行手淫的戒除:

第一,要树立远大的理想,明确生活追求的方向,把兴趣爱好集中在学习、交友、娱乐等方面,不断提高修养、开阔视野。

第二,学会自我调节、自我约束,消除害怕、恐惧、忧心忡忡的心理。每当产生手淫的欲望,和自己"谈判"一下:能不能拖到下一次?再次有欲望,再问问自己:既然忍了第一次,为什么不能忍第二次?

第三,自我制订一个戒除手淫的计划,并在日历上做好记录。开始时的目标可以将手淫的频率降低为原来的一半,或每周一次。稳定一两个月后,再降低一半,直到彻底戒除。每完成计划时都要鼓励自己一下:"看,我是个有毅力的孩子,我现在能做到这一点,将来就能做任何事。"如果偶尔"犯规",也要鼓励自己:"我比以前进步多了。"当然,如果始终完不成任务。可以修改一下计划,降低点难度。

第四,绝对不看带有性描写的书刊、影视作品或互联网上的色情内容,当有性意念时,自觉地转移注意力,找些别的事做做,如找别人聊天、听音乐、跑步等。

第五,睡觉时穿的裤子不要过紧,盖的被褥不要过重,不要俯卧睡觉,早上醒来后,不要赖床,不睡懒觉。

第六,经常清洗外阴,保持清洁,避免炎症等疾病。

第七,手淫多发生在睡眠前后,因此养成早睡早起的习惯非常重要,睡前用热水洗脚,或到户外散散步,做些轻松的运动,有助入睡。

贴心话

关于清晨阴茎勃起的确切机理,至今尚未研究清楚。无论如何,清晨阴茎勃起是男子的一种正常的生理反应,而且随着男性身体每天的差异,晨勃所产生的变化也不尽一致,千万不能只凭这一点来判断男子性功能的好坏。

有的男性朋友,一旦早晨勃起现象暂停就怀疑自己患了勃起功能障碍(简称ED),于是忧心忡忡。但问题是,这类男性越是担心自己患了ED,晨勃的现象就会越少。这是一种可怕的恶性循环,因为心理上的不安,会导致生理上的不健全;而生理方面的毛病又诱发心理上的进一步不安,如此往复,情况会越来越坏。

格言

　　早睡早起,使人健康、富有、明智。　　　　——富兰克林

动动脑

1.男性为什么会发生晨勃?
2.小新,18岁,在读高三,有一个星期没"晨勃"了,应该怎么办?

四、女生是否为月经的初次来潮感到不知所措?

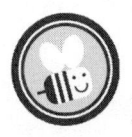

卫生故事

不知所措的黄玲

　　黄玲,女,12岁,在村里上小学六年级。有一天上课,她突然觉得下身流出了一种东西,黏黏的,用手一摸,是血!她突然想到昨天吃了山上捡的野蘑菇有毒,觉得自己快要死了!马上感到头晕,趴在桌子上流泪,心里乱糟糟的,真的很害怕死。放学了,还没死。小玲站起身,裤子有粘凳子的感觉,凳子红透了。走出教室,立刻被同学发现了。她们笑她尿裤子。她伤心地说:"昨天我吃的野蘑菇有毒,出血了,我要死了。"比她小的同学惊愕不已,凑过来一看,真的是血。她们投来了同情的目光。回到家里,小玲拼命用卫生纸擦,也没告诉父母,免得他们伤心。第二天还出血,她就装了一袋卫生纸,不断地从裤袋中伸过手去擦。到了学校,发现同学们叽叽喳喳地在议论。有一个胆大的同学对她说:"你骗人,蘑菇中毒是鼻子出血,你是不会死的,而是会生娃了,我听李奶奶说的。"她们一哄而散。小玲呆站在那里,惊恐不已:"我真的会生娃了?"她感到很

恐惧,羞得无地自容,真想死掉。这样提心吊胆又过了一天,终于在去河边洗衣服时被妈妈发现小玲裤裆红了一大块,妈妈让小玲快回家,随后也快快地洗完衣服回家,递给她半包卫生巾,教小玲怎么用。小玲这才知道担惊受怕的流血是每个女孩都必须经历的,也就是大人说的月经。

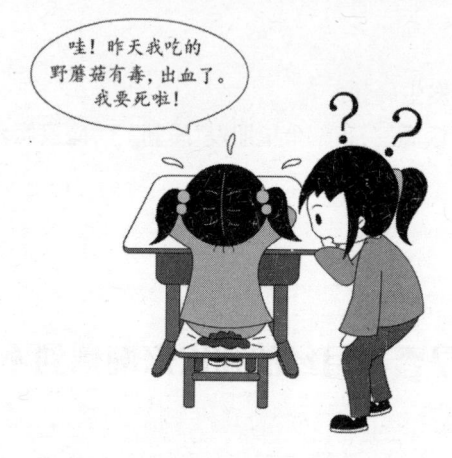

主人公的困惑

自从经历了那一次初潮尴尬之后,我才注意到自己身体早已悄悄发生了变化:近一年我一下子就长高了不少,都快有妈妈那么高了。体重也长了很多,乳房也开始长大,腋下、外阴还长了些黑色的软毛出来。妈妈笑着说我长大了。那为什么女生都会有月经呢?是怎么形成的?一般多大的女生就会出现月经呢?每次月经要经历多长时间?还有,不是叫月经吗,应该一月就有一次吧,可我为什么有时一月有两次或更多,有时又两三个月都没有一次呢?是不是我有病?需要吃药治疗吗?月经期间又该注意些什么?

我们的应对

女性生殖器(见图10-5)包括内、外生殖器2个部分。女性外生殖器又称外阴,包括阴阜、大阴唇、小阴唇、阴蒂、前庭等。内生殖器(见图10-6)包括阴道、子宫、输卵管、卵巢等。子宫是孕育胎儿的场所,受精卵在这里着床,逐渐生长发育成成熟的胎儿,足月后,子宫收缩,娩出胎儿。女性从青春期到更年期期间,如果没有受孕,子宫内膜会在卵巢激素的作用下发生周期性变化及剥脱,产生月经。输卵管具有输送精子和卵子的功能,并且还是精子和卵子相遇受精的地方。受精后,孕卵经输卵管的输送进入子宫腔着床。卵巢是女性的性腺器官,内有许多卵泡,能产生并排出卵子,分泌性激素,维持女性特有的生理功能及第二性征,绝经后,卵巢逐渐萎缩。

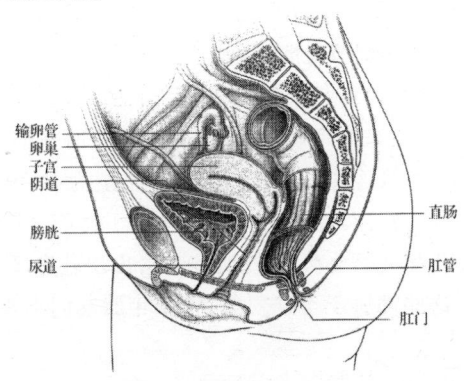

图10-5 女性生殖器解剖图

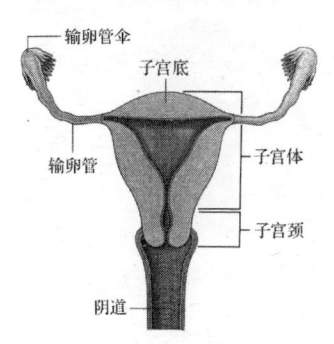

图10-6 女性内生殖器解剖图

女孩的第一次月经称为月经初潮。大多数女孩的初潮年龄为12~14岁。出现初潮之前,我们的乳房已经开始发育,身高突然增长,也有的已经长出了阴毛或腋毛。在青春期以前，生殖器官发育缓慢，处于幼稚状态，进入青春期后即迅速发育。卵巢在8岁以前很小，8~10岁时发育很快，以后直线上升。子宫在10岁期间也迅速发育，宫体明显增大，长度增加一倍。月经来潮与卵巢和子宫内膜的周期性变化有关。从青春期开始，卵巢内的卵子陆续发育成熟并排出。与此同时卵巢分泌雌激素和孕激素，促使子宫内膜增厚和血管增生，为受精卵在子宫内发育成熟和种植创造条件。排出的卵子如果没有受精，卵巢的雌激素和孕激素的分泌会很快减少，引起子宫内膜组织坏死脱落，血管破裂出血，脱落的子宫内膜碎片连同血液一起，由阴道排出称为月经。

在月经初潮时，卵巢重量仅为成熟时的40%。以后卵巢继续发育长大。由于卵巢的功能和调节机能不稳定，在月经初潮后的半年到一年时间内，月经不一定按规律每月来潮，初潮后，有的隔几个月、半年甚至一年才第二次来潮，这不是病理现象，以后会逐月按时来潮。每次月经出血持续5天左右，为月经期。一般每次月经量为10~100mL，平均为50mL，出血量以第二、三天最多。行经期间由于盆腔充血，有时会出现轻微腹痛、腰酸，以及由于激素水平的影响，会出现乳房痛胀、食欲差、嗜睡、乏力等现象，这些都属于正常现象，青少年朋友们不要紧张或害怕。（见图10-7）

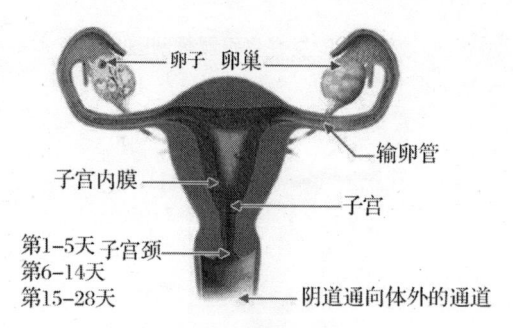

图10-7 月经周期

各个击破

对于初潮少女自身而言，面临月经初次来临，心理上会出现紧张、害怕、羞涩、好奇等复杂的情绪体验。做好初潮期保健,对少女来说是十分重要的。因此家长和老师应向初潮少女讲授有关青春期生理、性心理知识。

第一,月经初潮是身体发育的必然,是青春期的标志,没有必要忧心忡忡,对月经初潮时并发的腰酸、嗜睡、疲劳、乏力等不适做好充分的心理准备,避免惊慌失措,加重心理负担。

第二,初潮时应避免参与剧烈体育运动、长距离骑车和跑步等,以免剧烈运动导致出血量增多,过度疲劳导致抵抗力下降,诱发感冒等问题。

第三,经期应经常清洗外阴,因为在此阶段机体抵抗力下降,如果不注意清洁卫生,则极易引起细菌感染和发烧,据统计,初潮少女外阴瘙痒症的发病率为6.9%左右,其主要诱发因素就与经期外阴不清洁有关。

第四,加强自我防护,使用优质卫生巾,千万不可为了贪便宜而使用劣质产品,更不能用消毒不严格的普通卫生纸和草纸来代替,以免引起感染。

第五,注意休息,保证充足睡眠,食用营养丰富、易消化吸收的饭菜,以增强体质、恢复精力。

第六,避免接触冷水,注意保暖,最好不参加游泳,不吃冰冷、辛辣的食物等。

另外,母亲还应主动关心女儿月经情况,帮助其准备月经用品,适时介绍经期的卫生知识,让女儿愉快而顺利地渡过"初潮"这一关。

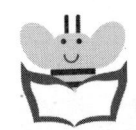

贴心话

现代医学认为,凡在月经期间及月经前后发生下腹部疼痛以致影响工作、学习和生活者称为痛经。痛经分为原发性痛经和继发性痛经两类。绝大多数女孩的痛经属于原发性痛经,也就是说不是由于生殖器官的畸形、肿瘤或炎症等器质病变引起。痛经一般在月经初潮后就可出现,25岁以后便逐渐减少,结婚和生育以后就更少出现了。引起痛经的原因很多,一般都与心理因素有关,如情绪激动、抑郁、精神紧张等,有时疲劳、剧烈运动、淋雨、受凉、大量服冷饮等也可引起。平时加强体育锻炼,消除对月经的恐惧、焦虑情绪,注意经期卫生,行经时避免过度劳累,少吃寒凉生冷或辛辣刺激的食物,避免淋雨、洗冷水澡等可预防痛经的发生。但严重痛经的应该及时就医。

格言

豁达者多长寿。

——莎士比亚

动动脑

小红,16岁,月经周期时间不准,而且每次行经时都非常疼痛,可能是什么原因呢?应该怎么做?

五、白带是怎么回事?

卫生故事

两个女生的悄悄话

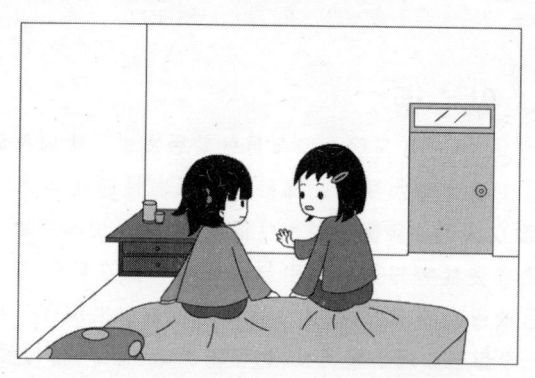

林芝,今年15岁,是初三的学生。这天,林芝到她的一个好朋友胡敏家去玩,两人在房间里关上房门,林芝悄悄地对胡敏说:"我每次月经

第十篇　生殖系统——男、女都有各自的困扰

过后3~4天,阴道总有一种半透明类似鼻涕的液体流出,量不多,有点像水,这种东西会一直持续到下次月经的前3~4天才停止,你说我是不是得病了,能治吗?"听到林芝这么一说,胡敏讲道:"我也是这样,本想着月经那几天过了就干净了,可时不时又有点黏黏的液体,弄脏了内裤,真是有点讨厌。但我妈妈告诉我说这叫白带,你别紧张,照你说的应该不会有什么问题。据说如果生病,白带是会有异常,但到底有哪些异常,我也不太清楚。""哦,听你这么一说,我就放心些了。"

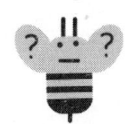

主人公的困惑

我们只知道每个月有那么几天,阴道会出血,就是月经。可为什么没有月经的时候,也有些黏糊糊类似鼻涕并伴有微少似水的液体流出呢?而且时间还持续这么长。这白带到底是怎么一回事?怎样才算正常的白带?白带异常又是怎样的呢?

我们的应对

看来,这个叫林芝的女孩被生理上的一些变化所困扰。可以说,她是个细心的女孩,对这个生理现象观察得很仔细。但我们可以说她所描述的现象不是病,而是正常的生理现象:白带。白带是女性从阴道里流出来的一种带有黏性的白色液体,它是由前庭大腺、子宫颈腺体、子宫内膜的分泌物和阴道黏膜的渗出液、脱落的阴道上皮细胞混合而成。白带中含有乳酸杆菌、溶菌酶和抗体,故有抑制细菌生长的作用。正常情况下,阴道排液的质与量会随月经周期的变化而发生改变。月经干净后,阴道排液量少、色白,白带呈糊状。在月经中期卵巢即将排卵时,由于宫颈腺体分泌旺盛,阴道排液量增多,透明,白带微黏似蛋清样。排卵2~3天后,阴道排液变混浊,白带稠粘而量少。行经期时,因盆腔充血,阴道黏膜渗出物增加,白带往往增多,一般白带都没有特殊气味。当然,这个生理现象是我们女孩进入青春期后才有的,它标志着我们身体健康、发

育正常。

白带和月经就像是一对"孪生姐妹",始终若即若离地陪伴着我们女性终生。这"一红一白的两姐妹",既反映了我们女性生理健康的素质,又是某些妇科疾病的征兆。白带还不像月经那样只在"娘家"住四五天就走了,而是阴道里的"常驻客户"。因此也可以说白带是我们女性健康的一张晴雨表。

各个击破

当白带的数量、颜色、气味等发生变化时,就预示着发生疾病:

(1)无色透明黏性白带。与鸡蛋清相似,或稍有混浊,但除白带增多外,很少有其他症状,这种白带多见于慢性宫颈炎、颈管炎以及应用雌激素后。

(2)泡沫状白带。在公共浴池洗澡,或使用过公用的泡沫状白带浴巾、浴盆后,出现灰白或灰黄色泡沫状白带,且有酸臭味,应想到是否传染上了滴虫性阴道炎。

(3)豆腐渣样白带。为真菌性阴道炎特有。外阴和阴道壁常覆盖一层白膜状物,擦出后露出红肿黏膜面,易感染真菌,常伴有外阴瘙痒及烧灼样疼痛感。特别是糖尿病人或孕妇,因为病人体质差,免疫力低下,容易引起真菌感染。

(4)黄色(脓性)白带。大多为细菌感染引起。淋球菌、结核菌等都可能成为病因,梅毒螺旋体也会引起阴道的化脓性感染。当患者从阴道排出大量有特殊气味的白带时,应怀疑是否有异物存于阴道内,从而引起白带增多,严重感染。

(5)水样白带。恶性肿瘤或子宫癌、输卵管癌等在早期会出现白带增多的现象。

(6)血性白带。即白带中混有血液。出现此白带应警惕恶性肿瘤的可能,如宫颈癌、宫体癌、阴道肿瘤等。有些良性病变也可出现此白带,如老年性阴道炎、子宫颈糜烂等。

(7)黄色黏液性白带。见于宫颈糜烂、慢性宫颈炎等,它是轻度感染引起的。

（8）白色黏液性白带。性状与正常相同，量增多，这种白带见于使用雌激素之后或盆腔充血时，它是宫颈腺体和阴道黏膜分泌增多引起的。

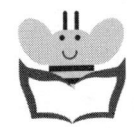

贴心话

月经和白带都是成熟女性正常的生理现象，青春期的女孩子要有正确的认识，欣然地接受这种生理上的变化。为了预防白带异常，女孩子日常生活要养成良好的个人卫生习惯是关键。特别是经期的时候，每天用温水清洗外阴，内裤最好选用棉质透气的，要做到勤换洗，以免因细菌感染而导致妇科炎症的发生。

格言

健全的精神寓于健全的体格。　　　　　　　　　　　——朱文奴

动动脑

1. 白带是怎么一回事？
2. 正常白带与异常白带的主要区别是什么？

六、应该如何选择卫生巾？

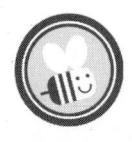

卫生故事

超市里眼花缭乱的卫生巾，如何选择？

叶红，女，今年13岁，行经已经一年多。以前每次行经时，都是妈妈买好了卫生巾放在家里。可这次却很不巧，算着时间就这两天"好朋友"

就要来了,可妈妈出差不在家,还要一个礼拜才能回来,而家里的卫生巾也已经用完。怎么办?哎,没办法,只有硬着头皮自己去买。叶红冲进超市,直奔卫生用品货架,本想拿上两包就走。可看到那一包包花花绿绿的东西,忽然就觉得不知道如何选择了:到底该买哪种啊?虽然知道妈妈平时买的哪个牌子,可同一个牌子就有什么"弹力贴身""日用夜用""防侧漏""立体护围""干爽棉柔"的,品种繁多啊!怎么办,怎么办?这时候忽然看到一对叔叔和阿姨朝这边走来。真是太不好意思了,赶紧随便拿了两包就走,害怕被别人看到自己买这个东西。往收银台走的时候眼睛都盯着地板,心里反复默念:"不怕,反正不认得我;不怕,反正不认得我……"虽然收银员是个姐姐,可排在后面的是个叔叔。结账时,把那两包东西扔在柜台上以后她立马埋头掏钱,就怕人家用奇怪的眼神看自己。付完账,赶紧把东西塞进书包里,顶着一张通红的脸冲出超市。

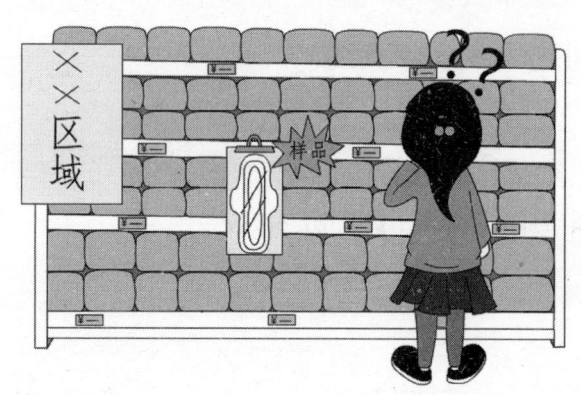

主人公的困惑

原来没买过卫生巾,还不知道有这么多选择。以前都是妈妈买的,不知道这次自己买的会不会渗漏、有没有不雅的气味、私处娇嫩的肌肤不会因为摩擦发红、瘙痒?应该怎样选择适合的卫生巾呢?听说还有卫生棉条,那又是个什么东西?这次买的比较少,我是不是应该一次多买一点,放在家里慢慢用。平时使用卫生巾时又有哪些是应该注意的呢?

第十篇 生殖系统——男、女都有各自的困扰

想想我买卫生巾时的囧态,其他人真的会笑话我吗?

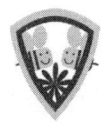

我们的应对

通常,姐妹们的月经期并不那么愉快,焦虑、疲劳甚至痛经时常骚扰我们。这些情况与遗传、生理构造、后天的呵护都密不可分。而且女性的盆腔、子宫、宫颈、阴道、体外环境都是相通的,这样的结构使女性的生殖系统本身就特别容易遭受外界致病物的侵袭。其次,由于月经期子宫内膜脱落时留下创面,子宫颈口微张,原来阴道分泌的酸性液体被经血冲淡,此时病菌或致病微生物更容易乘虚而入侵袭机体。所以,月经期女性的生殖器官的抵抗力会下降,比平时更加脆弱。经期卫生隐患可能导致妇科疾病,如外阴炎、阴道炎、宫颈炎、子宫内膜炎、输卵管炎和卵巢周围炎,甚至可以引起盆腹腔炎。因此,我们要格外注意月经期卫生,注意每天清洁外阴。同时,卫生巾也是一直伴随在经期的物品,它的清洁和卫生程度也是需要格外注意的,据世界卫生组织调查统计:全世界有50%的妇科疾病患者曾使用过不洁的卫生巾。由此可见,卫生巾对女性健康的重要影响。因此,建议大家在大商场选择信誉有保证的卫生巾产品,同时仔细检查外包装上的卫生许可证号、防伪标志、保质期等等。在购买卫生巾时,我们完全没有必要很紧张。它和我们平时买的其他东西一样,都是我们生活的必需品,而且还需要我们花更多的时间认真挑选,这才是对自己身体健康负责,别人也不会笑话我们。

各个击破

卫生巾和卫生棉条的比较

卫生巾是贴在内裤里面,当棉垫吸收了较多血液时,就必须更换。使用起来蛮方便的,感觉也很安全,所以国内的女性大多喜欢用卫生棉垫。不过遇到天气闷热潮湿时,经血渗透出来除了容易发出异味外,也容易使阴部感染白色念珠菌,以致阴部瘙痒,所以使用卫生巾时需要勤

269

更换,最好每2小时更换一次,最长也不要超过4小时。拆开使用卫生巾前请务必洗手。

卫生棉条是一种塞进阴道内、强力吸收经血的"卫生巾"。使用卫生棉条,在衣着上不会受影响,行动时比较方便,较多的欧美女性会选择使用。但卫生棉条并不适合没有性经验、处女膜仍完整的女孩子。另外,因为卫生棉条会压迫阴道壁,有时会造成阴道壁的溃烂。国外还曾报导过,有人因为使用卫生棉条而导致阴道内一种金黄色葡萄球菌大量繁殖,产生喉咙痛、发烧、关节及肌肉酸痛、血压下降的症状,最后甚至休克的可怕案例。

所以,建议尚处于青少年时期的女孩子使用卫生巾,尽量少用卫生棉条。

巧选卫生巾

卫生巾一般由表面层、吸收层和底层三部分构成,选用时就要从这三部分的材料及作用考虑。

第一,表层可择棉柔表面漏斗型的。棉柔表层皮肤不容易过敏;漏斗型设计优于桶状设计,渗入的液体不易回流。

第二,中层以透气、内含高效胶化层的为好。内含高效胶化层的卫生巾,可把渗入的液体凝结成嗜喱状,受压后不回渗,表面没有黏糊糊的感觉。

第三,底层以选透气材料制成的为好。它可使气体状的水分子顺利通过,从而达到及时排出湿气的作用,有效地减少卫生巾与身体出湿气的作用,有效地减少卫生巾与身体之间的潮湿和闷热,保持干爽清新的感受。

卫生巾需在干燥、无菌的环境中贮藏,而且有一定的有效期限。如果卫生巾受潮或贮藏过久,即使是不拆封也会变质、污染。一般卫生巾为非织造布制作,为纤维材料,受潮后卫生巾变质细菌就容易侵入繁殖。另外,卫生巾的消毒存在有效期,超过期限也就没有消毒的保障了。因此在使用卫生巾时要注意有效期,一次性购买不要太多,更不宜家庭久藏。拆包后的卫生巾要放在干燥、洁净的环境里,不要贪图方便储存在卫生间,卫生巾一旦受潮及过期后都不宜使用。

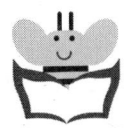

贴心话

卫生巾的发明得感谢第一次世界大战中在法国服役的美国女护士,这些身着轻盈白衣的女子是现代职业女性的先驱。即使月经期间,她们仍要保持那份优雅、敏捷和干练,于是对经期用品做了一番大胆的尝试:用绷带加药用棉花制成了最早的卫生巾。此后,卫生巾很快受到女人的追捧。

卫生巾还分为"普通级"和"消毒级"。消毒级卫生巾,就是用物理或化学方法杀灭了病原微生物的产品,其识别的方法是在卫生巾外包装上标有"消毒级"字样以及所用消毒方法。普通级卫生巾则未经上述方法消毒,也没有其他特别标志。

格言

清洁仅次于圣洁。 ——培根

动动脑

1. 我们应该怎样挑选卫生巾?
2. 卫生巾的存放和使用,应该注意些什么?